Technologie de l'ongle

Technologie de l'ongle

MILADY

VIGOT

Traduit de l'anglais par **Gwenaël Hubert**

NOTE AU LECTEUR

L'éditeur ne garantit aucun des produits décrits dans le présent ouvrage, et ne réalise aucune analyse indépendante concernant les informations sur les produits qui y figurent. Il n'est aucunement tenu d'obtenir et d'inclure des informations autres que celles qui lui ont été fournies par le fabricant, et il rejette expressément toute obligation semblable.

Il est instamment recommandé au lecteur de considérer et de prendre toutes les précautions de sécurité éventuellement conseillées pour les activités décrites dans le présent ouvrage, et d'éviter tous risques potentiels. S'il suit les instructions que contient ce livre, le lecteur assume de son plein gré tous les risques leur afférant.

L'éditeur ne fait aucune déclaration ni ne donne aucune garantie, quelles qu'elles soient, y compris en ce qui concerne les garanties d'adéquation à un objet donné ou de qualité marchande, et ne fait non plus aucune déclaration implicite concernant les matériels visés aux présentes, vis-à-vis desquels il n'assume aucune responsabilité. L'éditeur ne sera tenu responsable d'aucun dommage particulier, indirect ou punitif découlant en tout ou en partie de l'utilisation de ces matériels par le lecteur, ou de son appui sur ceux-ci.

Pour l'édition originale parue sous le titre : *Milady's Art & Science of Nail Technology*

Dépôt légal : septembre 2002 - ISBN : 2-7114-1541-4
Achevé d'imprimé en septembre 2002 par Pollina, France. Numéro d'impression : L87229B

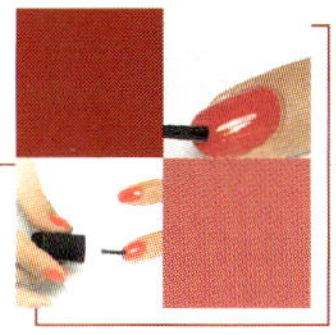

Table des matières

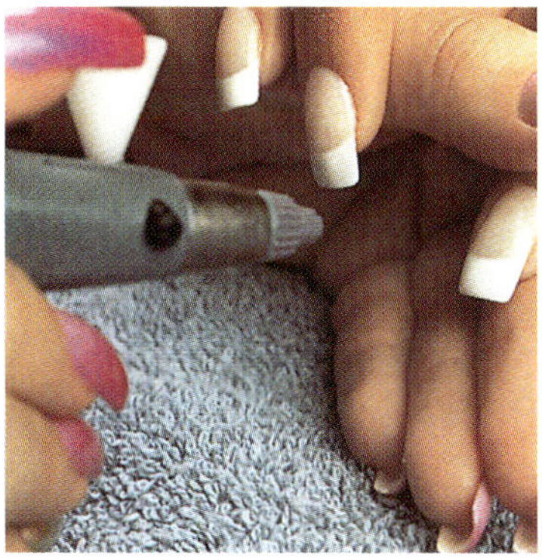

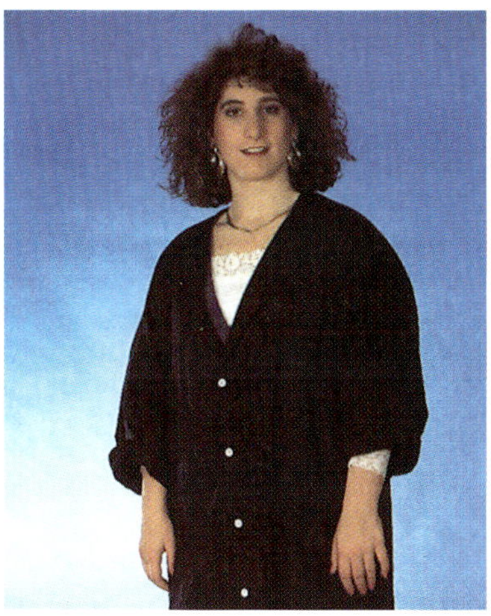

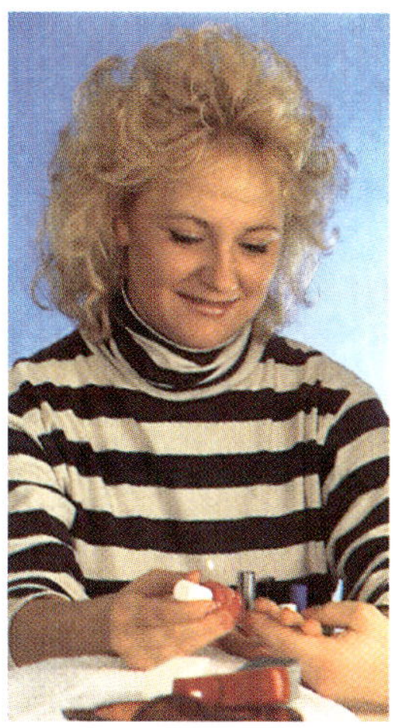

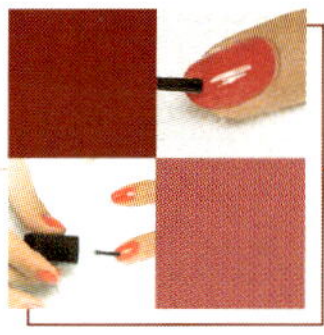

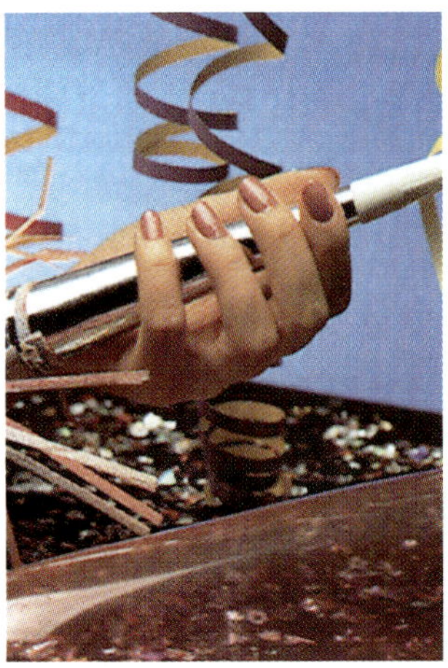

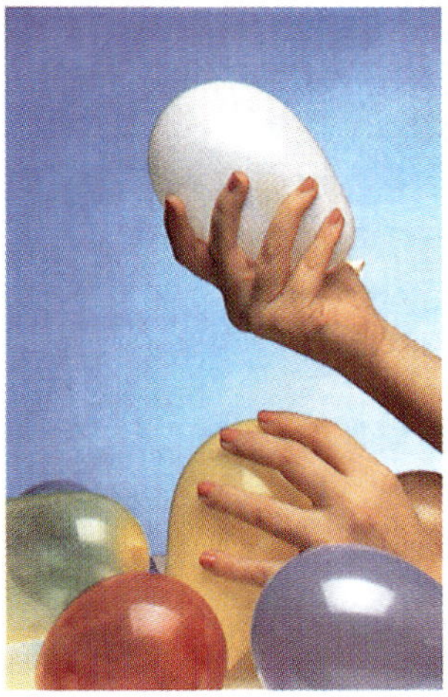

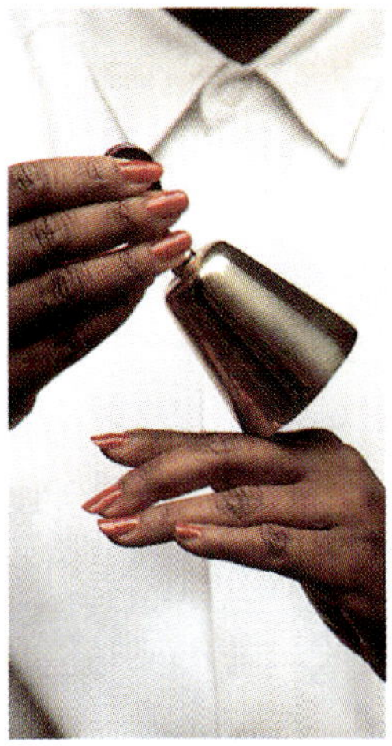

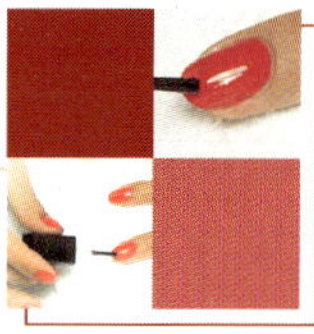

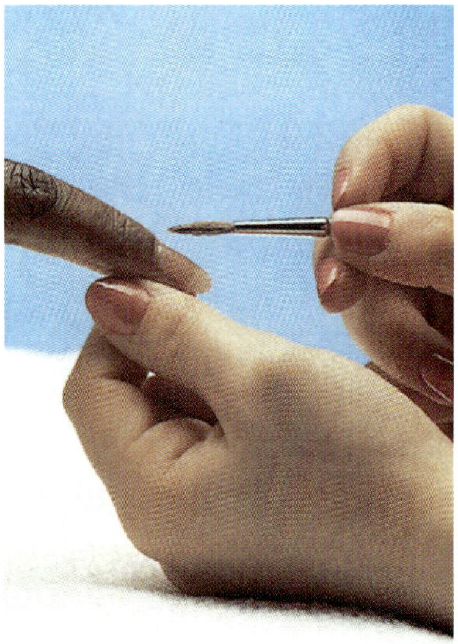

TROISIÈME PARTIE :

Les procédures de base

Chapitre X – La manucurie

Chapitre XI – La beauté des pieds

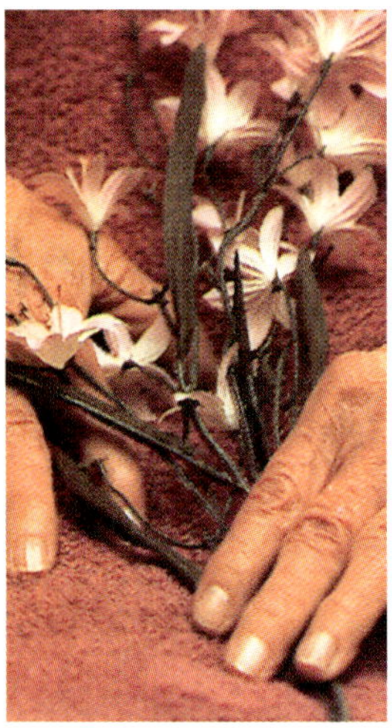

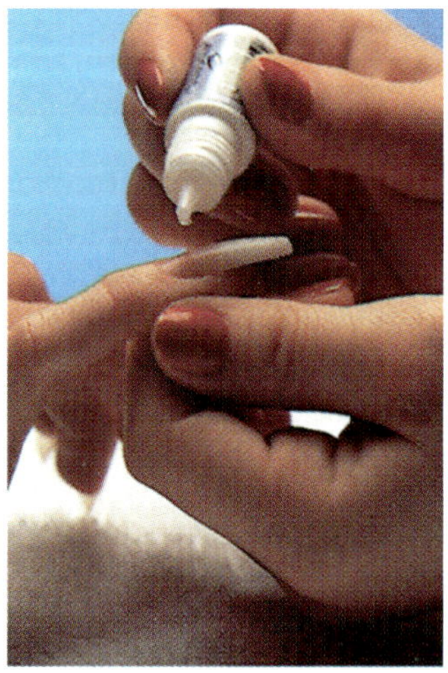

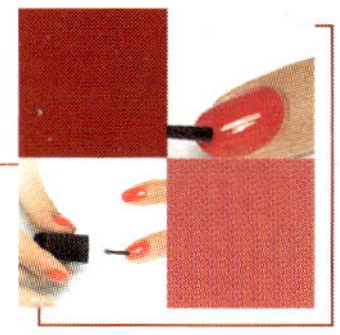

QUATRIÈME PARTIE :
Les techniques de prothésie ongulaire

Chapitre XII – Les capsules

Chapitre XIII – Les pansements

Chapitre XIV – Les ongles acryliques

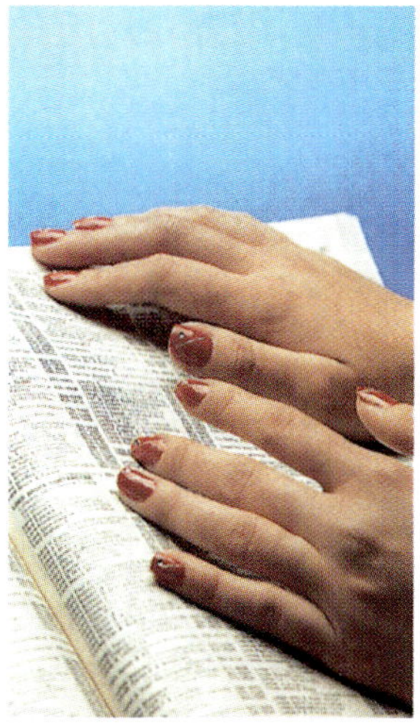

Chapitre XV – Les gels

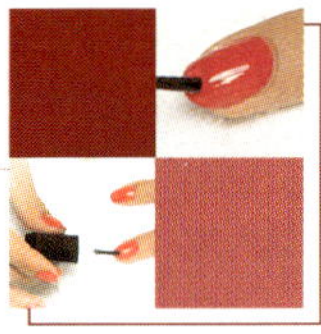

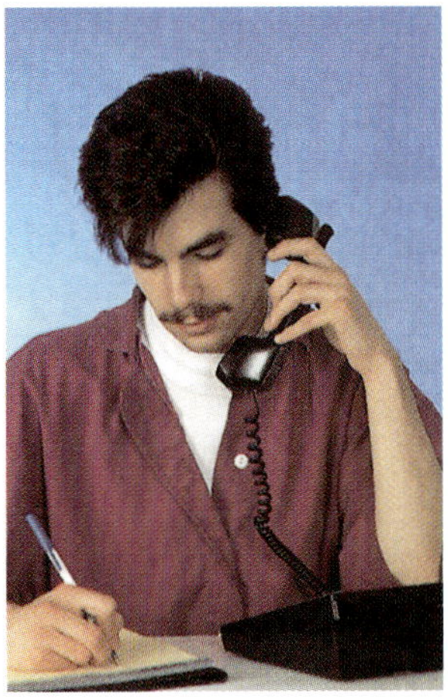

Chapitre XVI – La touche créative

CINQUIÈME PARTIE : L'aspect commercial

Chapitre XVII – La vente

Annexes

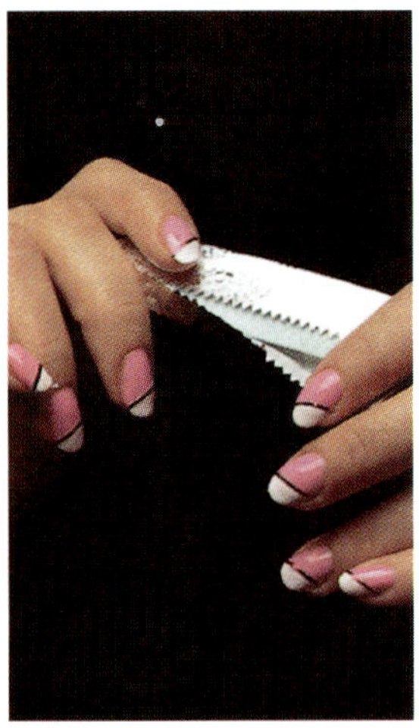

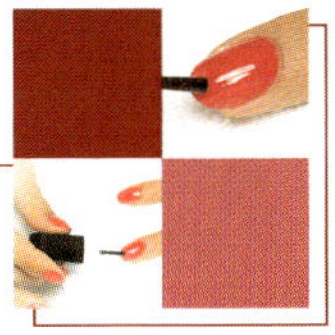

Préface

Les métiers de l'ongle sont passionnants et gratifiants. Les professionnels de l'ongle s'occupent de millions de clients soucieux de la beauté de leurs mains et de leurs pieds, et ils fournissent chaque année des services estimés à plus de 3 milliards d'euros.

Nous avons écrit cet ouvrage afin qu'il réponde aux attentes de tous les spécialistes de l'ongle, grâce à des centaines d'enquêtes, à des groupes de travail sur des points précis, et au courrier adressé par nos lecteurs.

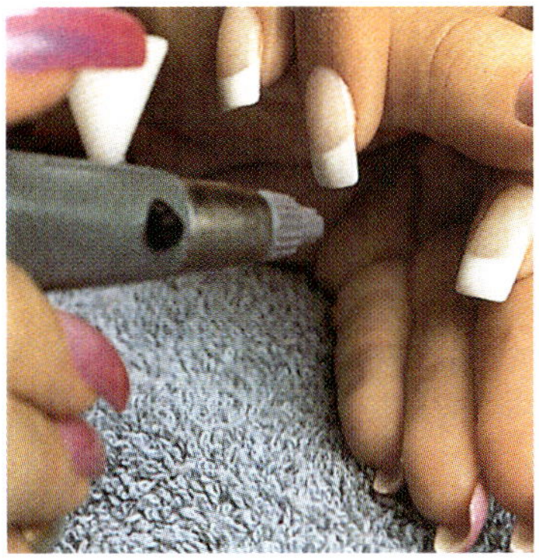

PARTICULARITÉS DE CET OUVRAGE

Afin de satisfaire à vos exigences, cet ouvrage comporte les caractéristiques suivantes :

- *Chapitres et parties.* Ce livre est divisé en dix-sept chapitres et cinq parties, ce qui en facilite la lecture.
- *Illustrations en couleur.* Toutes les illustrations sont en couleur, avec des photos qui montrent la marche à suivre pour le traitement des ongles naturels, la pose de capsules, de pansements, de résines acryliques, et toutes les techniques de base destinées à la beauté des ongles.
- *Objectifs d'apprentissage et questions de révision.* Chaque chapitre comprend des objectifs d'apprentissage et des questions de révision pour vérifier l'acquisition des connaissances. Les réponses aux questions, données à la fin du livre, peuvent être utilisées dans le cadre de la préparation aux examens.
- *Photographies des affections de l'ongle.* Pour la première fois dans un ouvrage de cosmétologie ou de technologie de l'ongle, des photos en couleur permettent d'identifier les déformations et les maladies de l'ongle avec plus de facilité et de précision.
- *Conseils pour déterminer le type de client.* Un chapitre entier, consacré à l'approche à adopter selon le type de client, fournit des suggestions pour établir les besoins de chaque individu.
- *Précautions liées à l'usage de produits chimiques.* Tout un chapitre traite des règles de sécurité à observer pour l'emploi de produits chimiques dans les instituts d'ongle. Les élèves apprendront à identifier les produits communément utilisés, ainsi qu'à éviter les risques inhérents à leur usage.
- *Sujets d'examen.* Les sujets d'examen sont abordés de façon détaillée et claire.
- *Consignes de sécurité.* Nous insistons sur les règles de sécurité afin de sensibiliser les élèves aux techniques qui peuvent comporter des procédures dangereuses. Ces consignes expliquent comment éviter les situations dangereuses et travailler en toute sécurité.
- *Précautions sanitaires.* Nous insistons sur les précautions à prendre dans le domaine de l'hygiène en donnant des conseils spécifiques sur la propreté et les procédés de désinfection.
- *Conseils de procédure.* Ces conseils vous aideront à maîtriser toutes les étapes des différentes techniques, et ils vous permettront de progresser plus rapidement.

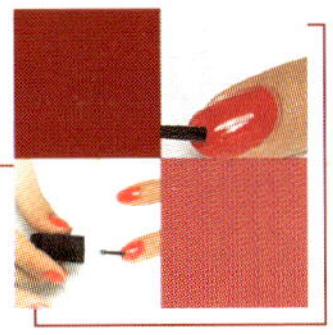

Introduction

GÉNÉRALITÉS SUR LA TECHNOLOGIE DE L'ONGLE

Vous avez choisi de devenir prothésiste ongulaire, l'une des professions les plus créatives, gratifiantes et lucratives de l'univers de la beauté. En tant que spécialiste de l'ongle, vous utiliserez la technologie la plus récente pour poser des ongles américains, et vos capacités artistiques pour créer des motifs originaux sur ces derniers. Vous gagnerez bien votre vie en travaillant dans une ambiance détendue, avec de nombreux clients prospères et en vogue, dont certains pourront payer jusqu'à 125 euros de l'heure pour des soins. Vous ferez partie d'une industrie florissante (manucurie, beauté des pieds et pose de faux ongles), dont le chiffre de vente global, environ 3 milliards d'euros par an, ne cesse de croître, avec plus de 25 % d'augmentation dans certains secteurs par rapport aux années précédentes.

Comme les techniques de prothésie ongulaire évoluent, vous continuerez à apprendre tout au long de votre vie professionnelle. Vous commencerez probablement votre carrière dans un institut, et à mesure que vous développerez vos connaissances et vos compétences, vous souhaiterez peut-être enseigner dans des écoles d'esthétique et de cosmétologie, ou devenir démonstratrice pour une marque de produits dans les salons d'exposants ou les magasins. Vous pourrez aussi ouvrir un salon, vous occuper personnellement des ongles de mannequins ou d'acteurs de théâtre, de cinéma ou de télévision,

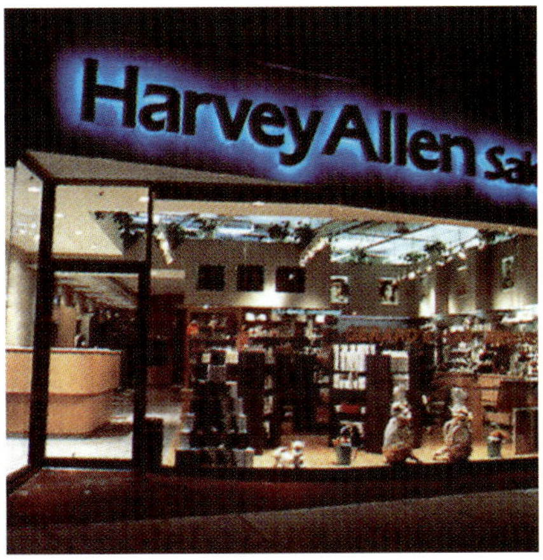

Bienvenue dans le monde passionnant des métiers de l'ongle.

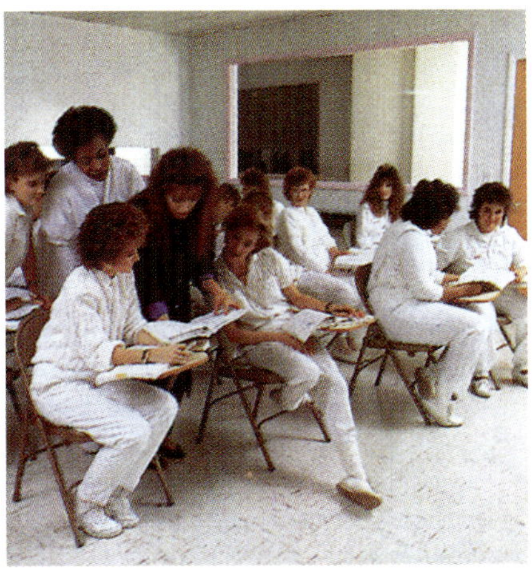

Enseigner la technologie de l'ongle.

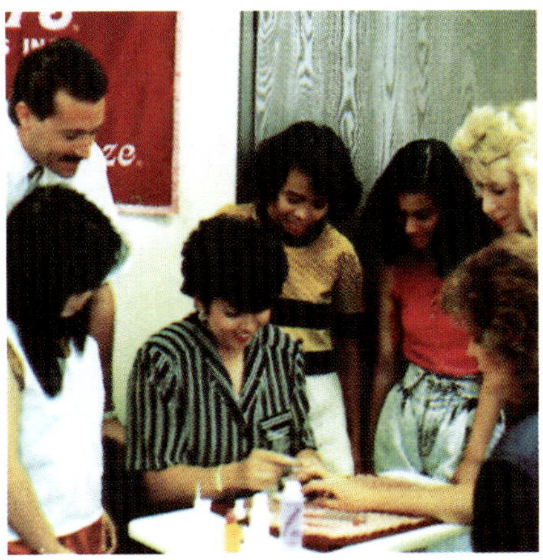

Représenter une marque de produits.

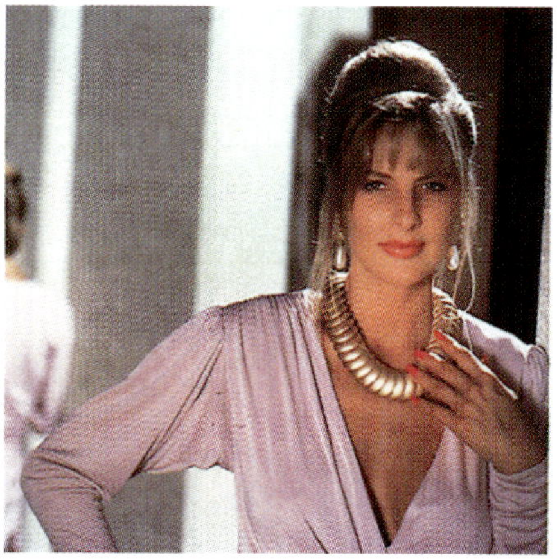

S'occuper personnellement des ongles d'un mannequin.

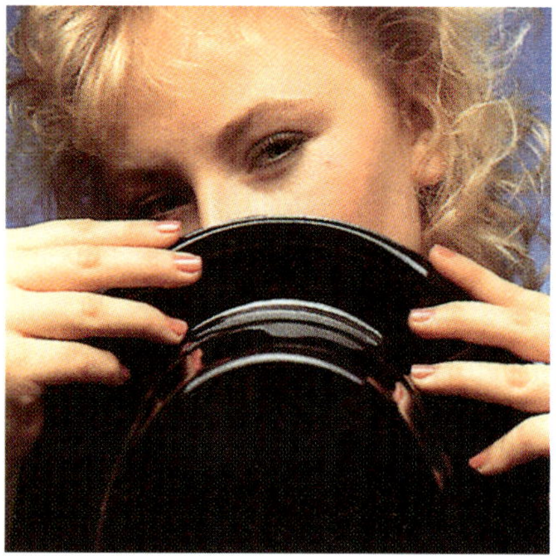

Travailler comme prothésiste ongulaire dans le monde du cinéma.

écrire ou éditer des articles, ou devenir consultant en prothésie ongulaire pour des ouvrages et des magazines spécialisés.

La technologie de l'ongle a évolué depuis la première manucure attestée, il y a 5 000 ans. Jadis, les soins des mains, luxe réservé aux souverains et aux riches, étaient donnés par les domestiques. Aujourd'hui, ils sont appréciés par des millions de personnes qui suivent la mode, dans de nombreux groupes socio-économiques. Dans la plupart des pays, les services sont désormais fournis par des professionnels diplômés qui ont appris à améliorer la santé des ongles et à reconnaître les éventuelles affections de la peau et des ongles.

Habitués à employer les produits les plus récents, ils respectent les règles d'hygiène et de sécurité afin de garantir la protection de leurs clients et la leur. Ils maîtrisent aussi les aspects commerciaux de leur profession.

Les premières manucures ne requéraient pas d'instruction spécifique. Le mot « manucure » vient du latin « manus » (main) et « curare » (soigner). Le premier témoignage historique qui relate ce type de soins remonte à 3 000 ans av. J.-C. en Égypte et en Chine. Dans l'Égypte antique, les hommes et les femmes des couches supérieures de la société se teignaient les ongles avec du henné (poudre rouge-orange provenant

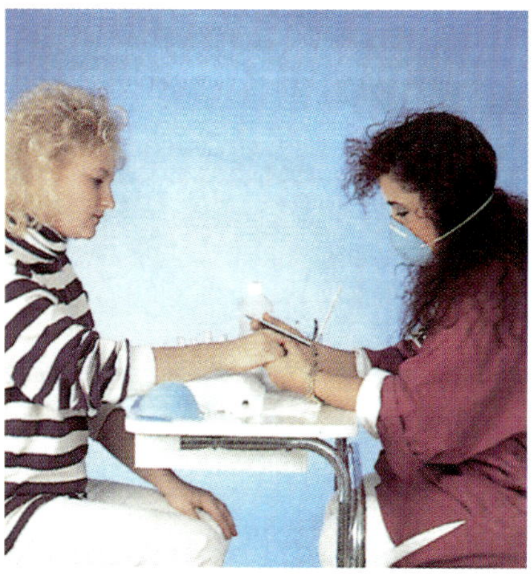

Apprendre les règles d'hygiène et de sécurité.

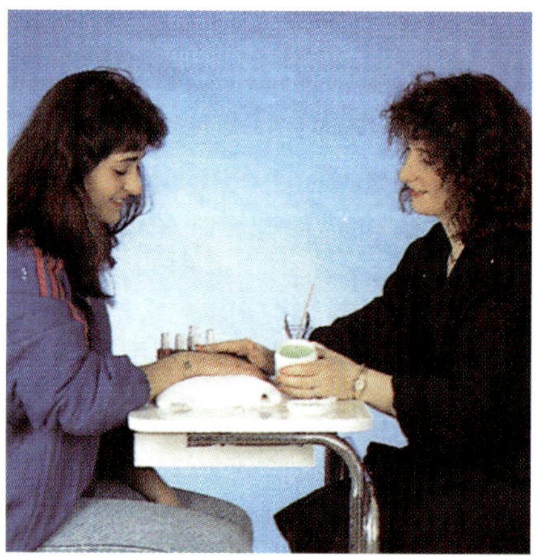

Aider les clients à choisir les services et les produits qui répondent à leurs attentes.

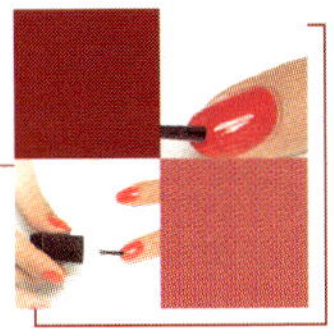

d'un arbuste). Les ongles des rois et des reines étaient rouge foncé, signe d'importance, alors que les personnes d'un rang inférieur n'étaient autorisées qu'à porter des couleurs pâles. Vers 3 000 av. J.-C., les Chinois créèrent une peinture pour les ongles avec de la cire d'abeille, du blanc d'œuf, de la gélatine et de la gomme arabique. En 600 av. J.-C., les ongles de la famille royale chinoise étaient peints en or et en argent. Au XVe siècle, les chefs de la dynastie Ming se les teignaient en rouge et noir. Avant de combattre, les chefs militaires d'Égypte, de Babylonie et de l'Empire romain naissant passaient des heures à se faire laquer et boucler les cheveux et peindre les ongles de la même couleur que leurs lèvres.

Un prothésiste ongulaire du XXIe siècle offre un choix bien plus vaste de soins des ongles que n'en avaient les privilégiés des civilisations anciennes. Il peut faire une manucure ou une beauté des pieds, et donner des renseignements sur les autres soins pour les ongles. En fonction de leurs besoins spécifiques, les clients peuvent aussi choisir parmi toute une gamme de services destinés à façonner, colorer et embellir des ongles américains. Pour réussir votre carrière, il faudra beaucoup étudier, apprendre les techniques et travailler en professionnel, afin de donner à tous vos clients l'impression d'être les rois et les reines du XXIe siècle. Commençons à étudier cet univers passionnant.

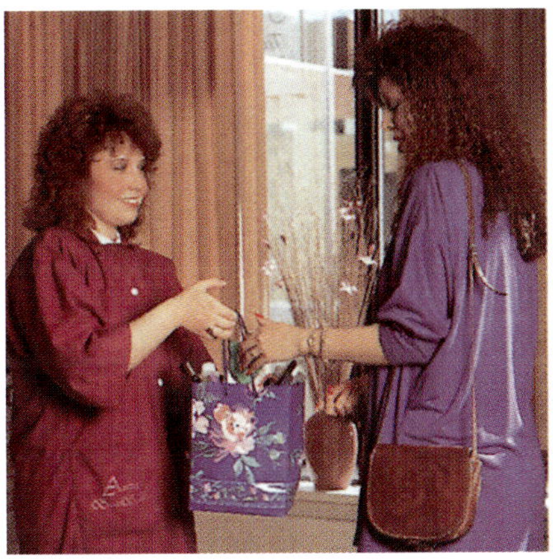

Utiliser ses compétences pour satisfaire la clientèle et la fidéliser.

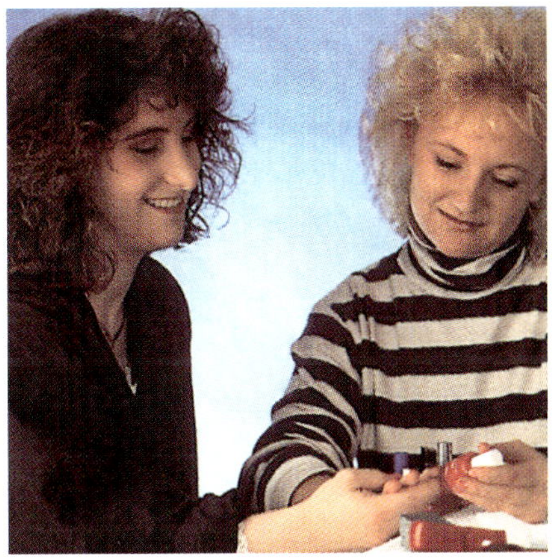

Offrir à vos clients toute une gamme de services pour les ongles.

PARTIE 1

NOTIONS PRÉLIMINAIRES

CHAPITRE I

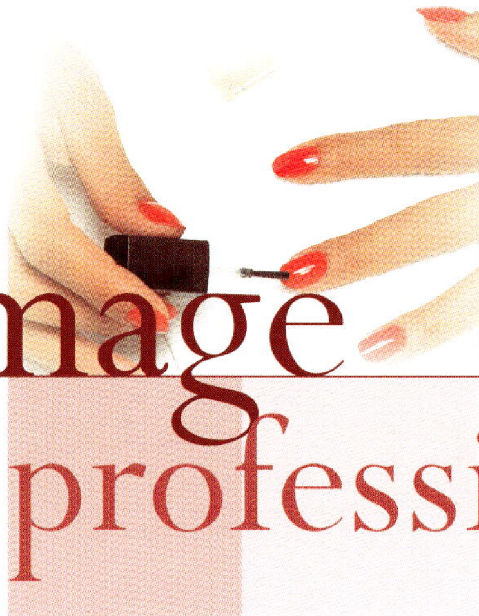

L'image professionnelle

Objectifs d'apprentissage

Après avoir étudié ce chapitre, vous devriez pouvoir :

1. Définir la conduite professionnelle.
2. Donner des exemples de conduite professionnelle envers les clients.
3. Donner des exemples de conduite professionnelle envers l'employeur et les collègues.
4. Définir l'éthique professionnelle.
5. Donner des exemples d'éthique professionnelle envers les clients.
6. Donner des exemples d'éthique professionnelle envers l'employeur et les collègues.
7. Définir l'apparence professionnelle.

Introduction

Lorsque vous serez un(e) prothésiste ongulaire accompli(e), vous saurez non seulement faire les mains parfaitement, façonner de faux ongles d'aspect naturel, peindre des motifs originaux sur les ongles, mais aussi vous comporter en professionnel (respecter les règles de conduite envers les clients, l'employeur et les collègues, avoir une bonne hygiène corporelle et une présentation soignée). Dans ce chapitre, vous apprendrez les principes pour réussir dans les métiers de l'ongle, c'est-à-dire la conduite à adopter dans le salon, l'éthique professionnelle et comment faire bonne impression aux clients par votre allure et votre tenue. En suivant ces principes, vous réussirez à fidéliser rapidement votre clientèle.

La conduite professionnelle

La conduite professionnelle qualifie la façon de se comporter au travail dans le salon avec les clients, l'employeur et les collègues.

CONDUITE PROFESSIONNELLE ENVERS LES CLIENTS

Soyez très exigeant en matière de conduite à adopter dans le salon. Accueillez les clients dans un climat détendu et agréable pour leur donner l'envie de revenir et d'amener leurs amis.

1 **Être ponctuel.** Si vous êtes à l'heure, vous aurez l'air détendu, compétent et soucieux des besoins de vos clients, et vous pourrez les servir dès leur arrivée, sans les faire attendre. Le retard peut donner une impression de mauvaise organisation ou d'indifférence. De plus, c'est un manque de courtoisie qui risque d'agacer et d'incommoder les clients.

2 **Être prêt.** Avant que les clients arrivent, vérifiez que votre poste de travail est équipé de tout le matériel nécessaire. Assurez-vous de la propreté et du bon fonctionnement des instruments.

3 **Planifier la journée.** Gardez l'emploi du temps du jour à portée de main afin de savoir ce que vous êtes censé faire à chaque heure. Cet emploi du temps doit inclure le nom du client, son numéro de téléphone, le service à effectuer et l'heure du rendez-vous. Quand un client arrive, saluez-le en l'appelant par son nom. Si vous savez quel service il va recevoir, vous pouvez l'aborder sans hésitation et lui donner ainsi une impression de sécurité (Fig. 1.1).

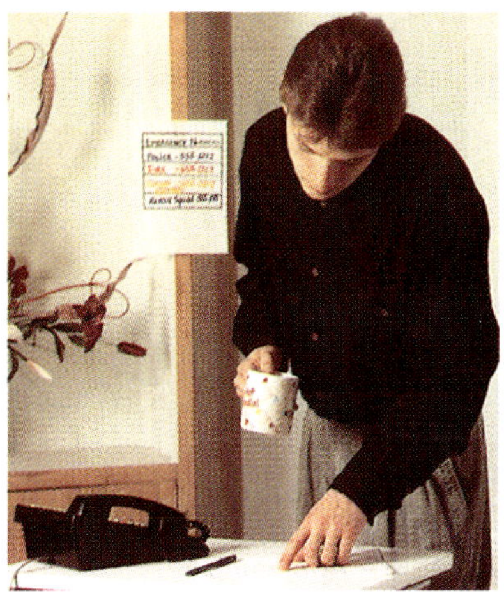

1.1. Organiser la journée avec soin.

4 Planifier à l'avance. Sauf en cas d'urgence, un professionnel de l'ongle ne doit pas modifier l'heure, ni la date d'un rendez-vous pour des raisons personnelles. Prévoyez les événements importants au moins trois semaines à l'avance. N'oubliez pas de les noter dans votre agenda et d'en tenir compte dans votre planning. Cette profession offre une certaine souplesse dans l'organisation du temps de travail, à condition de s'y prendre plusieurs semaines à l'avance.

5 Fixer les rendez-vous avec précaution. Fixez la date et l'heure des rendez-vous de façon à accorder suffisamment de temps à chaque client, sinon vous serez obligé d'en faire attendre certains ou de reporter certains rendez-vous à un autre jour. Si la personne chargée de l'accueil prend les rendez-vous à votre place, veillez à lui donner une liste clairement rédigée des services proposés et du temps à consacrer pour chacun d'eux.

6 Informer les clients des changements d'emploi du temps. Contactez les clients si vous êtes très en retard sur votre planning ou si vous devez modifier la date de rendez-vous. Ils apprécieront votre honnêteté et vous seront reconnaissants de ne pas leur avoir fait perdre leur temps.

7 Être courtois. Soyez joyeux, aimable et serviable. Cette attitude témoignera à vos clients de l'attention que vous leur portez. Avant chaque service, mettez-les à l'aise en les aidant à ôter leur manteau et en les accompagnant à leur siège. Faites visiter le salon à chaque nouveau client et montrez-lui où se trouvent les toilettes et les téléphones. Expliquez-lui aussi comment prendre les prochains rendez-vous, en reporter un, et indiquez-lui les moyens de paiement acceptés dans votre salon.

8 Effectuer tous les soins de bon cœur et avec professionnalisme. Ne faites jamais ressentir à un client que son rendez-vous vous dérange.

9 Communiquer avec les clients. Informez les clients des soins que vous allez leur donner et des produits dont ils auront besoin pour entretenir leurs ongles par la suite. Soyez complètement attentif à leurs préoccupations et répondez à leurs questions. Quel que soit votre pouvoir de persuasion, faites toujours preuve d'humilité en vous occupant d'eux (Fig. 1.2).

10 Ne jamais se plaindre à un client ni se disputer avec lui. Efforcez-vous de maintenir la conversation sur un plan professionnel. Consacrez le temps des soins à expliquer aux clients ce que vous faites et pourquoi. Vous pouvez aussi leur conseiller d'autres services ou produits susceptibles de les intéresser.

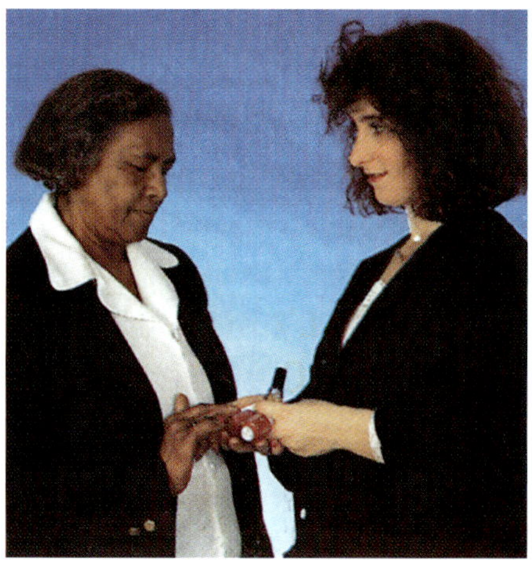

1.2. Communiquer avec le client.

11 **Faire preuve de bon sens.** Ne parlez pas de votre vie privée et ne racontez pas celle des autres clients, de vos collègues ou de votre employeur. Évitez de discuter de politique ou de religion. Même si un client ou un collègue partage vos idées, ce n'est peut-être pas le cas d'autres personnes que vous pourriez blesser si elles vous entendaient en parler. Concentrez-vous sur les besoins de votre client.

12 **Ne jamais mâcher de chewing-gum, fumer, manger ni passer de coups de téléphone personnels devant les clients.** Ces habitudes risquent d'agacer fortement les clients, et il est dangereux de fumer à proximité des produits chimiques pour les ongles (Fig. 1.3).

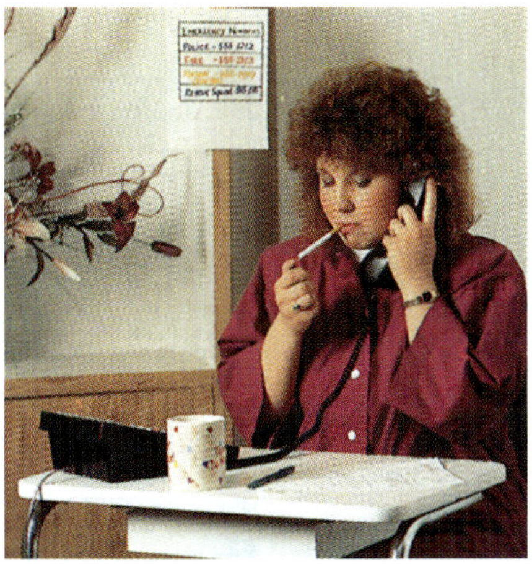

1.3. Ne jamais mâcher de chewing-gum, fumer, manger ou passer des coups de téléphone personnels en présence des clients.

CONDUITE PROFESSIONNELLE ENVERS L'EMPLOYEUR ET LES COLLÈGUES

Il est important de travailler en étroite collaboration avec son employeur et ses collègues pour contribuer au succès d'un salon, et assurer ainsi son avenir dans cette activité. Pour qu'un salon soit compétitif, toute l'équipe doit travailler ensemble. Lorsqu'ils viendront dans votre salon, les clients apprécieront tellement de retrouver une ambiance agréable qu'ils n'auront pas envie d'aller chez un concurrent.

Les principes ci-dessous concernent les relations avec l'employeur et les collègues.

1 **Communiquer.** Basez vos relations avec l'employeur sur l'honnêteté et l'ouverture. Soyez conscient de vos forces et de vos faiblesses. Assurez-vous que votre travail correspond aux exigences requises.

2 **Vouloir apprendre.** Faites preuve d'ouverture d'esprit et acceptez de recevoir des conseils. Ne pensez pas systématiquement que votre façon de faire est la seule correcte. Les produits et les soins pour la beauté des ongles sont souvent améliorés ; soyez prêt à actualiser vos techniques.

3 **Valoriser le travail des autres.** Ne vous attribuez pas le mérite des idées d'une autre personne. Efforcez-vous de remercier les autres pour leur aide.

4 **Respecter les opinions des collègues.** Vos idées et vos opinions sont importantes, mais pas uniques. On trouve souvent la meilleure solution grâce aux idées de plusieurs personnes.

5 **Prendre des initiatives.** N'ayez jamais peur d'offrir de l'aide ou des suggestions pour améliorer ou faciliter les conditions de travail de votre employeur ou de vos collègues.

6 **Faire preuve de bon sens.** Si vous avez un problème ou une question au sujet de votre travail, parlez-en directement à votre employeur, pas aux clients ni aux collègues.

7 **Oublier ses problèmes personnels.** Ne parlez pas de vos problèmes personnels à l'employeur, aux collègues ou aux clients.
Les raconter distrait de l'attention nécessaire pour travailler correctement. N'acceptez les appels de la famille et des amis qu'en cas d'urgence pendant les heures de travail.

8 **Ne jamais emprunter d'argent à l'employeur ni aux collègues.** Il s'agit d'une pratique qui peut entraîner une situation très délicate au travail et aboutir à une perte de respect pour vous de la part de vos collègues.

9 **Faire la promotion du salon.** Tenez-vous au courant de tous les autres services proposés dans votre salon, comme les soins de beauté pour les cheveux, pour la peau, etc., afin d'en informer les clients.

10 **Améliorer sa technique de vente.** Sans faire pression sur les clients, expliquez-leur les bienfaits des produits et des soins.

L'éthique professionnelle

L'**éthique professionnelle** définit l'ensemble des règles de conduite qui nous permettent de distinguer le bien du mal dans les relations entre clients, employeur et collègues, et dont les valeurs fondamentales sont l'honnêteté, l'impartialité, la politesse et le respect des opinions et des droits d'autrui.

ÉTHIQUE PROFESSIONNELLE ENVERS LES CLIENTS

Fixer des critères éthiques très stricts pour traiter les clients vous aidera à acquérir une bonne réputation : vos clients vous feront confiance, reviendront régulièrement et amèneront leurs amis. Être recommandé par des clients qui vous témoignent leur confiance et leur respect représente la meilleure source de publicité.

1 **Conseiller des services qui répondent aux besoins des clients.** Ne suggérez ni ne donnez jamais de soins dont les clients n'ont pas besoin, qu'ils ne souhaitent pas ou qui risqueraient de leur faire du mal. Expliquez-leur les raisons pour lesquelles vous leur recommandez un service, afin de dissiper leurs doutes.

2 **Tenir parole et assumer tous ses engagements.** Faites toujours ce que vous avez promis au client pour satisfaire ses besoins. Ne bâclez pas votre travail parce que vous êtes en retard, et ne remplacez pas une prestation par une autre pour des raisons de convenance personnelle.

3 **Traiter tous les clients équitablement.** N'offrez jamais de réductions ni de services spéciaux à un client plutôt qu'à un autre.

4 **Suivre les règles d'hygiène et de sécurité en vigueur.** Conformez-vous toujours aux dispositions communautaires en matière d'hygiène et de sécurité. Même si les prescriptions officielles semblent parfois contraignantes, elles sont faites pour garantir votre protec-

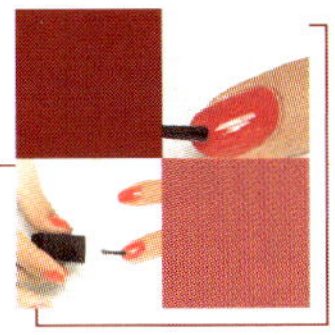

tion ainsi que celle des clients. Tout professionnel de l'ongle doit bien connaître les lois qui régissent sa profession.

5 **Faire preuve de loyauté.** Il ne faut jamais vous plaindre à un client, dire du mal ni parler d'autres clients, de l'employeur ou de vos collègues, sinon il ne vous fera pas confiance car il pensera que vous parlerez de lui de la même manière.

> ***Ne rejetez jamais la responsabilité de*** vos **erreurs** *sur un collègue*

6 **Ne pas critiquer les autres.** Ne critiquez jamais les services effectués par des collègues ou dans d'autres salons. Même si le client insiste pour en discuter, écoutez-le, mais restez neutre dans vos réponses.

7 **Ne pas abandonner les clients.** Si vous cessez votre activité ou si vous déménagez, prévenez vos clients suffisamment tôt pour qu'ils trouvent un autre spécialiste de l'ongle, ou conseillez-leur un collègue ou un confrère en qui vous avez confiance. Si vous avez une grosse clientèle, envisagez de former quelqu'un qui vous remplacera. Efforcez-vous d'embarrasser vos clients le moins possible.

ÉTHIQUE PROFESSIONNELLE ENVERS L'EMPLOYEUR ET LES COLLÈGUES

L'éthique professionnelle consiste aussi à soutenir les efforts et le moral des collègues et de l'employeur, ce qui contribue au succès du salon, dont dépend votre réussite.

1 **Être honnête.** Ne rejetez jamais la responsabilité de vos erreurs sur un collègue. Assumez la responsabilité de vos actions.

2 **Tenir ses engagements.** Respectez toujours les promesses que vous faites à un employeur ou à un collègue, comme celle de venir travailler un jour de congé pour l'aider à s'occuper d'un client supplémentaire. Si vous avez un empêchement, prévenez suffisamment tôt et demandez si vous pouvez être utile à un autre moment.

3 **Respecter les talents de l'employeur et des collègues.** Félicitez-les et encouragez-les quand ils font du bon travail. Évitez de les critiquer.

4 **Ne pas aviver une critique contre un collègue.** Quand vous entendez un client se plaindre d'un collègue, ne prenez pas parti. Vous ne connaissez pas tous les éléments du problème et cela ne vous regarde pas. Conseillez au client d'en parler directement au collègue en question. Ne remettez jamais en cause le professionnalisme de quelqu'un d'autre. Votre exigence au travail doit se passer de commentaires. Si un collègue a fait du très mauvais travail, ne l'incriminez pas, mais proposez à votre client d'y remédier.

5 **Ne jamais raconter de ragots ni lancer de rumeurs entre collègues.** Certains pensent ainsi favoriser leur réussite, alors qu'ils mettent en avant une forme d'agressivité qui fait fuir leurs associés.

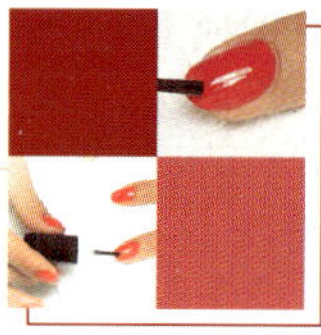

Tenir compte de la concurrence

Les clients souhaitent ce qu'il y a de mieux pour leurs ongles, et ils comptent sur vous pour leur indiquer les produits qui leur permettront d'entretenir la beauté de leurs mains entre les séances de manucure. Pour renforcer vos clients dans la certitude qu'il est préférable d'utiliser des produits de qualité, étudiez en détail les différences entre les formules des produits vendus dans les salons et ceux disponibles dans les magasins, afin de pouvoir leur expliquer. Par exemple, pour ne pas endommager les couches de la plaque de l'ongle, conseillez l'emploi de limes professionnelles, plus douces et moins abrasives que les limes en carton émeri de la grande distribution.

L'apparence professionnelle

Pour travailler dans les métiers de la beauté, il faut une présentation irréprochable. Les clients s'attendent à ce que vous soyez impeccable et d'un commerce agréable. Vous devez être propre et sentir bon, afin qu'ils prennent plaisir à s'asseoir en face de vous et ne refusent pas de se laisser toucher par vous lorsque vous leur donnez des soins (Fig. 1.4).

1 **Être propre et sentir bon.** Chaque jour, prenez un bain ou une douche et utilisez un déodorant efficace.

2 **Avoir une haleine fraîche et une bonne hygiène dentaire.** Assurez-vous d'avoir une haleine fraîche en permanence. Ne mangez pas d'ail ni de mets épicés au déjeuner. Au travail, ayez toujours à disposition une brosse à dents, du dentifrice et des bonbons à la menthe, afin de rafraîchir votre haleine en cas de besoin. Veillez à préserver la santé de vos dents et de vos gencives en faisant des brossages quotidiens et des bilans réguliers chez le dentiste.

3 **Porter des vêtements propres et convenables pour le salon.** Adoptez une tenue professionnelle élégante, qui vous avantage et reflète votre attachement aux métiers de la beauté, sans gêne pour votre travail (Fig. 1.5).

4 **Prendre soin de ses cheveux, de sa peau et de ses ongles.** Veillez à ce que vos cheveux soient bien coiffés, votre visage légèrement maquillé pour rehausser votre beauté naturelle, et vos ongles bien manucurés.

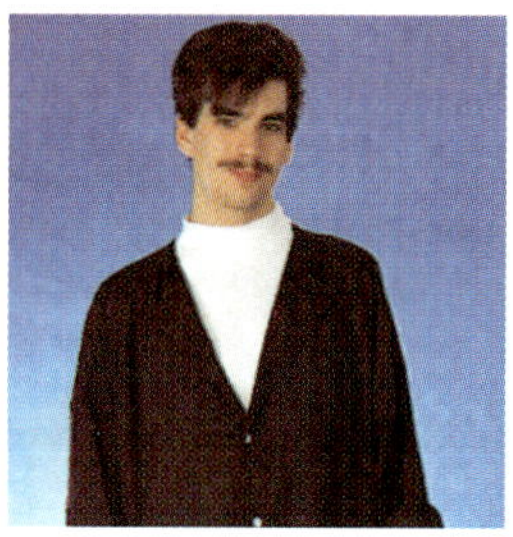

1.4.
Un spécialiste de l'ongle.

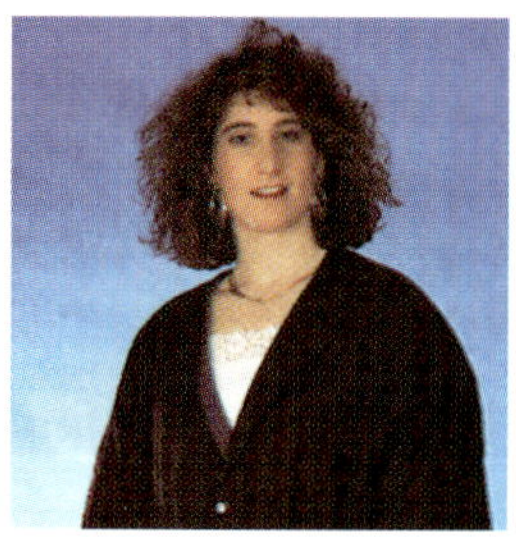

1.5.
Une spécialiste de l'ongle.

Questions de révision

1 Définissez la conduite professionnelle.

2 Donnez dix exemples de conduite professionnelle envers les clients.

3 Expliquez pourquoi un salon risque de perdre des clients si les employés ne se comportent pas de manière professionnelle.

4 Donnez dix exemples de conduite professionnelle envers l'employeur et les collègues.

5 Définissez l'éthique professionnelle.

6 Donnez sept exemples d'éthique professionnelle envers les clients.

7 Donnez cinq exemples d'éthique professionnelle envers l'employeur et les collègues.

8 Définissez l'apparence professionnelle.

9 Expliquez pourquoi un salon risque de perdre des clients si des employés ont une apparence peu professionnelle.

CHAPITRE II

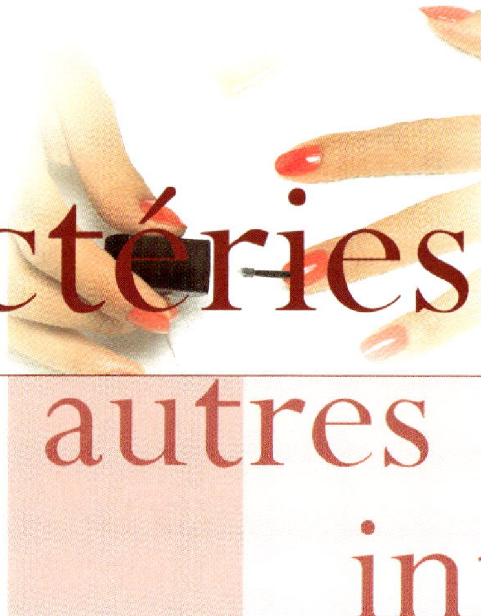

Bactéries et autres agents infectieux

Objectifs d'apprentissage

Après avoir étudié ce chapitre, vous devriez pouvoir :

1 Définir et comprendre les bactéries.
2 Expliquer la différence entre les bactéries pathogènes et non-pathogènes.
3 Identifier et décrire les principaux groupes de bactéries pathogènes.
4 Donner des exemples d'infections courantes provoquées par des virus et des bactéries.
5 Comprendre quels types d'infections sont susceptibles d'affecter l'ongle.
6 Citer les différents types d'immunités.
7 Citer des sources fréquentes d'infection dans le salon.

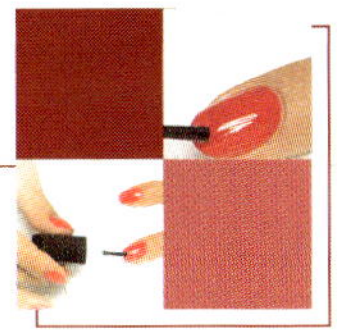

Introduction

Presque tous les métiers peuvent être exercés en toute sécurité, et ce principe s'applique également au travail des professionnels de l'ongle. Cependant, même les plus grands spécialistes savent qu'il faut suivre certaines règles pour garantir leur protection et celle des autres, surtout en matière d'hygiène. Si vous n'êtes pas prudent, vous et vos clients risquez d'attraper des infections provoquées par des bactéries, des virus, des champignons ou des parasites. Il n'y a en effet rien d'étonnant à ce que certains types d'infections puissent être transmis pendant les soins administrés aux ongles. Dans ce chapitre, vous apprendrez les causes des infections et les méthodes employées pour en prévenir la propagation. Ensuite, nous vous expliquerons comment éviter ces problèmes facilement, grâce à des règles adaptées d'hygiène et de désinfection.

Les bactéries

Les *bactéries* sont des *micro-organismes* unicellulaires si petits qu'on ne peut les voir qu'au microscope. Un micro-organisme définit tout organisme vivant invisible à l'œil nu. Beaucoup de bactéries sont tellement minuscules qu'il en faut plus de 1 500 pour à peine couvrir la tête d'une épingle. Un dé à coudre de terre peut en contenir jusqu'à cinq milliards. Il s'agit des organismes les plus nombreux sur terre, dont on ne connaît que 15 000 espèces à ce jour. Non seulement il en existe presque partout, mais ils se multiplient très rapidement. Une seule cellule bactérienne peut en produire 16 000 000 identiques en seulement une demi-journée.

Les bactéries se trouvent dans l'eau, l'air, la poussière, les pansements et les substances en décomposition. Il y en a sur la peau et dans les sécrétions des orifices corporels, sur les vêtements, la table de manucurie, les instruments et sous les ongles. La plupart sont inoffensives, mais certaines peuvent entraîner des problèmes.

Types de bactéries

On classe les bactéries en deux types, selon qu'elles sont utiles ou nuisibles.

1. Les bactéries *non-pathogènes* (qui ne provoquent pas de maladie) ne font pas de mal et sont souvent bénéfiques. Environ 70 % des bactéries appartiennent à cette catégorie. Certaines favorisent la production d'aliments et d'oxygène ; d'autres sont utilisées dans les tas de compost pour améliorer la fertilité de la terre. Chez l'homme, elles se trouvent surtout dans la bouche et les intestins, où elles contribuent à dégrader le bol alimentaire lors de la digestion.

2. Les bactéries *pathogènes* (capables de provoquer des maladies) sont dangereuses pour la santé. Bien que moins de 30 % des bactéries appartiennent à cette catégorie, elles sont la cause la plus fréquente d'infections et de maladies chez l'homme. On les appelle aussi *microbes* ou *germes*. Elles envahissent

les tissus végétaux ou animaux pour se nourrir de matière vivante. Elles se multiplient rapidement et propagent la maladie en produisant des *toxines* dans les tissus où elles prolifèrent. La *septicité* définit la présence de micro-organismes pathogènes ou de leurs toxines dans le sang ou dans d'autres tissus, et l'asepsie correspond à l'absence d'agents microbiens.

CLASSIFICATION DES BACTÉRIES PATHOGÈNES

Il existe trois groupes principaux de bactéries pathogènes :

1 Les *coques* (ou cocci), bactéries rondes et productrices de pus, apparaissent seules, ou en groupes comme suit (Fig. 2.1) :

a) Les *staphylocoques* se développent en grappes et sont présents dans des infections localisées comme les abcès, les pustules et les furoncles (Fig. 2.2).

b) Les *streptocoques*, groupés en chaînettes, provoquent des infections douloureuses de la gorge, et des infections ou des maladies qui se propagent dans tout le corps, comme la septicémie et le rhumatisme articulaire aigu (Fig. 2.3).

c) Les *diplocoques*, formés de deux éléments groupés, entraînent la pneumonie (Fig. 2.4).

2 Les *bacilles*, microbes les plus communs, en forme de bâtonnets, sont à l'origine de maladies comme le tétanos, la grippe, la typhoïde, la tuberculose et la diphtérie (Fig. 2.5).

3 Les *spirilles* sont des micro-organismes spiralés. Parmi ces bactéries, le tréponème pâle (Treponema pallidum) est l'agent de la syphilis (Fig. 2.6).

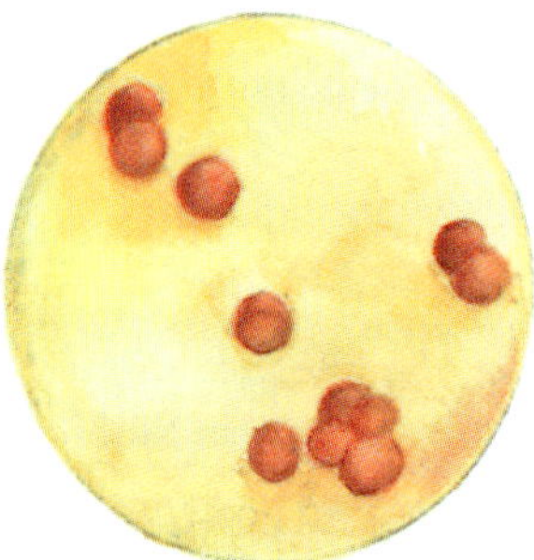

2.1. Coques (cocci).

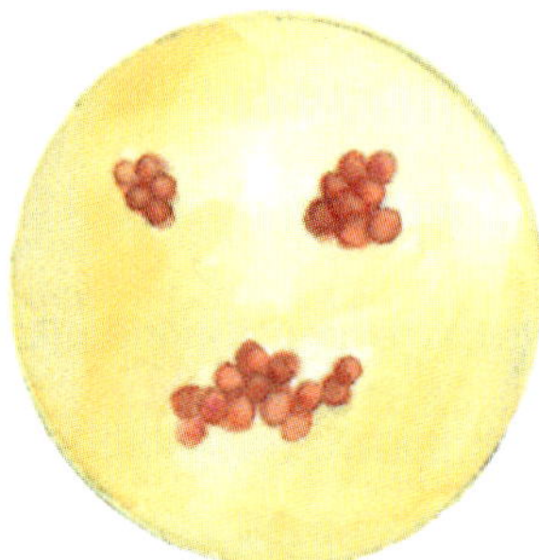

2.2. Staphylocoques.

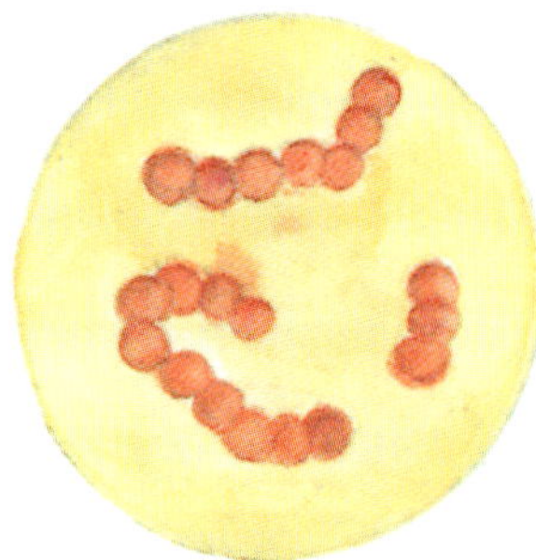

2.3. Streptocoques.

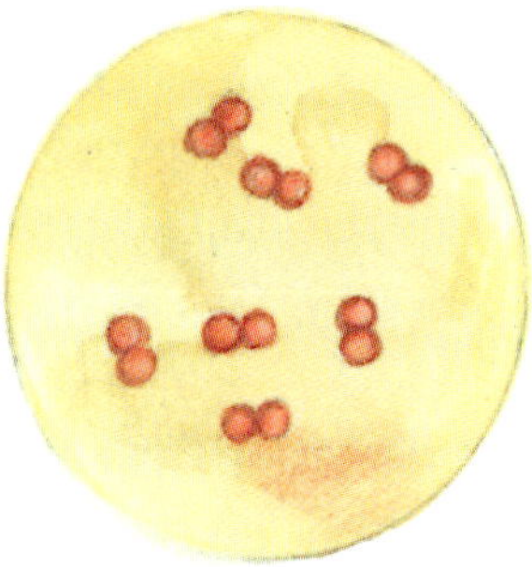

2.4. Diplocoques.

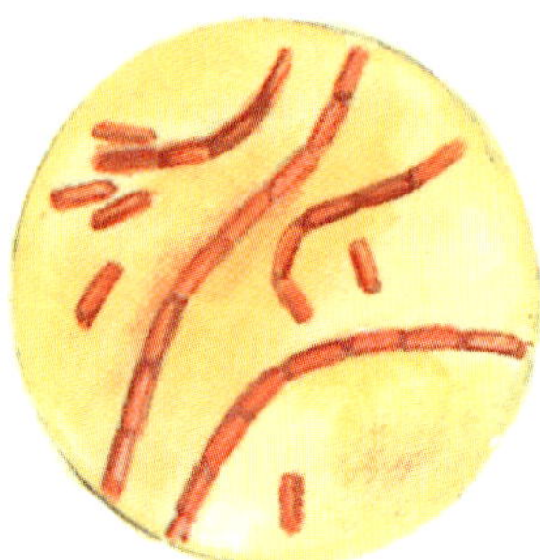

2.5. Bacilles.

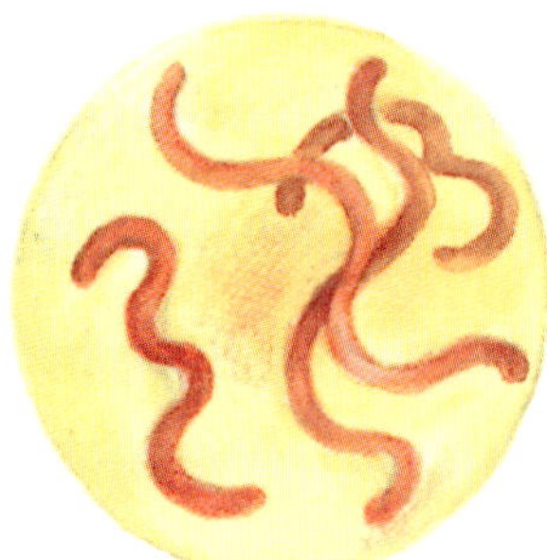

2.6. Spirilles.

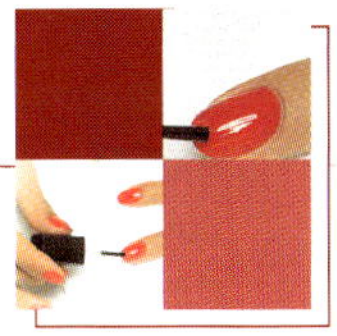

CROISSANCE ET REPRODUCTION DES BACTÉRIES

Pour vivre, se développer et se reproduire, les bactéries ont surtout besoin d'un environnement chaud, sombre, humide et sale. Le tiroir de la table de manucurie, s'il renferme des outils sales, est un endroit très propice à leur multiplication.

Chaque bactérie, ou cellule bactérienne, a la capacité de se développer et de se reproduire. Elle grossit grâce à l'apport de nutriments, puis, une fois arrivée à maturité, se divise en deux cellules identiques (type de reproduction appelé *mitose*) qui se développeront et se diviseront à leur tour pour former quatre cellules. Une bactérie peut ainsi donner naissance à 16 millions d'autres bactéries en 12 heures.

Dans des conditions défavorables à leur croissance et à leur reproduction, certains types de bactéries produisent une spore (couche externe résistante) qui leur permet de rester en état de dormance ou de repos, parfois pendant de longues périodes, dans des conditions très rudes. Ces spores peuvent se déplacer avec la poussière environnante, et ne sont pas affectées par les désinfectants les plus puissants. Puis, quand les conditions redeviennent favorables, elles reprennent leur développement et leur reproduction.

Une bactérie peut donner naissance
à **16 millions** *d'autres bactéries en 12 heures*

MOUVEMENT DES BACTÉRIES

Les bactéries se propagent très facilement, dans l'air, dans l'eau ou par le contact avec des objets contaminés. Les bacilles et les spirilles sont les seules bactéries capables de se mouvoir elles-mêmes, grâce aux impulsions très rapides des filaments mobiles (*flagelles* ou *cils*) dont elles sont pourvues à leurs extrémités, et qui leur servent d'organe locomoteur dans les liquides.

Les virus et les champignons

LES VIRUS

Les *virus*, agents pathogènes encore plus petits que les bactéries, pénètrent dans une cellule saine, se développent jusqu'à maturité et se reproduisent, détruisant souvent la cellule. L'hépatite, la varicelle, la grippe, la rougeole, les oreillons et le rhume sont des exemples d'infections virales que l'on peut attraper en s'approchant simplement d'une personne contagieuse car l'infection se propage quand la personne éternue ou tousse.

LE SYNDROME IMMUNODÉFICITAIRE ACQUIS (SIDA)

Le *syndrome immunodéficitaire acquis (SIDA)* est une maladie provoquée par le virus HIV qui attaque et détruit généralement le système immunitaire du corps. Dans la plupart des cas, la maladie ne se déclenche pas avant de nombreuses années : certaines personnes ont été infectées pendant plus de 15 ans sans montrer de symptômes. Heureusement, il est très difficile de transmettre le HIV car, contrairement à d'autres virus, il ne se transmet pas par les postillons, mais passe d'une personne à une autre par l'échange de fluides corporels (sperme, sang).

Les causes les plus fréquentes de transmission du HIV sont les suivantes :

1 Rapport sexuel non protégé avec une personne contaminée

2 Injection de produits avec des seringues hypodermiques souillées

Le HIV peut aussi se transmettre de la mère à l'enfant pendant la grossesse et la naissance, ainsi que lors de transfusions de sang contaminé, comme ce fut le cas au début des années 1980, ce qui ne se produit quasiment plus aujourd'hui. Les soins donnés au salon ne constituent pas un facteur de propagation du HIV. Assurez-vous que vos clients en sont conscients, et rassurez tous ceux qui en ont peur. Il est important d'empêcher la transmission des maladies au salon, mais la prévention du HIV n'est pas à l'origine des règles d'hygiène et de désinfection qui y sont adoptées.

LES CHAMPIGNONS

Les *champignons*, terme général pour désigner des *parasites* d'origine végétale, provoquent des infections fongiques appelées mycoses. Ils sont très contagieux, et ils présentent un risque potentiel pour les clients, car ils peuvent se transmettre d'un ongle à l'autre sur le client, et du client au prothésiste ongulaire.

LES INFECTIONS FONGIQUES DE L'ONGLE

Certains types communs de champignons ont l'aspect de zones blanches ou jaunâtres sous la plaque de l'ongle, qui peuvent s'étendre vers la cuticule. À mesure que l'infection gagne du terrain, sa couleur fonce. Les champignons peuvent affecter les mains, les pieds et les ongles. Les clients qui se présentent avec un champignon doivent aller consulter un médecin (Fig. 2.7).

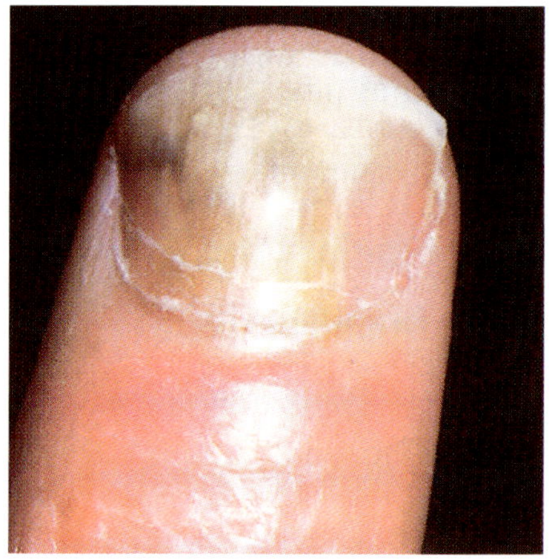

2.7. Champignon.

LES MOISISSURES

Dans les métiers de l'ongle, on pense souvent, à tort, que les moisissures peuvent infecter les ongles de la main, alors que ces organismes y apparaissent rarement, voire jamais. En général, on les confond avec des infections bactériennes vert pâle, plus fréquentes que les moisissures. Une plaque d'ongle mal préparée renferme des bactéries qui survivent avec l'humidité et les huiles laissées entre l'ongle naturel et le recouvrement.

Au début, l'infection bactérienne forme une tache vert jaune qui fonce avec le temps. Les déchets des bactéries laissent sur la plaque de l'ongle une marque verte qui subsiste bien après le traitement de l'infection.

Si l'infection dure longtemps, la tache noircit et l'ongle risque de se ramollir ou de dégager une mauvaise odeur. En arriver à ce stade résulte surtout d'un manque de soins. Avertissez les clients que l'infection peut empirer. Un bon médecin généraliste traitera ce problème rapidement.

DÉCOUVRIR L'ONGLE NATUREL

Ne recouvrez pas un ongle qui présente un champignon ou d'autres infections, mais, si le client vous le demande, enlevez l'ongle américain pour découvrir l'ongle naturel, puis conseillez-lui d'aller consulter un médecin.

Pour retirer des faux ongles, mettez des gants et suivez les indications du fabricant. Ensuite, jetez les bâtonnets d'oranger, les abrasifs et tous les autres instruments poreux après usage. Désinfectez les autres instruments et la surface de la table avant et après la procédure.

PRÉVENTION

Grâce aux règles d'hygiène, il est facile d'éviter la propagation des infections bactériennes et fongiques, dont la responsabilité incombe, dans la plupart des cas, au prothésiste ongulaire. Ne recouvrez pas des ongles infectés. Respectez toutes les règles d'hygiène lorsque vous posez ou ôtez un faux ongle. Si vous pensez que votre client souffre d'une telle infection, réexaminez la marche à suivre et les techniques d'application, en conséquence. Personne ne devrait développer d'infections aux ongles. Ces problèmes, qui provoquent du désagrément aux clients, donnent une mauvaise image du salon et de tous les métiers de l'ongle.

Les parasites

Les *parasites*, minuscules organismes multicellulaires, animaux ou végétaux, vivent aux dépens d'autres êtres vivants (appelés hôtes) qui n'en tirent aucun bénéfice. La teigne est un exemple d'infection parasitaire végétale. Les parasites animaux sont responsables de maladies contagieuses comme la gale, la gratte et les pédiculoses (lésions de la peau dues aux poux).

LES RICKETTSIES

Les *rickettsies*, organismes beaucoup plus petits que les bactéries, mais plus gros que les virus, provoquent le typhus et la fièvre pourprée des montagnes Rocheuses. Les puces, les tiques et les poux sont porteurs de rickettsies.

Comprendre l'infection

Une *infection* se produit lorsque des micro-organismes pathogènes (bactéries, virus, champignons, etc.) pénètrent dans l'organisme, où ils s'installent et se reproduisent, et dont ils entraînent une dégénérescence des tissus. Au début, l'infection est le plus souvent localisée, et elle se généralise si elle se propage dans le sang. La septicémie est un exemple d'infection généralisée.

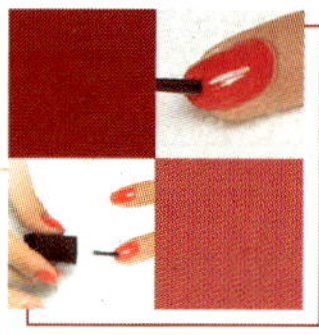

IMMUNITÉ CONTRE L'INFECTION

Tous les organismes vivants possèdent des défenses (immunité) contre certains agents pathogènes. *L'immunité*, propriété du corps à résister à des maladies et à détruire des micro-organismes dangereux qui ont pénétré dans l'organisme, est un signe de bonne santé. Elle peut être naturelle, ou acquise (spontanée ou provoquée).

1 Immunité naturelle. Pour se maintenir en bonne santé, notre corps combat les micro-organismes avant qu'ils se développent et provoquent des maladies. Il lutte contre l'infection de trois façons :

a) L'enveloppe extérieure du corps forme une barrière de défense contre les agressions de l'environnement.

b) Le corps sécrète naturellement de la sueur et des enzymes digestives qui diminuent le développement d'agents pathogènes.

c) Le sang contient des globules blancs qui tuent les germes.

Chaque client apporte une nouvelle **série** *de micro-organismes*

2 Immunité acquise spontanée. Après avoir éliminé des micro-organismes dangereux, les anticorps (molécules de nature protéique) restent dans le sang, prêts à mener un autre combat contre ces micro-organismes s'ils reviennent.

3 Immunité acquise provoquée. Cette immunité est produite par l'injection d'un sérum ou d'un vaccin, destiné à introduire dans le corps une petite quantité de germes tués ou d'agents pathogènes vivants à l'activité atténuée par une préparation spéciale. Ainsi, le système immunitaire peut fabriquer des anticorps adaptés qui serviront à éliminer les agents pathogènes de la maladie correspondante.

COMMENT LES INFECTIONS SE DÉVELOPPENT DANS LE SALON

La plupart des bactéries, virus, champignons et autres agents pathogènes pénètrent dans le corps par le nez, la bouche et les petites coupures de la peau, mais aussi par les yeux ou les oreilles. Dans le salon, le risque d'attraper une infection ou d'en transmettre une, est entraîné par le contact permanent avec des agents pathogènes. Les sources d'infection les plus fréquentes sont les suivantes :

1 Équipement et instruments de manucurie contaminés. En l'absence de propreté, les bactéries et les autres agents pathogènes se reproduisent très vite sur les limes à ongles, les pinces à envies, les tables de manucurie, les serviettes, dans les poubelles, etc. (Fig. 2.8).

2 Les ongles, les mains et les pieds des clients. Chaque client qui entre dans le salon apporte une nouvelle série de micro-organismes, et parfois des parasites, qui représentent une source d'infection lorsque vous vous occupez de lui. Si vous posez des faux ongles, vous risquez de bloquer des agents pathogènes entre la plaque de l'ongle naturel et le recouvrement.

3 **La bouche, le nez et les yeux des clients et des employés.** Dans le salon, toute personne enrhumée, qui éternue ou dont le nez coule est une source de bactéries ou de virus.

4 **Les plaies ouvertes des clients ou des employés.** Les plaies ouvertes infectées peuvent transmettre l'infection d'une personne à une autre.

5 **Tous les objets du salon.** Les agents pathogènes s'accumulent sur les chaises, les téléphones, les caisses enregistreuses, les tables, les serviettes, les flacons, les brosses et toutes les autres choses au contact de l'air dans le salon, ainsi que sur les installations sanitaires, en particulier les poignées de porte des toilettes.

COMMENT LUTTER CONTRE LES INFECTIONS DANS LE SALON

En tant que professionnel, c'est à vous qu'incombe la responsabilité de vous protéger, vous et vos clients, contre les risques d'infection en suivant ces étapes :

1 **Connaître les règles d'hygiène et de désinfection et les respecter.** Dans cet ouvrage, le chapitre III décrit les procédures d'hygiène à observer. Il est de votre devoir de les apprendre et de les appliquer à la lettre. Tout manquement aux règles d'hygiène et de désinfection vous exposera à des infections, ainsi que vos clients.

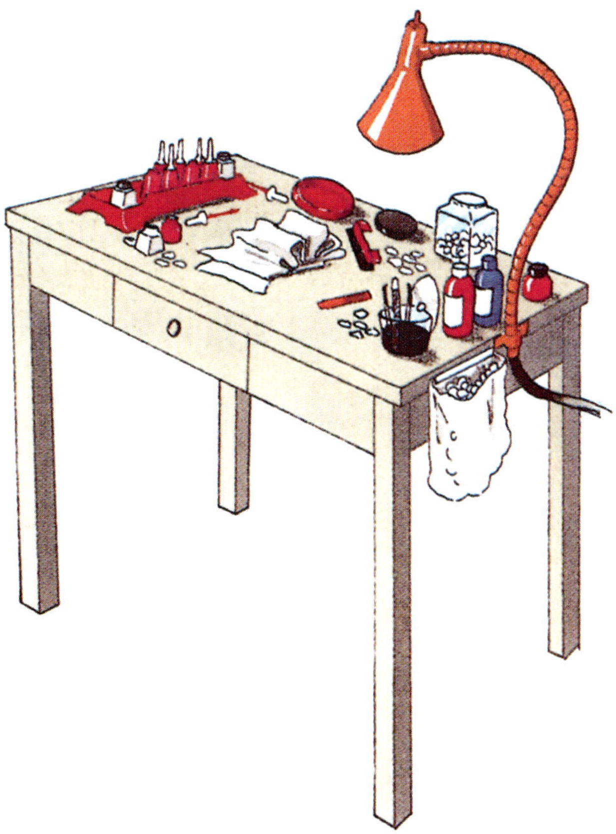

2.8. Les bactéries se reproduisent rapidement sur une table sale.

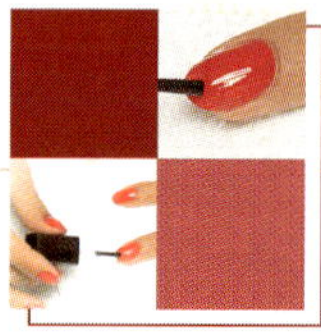

2 **Ne pas travailler dans une atmosphère contagieuse.** Ne travaillez pas avec un client *contagieux* ou atteint d'une maladie infectieuse qui se communique facilement, comme un mauvais rhume, la grippe ou la varicelle. Il en va de même pour les employés. Restez toujours chez vous si vous êtes contagieux, afin de ne pas déclencher une épidémie de grippe ou de rhume dans votre entourage professionnel.

3 **Ne pas travailler près d'une plaie ouverte.** Demandez aux clients qui ont une plaie ouverte d'aller consulter un médecin et assurez-vous qu'ils reviennent avec une décharge écrite avant de leur donner des soins.

4 **Ne pas provoquer de blessures.** Travaillez avec beaucoup de précautions. Il est facile de blesser un client en lui repoussant les cuticules, ou de l'écorcher par un limage trop profond. L'emploi excessif d'une lime ou d'une fraise dure peut également blesser ou contusionner la zone sensible du lit de l'ongle.

Il est important de comprendre comment assurer la sécurité de vos clients. Dans le chapitre suivant, vous apprendrez à garantir la santé de chaque client, ainsi que la vôtre.

Rassurer les clients sur les questions de sécurité

Aujourd'hui, les clients appartiennent à la « génération protection » : le médecin met un gant pour examiner certains malades, et le dentiste détartre les dents de ses patients avec des grattoirs stérilisés et enveloppés dans des emballages individuels. Informez les clients des précautions que vous prenez pour prévenir la propagation des bactéries dangereuses, des virus et des champignons qui se développent dans le salon et qui peuvent affecter leur santé. Rassurez-les en leur montrant les règles d'hygiène que vous appliquez. Quand vous parlez avec eux, n'oubliez pas qu'il faut vous efforcer de créer un sentiment de sécurité, en disant, par exemple : « voici comment je désinfecte mes outils et les essuie près de la table pour votre sécurité ».

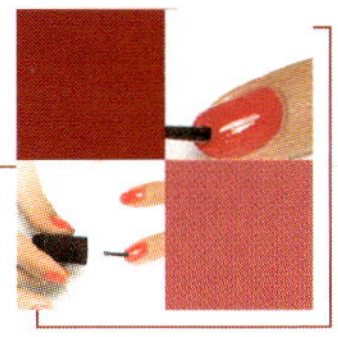

Questions de révision

1 Que sont les bactéries ? À quoi ressemblent-elles ?

2 Toutes les bactéries sont-elles dangereuses ? Justifiez votre réponse avec des exemples.

3 Quels sont les trois groupes principaux de bactéries pathogènes ? Décrivez-les.

4 Pourquoi les bactéries peuvent-elles se reproduire si rapidement ?

5 Donnez des exemples d'infections courantes causées par des virus.

6 Les services donnés au salon favorisent-ils la transmission du virus du Sida ?

7 Décrivez l'aspect d'une infection bactérienne sur la plaque de l'ongle.

8 Les moisissures poussent-elles sur ou sous la plaque de l'ongle ?

9 Qu'est-ce que l'immunité ? Citez trois types d'immunité.

10 Citez cinq sources fréquentes d'infection dans le salon.

CHAPITRE III

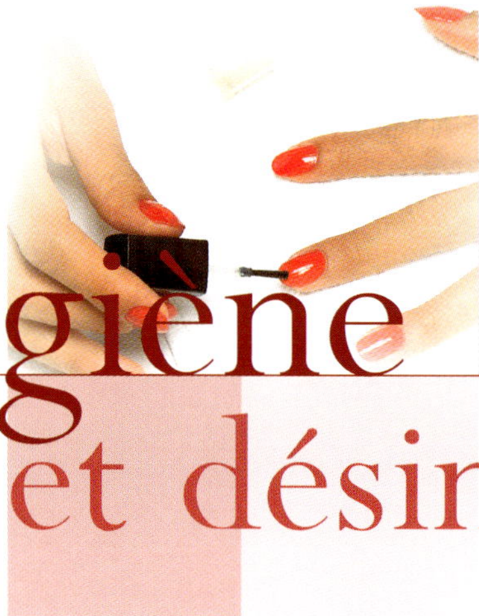

Hygiène et désinfection

Objectifs d'apprentissage

Après avoir étudié ce chapitre, vous devriez pouvoir :

1. Comprendre les mesures destinées à lutter contre la contamination et identifier les contaminants que l'on trouve souvent dans le salon.
2. Expliquer pourquoi la stérilisation n'est pas importante dans un salon professionnel.
3. Définir l'hygiène et la désinfection et savoir quand chacune est appropriée.
4. Savoir comment utiliser efficacement les désinfectants sur les instruments et les surfaces dures.
5. Appliquer dans votre salon les règles d'hygiène en vigueur.

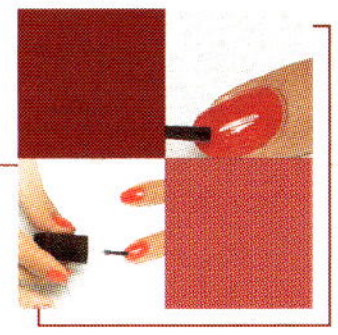

Introduction

Lorsque vous aurez achevé votre formation de prothésiste ongulaire, vous serez habilité à appliquer des produits de professionnel sur les mains, les pieds et les ongles de tout un chacun. À chaque fois que vous travaillez dans le salon, vous et vos clients êtes exposés à des risques d'infection ou de blessure, d'autant plus importants que les instruments et la zone de travail ne sont pas bien nettoyés ou les désinfectants mal utilisés. Le code de la Santé publique définit une réglementation relative à l'hygiène et à la désinfection dans les instituts de beauté, et destinée à vous protéger, vous et vos clients.

L'étude de ce chapitre vous permettra d'apprendre les règles en vigueur dans ce domaine (étape indispensable pour réussir les examens d'État). Nous vous expliquerons aussi pourquoi et quand procéder aux désinfections, en indiquant les conséquences d'un non-respect de ces règles.

RÉGLEMENTATION

Conformez-vous aux articles du code de la Santé publique en matière d'hygiène et de cosmétologie. Tenez-vous au courant des modifications de la réglementation au niveau européen. Pour garantir votre sécurité et celle de vos clients, il est très important d'obtenir et d'appliquer ces règles d'hygiène.

Lutter contre la contamination

Les sols, les poignées de porte, les tables et les instruments ont tous une surface qui finit par se salir et par être *contaminée* si elle n'est pas complètement débarrassée de toutes les substances étrangères. Une substance qui cause la contamination est appelée un *contaminant*.

Les débris d'ongles, la poussière et même du liquide monomère dans une serviette sont des contaminants. Les instruments peuvent avoir l'air propre alors qu'ils sont en fait couverts de bactéries.

Dans le chapitre précédent, vous avez appris que les micro-organismes *pathogènes* déclenchent des maladies. En tant que professionnel, vous devez lutter contre les agents pathogènes. La *décontamination* consiste à éliminer les contaminants, y compris les agents pathogènes, des instruments ou d'autres surfaces. Il existe trois niveaux de décontamination.

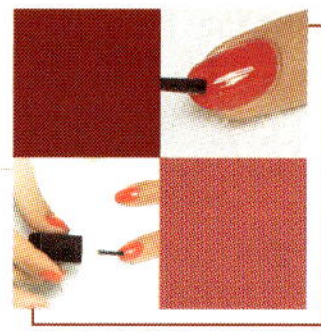

La stérilisation

La stérilisation consiste à détruire tous les organismes vivants sur un objet ou une surface. Il s'agit d'une opération difficile qui se déroule en plusieurs étapes et dont certaines techniques sont trop dangereuses pour qu'on les applique dans le salon. Il est en effet peu pratique et quasiment impossible de stériliser les outils et les surfaces du salon. En fait, la stérilisation n'est exigée que pour les interventions chirurgicales.

Le mot « stériliser » est souvent mal employé. Par exemple, on ne peut pas stériliser la plaque de l'ongle ni la cuticule sans gravement les endommager. Il est inutile de tout stériliser dans le salon. N'essayez pas de détruire tous les micro-organismes qui s'y trouvent, car cela est impossible. Contentez-vous de lutter contre les agents pathogènes afin qu'ils ne provoquent pas d'infections ni de maladies.

L'hygiène

L'*hygiène* représente le premier niveau de décontamination qui entraîne une réduction considérable du nombre d'agents pathogènes sur une surface. Normalement, on considère que de faibles taux d'agents pathogènes ne sont pas dangereux ; c'est pourquoi l'hygiène peut être une forme très efficace de décontamination.

Nettoyer les surfaces avec du détergent et de l'eau et mettre des *antiseptiques* sur la peau ou la plaque de l'ongle en sont des exemples. Les antiseptiques réduisent le nombre d'agents pathogènes dans une plaie, et le système immunitaire détruit ceux qui restent. Par conséquent, ces produits contribuent à prévenir les infections cutanées.

Se laver les mains est aussi une forme d'hygiène (Fig. 3.1). Lavez-les souvent pour enrayer la propagation d'organismes dangereux et vous débarrasser de nombreux types de germes infectieux, ainsi que de tous les agents pathogènes et résidus de saleté, d'huiles, de liquide monomère et d'autres produits.

L'hygiène doit devenir une habitude, car elle joue un rôle prépondérant dans l'entretien d'un salon professionnel. Les principes exposés ci-dessous vous permettront de maintenir facilement la propreté du salon.

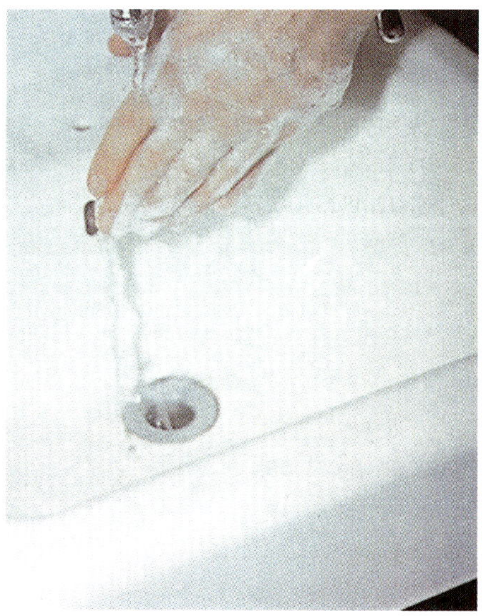

3.1. Se laver les mains est une forme d'hygiène.

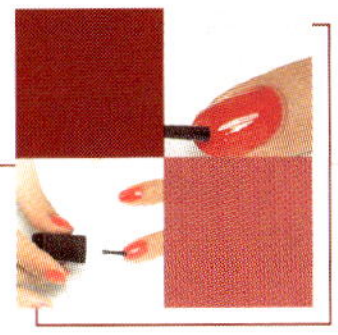

- Balayer le sol à chaque fois que c'est nécessaire.
- Mettre tous les déchets dans une poubelle en métal munie d'un couvercle à fermeture automatique.
- Vider régulièrement les poubelles pendant la journée.
- Chaque jour, laver le sol et passer l'aspirateur sur les tapis.
- Retirer la poussière et les parcelles d'ongles détachées par le frottement de la lime, car elles peuvent véhiculer des germes.
- Nettoyer les fenêtres, les écrans et les rideaux.
- Les salons doivent avoir l'eau courante, chaude et froide.
- Les toilettes doivent être propres et en ordre.
- Les toilettes doivent être pourvues de papier hygiénique, de serviettes en papier et de savon liquide.
- Se laver les mains après être allé aux toilettes et entre deux clients.
- Nettoyer souvent les poignées de porte, surtout dans les toilettes.
- Nettoyer régulièrement les lavabos et les jets d'eau potable.
- Disposer des gobelets individuels ou jetables.
- Le salon doit être désinsectisé et dératisé.
- Ne jamais cuisiner ni habiter dans le salon.
- Ne jamais placer de nourriture dans les réfrigérateurs utilisés pour stocker les produits du salon.
- Il est interdit de manger, de boire de l'alcool et de fumer dans le salon.
- Les employés doivent porter des vêtements propres et fraîchement lavés.
- Pour chaque client, toujours utiliser une serviette jetable ou qui revient de chez le blanchisseur.
- Tous les récipients doivent être clairement étiquetés, bien fermés et rangés à leur place.
- Nettoyer l'extérieur de tous les récipients, bouteilles à pompe et godets en verre.
- Enlever le linge sale de la zone de travail et le déposer dans un endroit approprié avant de le donner à nettoyer.
- Ne pas placer d'instruments ni d'outils dans la bouche ni dans ses poches.
- Bien nettoyer, désinfecter et ranger les instruments après chaque usage.
- Les professionnels doivent éviter de se toucher le visage ou la zone des yeux pendant les services.
- Se laver les mains avant de se toucher le visage ou les yeux, de manger ou d'aller aux toilettes.
- L'accès du salon est interdit aux animaux, sauf aux chiens d'aveugles.

Cette liste n'est pas exhaustive. Contactez le ministère de la Santé pour obtenir toutes les règles d'hygiène à respecter dans les instituts de beauté, afin d'assurer votre protection et celle des clients.

La désinfection

La stérilisation n'est pas pratique dans les salons et l'hygiène ne suffit pas toujours à détruire tous les agents pathogènes. Comment les spécialistes de l'ongle peuvent-ils empêcher la propagation d'organismes dangereux ? Grâce à la *désinfection* ! Celle-ci permet en effet d'éliminer les micro-organismes sur des surfaces non vivantes, comme les instruments.

Ce deuxième niveau de décontamination, bien supérieur au précédent, donne presque les mêmes résultats que la stérilisation, excepté qu'il ne détruit pas les spores bactériennes qui, heureusement, sont inoffensives dans les instituts de beauté. Par conséquent, dans le salon, il s'agit d'une technique aussi efficace que la stérilisation, mais qui n'est ni onéreuse, ni dangereuse, ni compliquée.

Les *désinfectants*, produits utilisés pour détruire les germes pathogènes sur les instruments et autres surfaces non vivantes, sont dangereux pour la peau et les ongles. Ils permettent de tuer les germes grâce à des substances dont la puissance risque d'irriter ou d'abîmer la peau en cas de contact prolongé ou répété. Ces produits, à employer avec précaution, sont destinés aux professionnels.

Ni l'alcool ni l'eau de Javel n'ont été conçus
pour désinfecter *les instruments*

Bien sûr, les fabricants s'efforcent d'en réduire le plus possible la nocivité, mais ils peuvent malgré tout être dangereux s'ils sont mal utilisés. Comme tous les autres outils, utilisez-les correctement. Ne les laissez pas à la portée des enfants et suivez les instructions du fabricant à la lettre. Respectez la réglementation en vigueur concernant les règles de dilution, la sécurité, les principes actifs et l'efficacité d'un produit. Vous pouvez aussi recevoir une fiche de données de sécurité (FDS) (voir chapitre IV).

EMPLOI EFFICACE DES DÉSINFECTANTS

Tous les désinfectants sont différents. La meilleure manière de les connaître consiste à lire les notices des fabricants. Relisez-les régulièrement au cas où de nouvelles informations y seraient ajoutées.

Un désinfectant de bonne qualité doit être :

- *bactéricide* (qui tue les bactéries)
- *virocide* (qui détruit le pouvoir infectieux d'un virus)
- *fongicide* (qui détruit les champignons pathogènes)

Les *désinfectants utilisés dans les hôpitaux* remplissent toutes ces fonctions. Ces produits, autorisés par le code de la Santé publique, ont subi des tests destinés à vérifier qu'ils respectent l'environnement. Leur emploi est idéal dans les instituts de beauté. En fait, ils dépassent les exigences requises en matière de désinfection dans les salons, et à moins d'avoir à nettoyer du sang qui a été renversé, aucun autre désinfectant n'est exigé. Nettoyez toujours les instruments avant de les placer dans le désinfectant pour empêcher qu'ils le contaminent. Les résidus du limage, les huiles et les lotions diminuent l'efficacité des solutions désinfectantes. Les récipients en verre, en métal ou en plastique utilisés pour désinfecter les instruments sont souvent qualifiés, à tort, de stérilisateurs. Il est préférable de les appeler récipients de désinfection (Fig. 3.2). L'objectif ne consiste pas à stériliser les instruments, mais à les désinfecter.

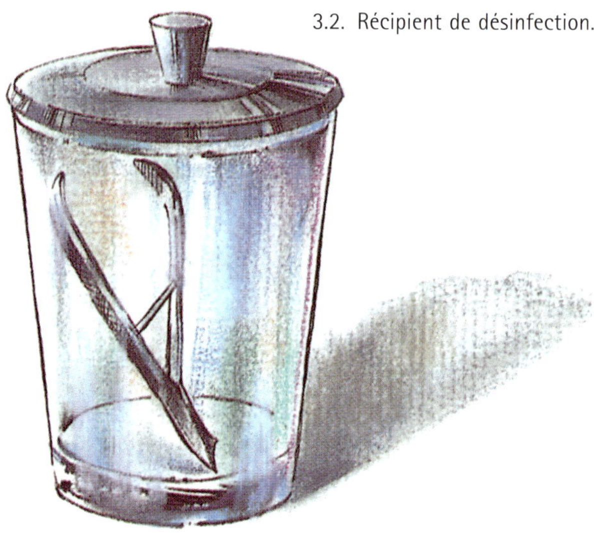

3.2. Récipient de désinfection.

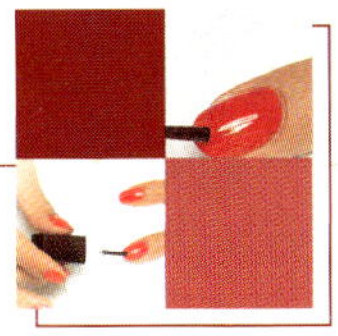

Une solution désinfectante trouble doit être changée immédiatement. Changez-la conformément aux instructions du fabricant, quel que soit son aspect. Si vous pensez qu'utiliser un désinfectant contaminé et trouble est toujours mieux que rien, réfléchissez-y à deux fois ! Des micro-organismes peuvent vivre dans des solutions contaminées. En outre, si des clients voient des instruments dans un bocal de liquide trouble, ils n'auront pas une haute opinion de vous. Veillez aussi à placer les instruments correctement dans la solution désinfectante. Il est conseillé de les immerger entièrement pendant au moins dix minutes.

TYPES DE DÉSINFECTANTS

Les quats ou ammoniums quaternaires

Il existe plusieurs types de *désinfectants* employés dans les salons. Ceux *à base d'ammonium quaternaire (quats)*, le plus souvent utilisés, présentent l'avantage d'être sans danger et d'agir rapidement. Presque tous ces désinfectants sont obtenus en mélangeant de nombreux types différents de quats, ce qui augmente leur efficacité de manière spectaculaire. Ce sont les plus rentables de tous les désinfectants à usage professionnel. En général, les solutions de quats désinfectent les instruments totalement immergés en dix minutes, et entre une et cinq minutes avec une solution 1 : 1 000 de quats. Laisser tremper des instruments en métal trop longtemps risque de les endommager. Cependant, la plupart des formules contiennent des inhibiteurs de corrosion et de rouille. Les quats sont aussi très efficaces pour nettoyer les surfaces planes comme les tables et les comptoirs.

Les phénols

Les phénols utilisés, comme les quats, depuis longtemps pour désinfecter les instruments, sont également sans danger et très efficaces, à condition de suivre la notice explicative. Certaines matières, comme le caoutchouc et des plastiques, ne sont pas compatibles avec ces désinfectants phénoliques qui, à la longue, risquent de les ramollir et de les détruire. Prenez les précautions nécessaires pour éviter le contact des phénols avec la peau. Le liquide concentré peut causer de sérieuses irritations cutanées et brûler les yeux. Faites très attention en pulvérisant ces désinfectants phénoliques. En cas d'inhalation, le produit peut être très irritant pour les parois sensibles situées à l'intérieur du nez, de la gorge et des poumons. Les phénols, très efficaces, sont néanmoins les plus onéreux de tous les désinfectants ordinaires destinés aux professionnels. Aux États-Unis, certains états en limitent la vente en raison de leur pH alcalin élevé (généralement supérieur à 11). Comme pour tous les désinfectants, conformez-vous exactement aux instructions du fabricant.

Portez un masque pour éviter d'**inhaler** *des gouttelettes*

L'alcool et l'eau de Javel

L'alcool et l'eau de Javel sont parfois employés pour désinfecter les instruments. Pour que ces désinfectants soient efficaces, les instruments doivent être complètement immergés pendant dix minutes. Une surface sur laquelle on passe un chiffon imbibé d'alcool ne sera pas du tout désinfectée. L'alcool et l'eau de Javel présentent de nombreux inconvénients. L'alcool est très inflammable et moins efficace que les désinfectants élaborés pour les professionnels. Il s'évapore rapidement, agit lentement, corrode les outils et émousse les lames aiguisées. Diluer de

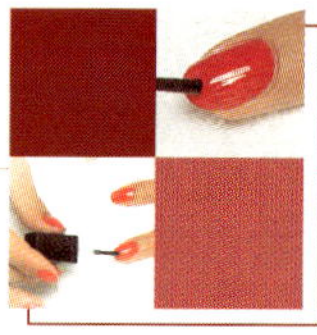

l'alcool inférieur à 70° lui fera perdre son efficacité. L'eau de Javel, désinfectant efficace, a des inconvénients en commun avec l'alcool. Ni l'alcool ni l'eau de Javel n'ont été conçus pour désinfecter les instruments des professionnels. L'eau de Javel décolore certaines matières et n'a pratiquement aucune propriété de nettoyage. Beaucoup utilisée autrefois, elle a été remplacée par des produits issus de technologies plus avancées.

Instruments et autres surfaces

De nombreux objets doivent être désinfectés : les tables, les meubles, les miroirs, les combinés téléphoniques, les poignées de porte, etc. Entre deux clients, désinfectez les instruments comme les coupe-ongles, les pinces à ongles, les repousse-peaux, les ciseaux, les formes réutilisables, les bols à manucurie et les bassines.

Conseil de procédure

Vérifiez que vous disposez d'au moins deux séries complètes d'instruments. Ainsi, lorsque votre planning sera chargé, vous pourrez en désinfecter une tout en continuant à travailler avec l'autre.

Certains modèles de limes et de polissoirs peuvent être désinfectés. Contactez le fabricant qui vous indiquera la marche à suivre. Les polissoirs, les limes, les fraises poreuses pour ponceuses et les bâtonnets en bois qui absorbent l'eau ne peuvent pas être désinfectés. Jetez ces articles ; ne les gardez sous aucun prétexte, même si vous êtes tenté de les mettre dans une enveloppe avec le nom du client dessus. Les pinceaux pour l'application de gel et de résine acrylique ne requièrent pas de désinfection.

Pour décontaminer une surface plane, lavez-la à fond avec un détergent, puis passez un désinfectant approprié dessus en le vaporisant ou avec une éponge. Essuyez le désinfectant, recommencez et laissez cette fois la surface sécher à l'air. N'oubliez pas de mettre des gants pour effectuer ces opérations. De plus, si vous utilisez un vaporisateur, portez un masque pour éviter d'inhaler les gouttelettes du produit.

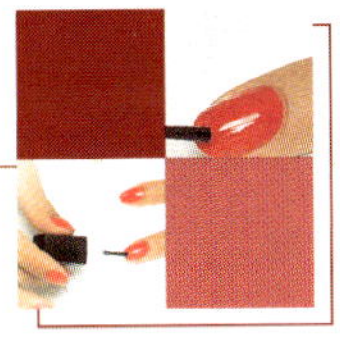

Procédure d'hygiène avant le service

Avant de commencer à travailler avec les clients, il convient d'effectuer les étapes suivantes :

1 **Laver les instruments.** Lavez à fond tous les instruments au savon et à l'eau chaude.

Lavez-vous les mains avec un savon liquide **antibactérien** *et rincez-les*

2 **Rincer les instruments à l'eau claire.** Enlevez toutes les traces de savon en rinçant les instruments à l'eau claire. Essuyez-les bien avec une serviette propre.

3 **Immerger complètement les instruments dans une solution désinfectante.** Faites tremper les instruments le temps requis (généralement dix minutes) dans un récipient que vous aurez rempli d'un liquide désinfectant qui respecte l'environnement et d'une puissance équivalente à ceux utilisés dans les hôpitaux. Une solution trouble est contaminée ; il faut donc la changer. Veillez à éviter le contact de tous les désinfectants avec la peau. Utilisez des pinces ou des gants en caoutchouc.

4 **Se laver les mains avec un savon liquide antibactérien.** Lavez-vous les mains à fond avec un savon liquide antibactérien, rincez-les et essuyez-les avec une serviette propre. À chaque fois que c'est possible, utilisez des savons liquides, plus hygiéniques que les pains, les bactéries pouvant se développer sur un porte-savon.

5 **Rincer les instruments et les essuyer avec une serviette propre.** Prenez des pinces ou mettez des gants en caoutchouc pour enlever les instruments de la solution désinfectante. Rincez-les bien à l'eau et essuyez-les avec une serviette propre pour empêcher qu'ils ne rouillent.

6 **Suivre les règles de stockage en vigueur.** Rangez les instruments de manucurie désinfectés comme il se doit (dans des récipients à fermeture hermétique, ou dans un appareil de désinfection jusqu'à ce que vous en ayez besoin).

7 **Nettoyer la table.** Nettoyez la table avec une solution désinfectante.

8 **Désinfecter la surface.** Pour désinfecter la surface, vaporisez dessus un désinfectant qui respecte l'environnement et qui soit autorisé par le code de la Santé publique. Laissez la surface humide pendant dix minutes, essuyez-la, vaporisez une deuxième fois et laissez sécher à l'air.

9 **Envelopper le coussinet du client dans une serviette propre.** Recouvrez le coussinet de manucurie avec une serviette propre. Prenez une serviette propre pour chaque client.

10 **Placer le matériel jetable.** Disposez sur la table de manucurie tout le matériel jetable dont vous

aurez besoin (lime en carton émeri, bâtonnet en bois d'oranger, coton, etc.). Ne vous en servez que pour un client et jetez-les ensuite.

11 **Utiliser des lingettes de désinfection pour les mains.** Les clients vous feront confiance s'ils voient que vous accordez toujours une très grande importance à l'hygiène. Lorsque le client sera bien installé, nettoyez-vous les mains avec une lingette de désinfection ou un gel qui produira le même effet sans qu'il soit besoin d'utiliser de l'eau. Demandez-lui d'en faire autant. Il existe plusieurs gels à base d'alcool qui donnent une sensation agréable de fraîcheur, n'assèchent pas la peau et désinfectent très bien.

Vous êtes maintenant prêt à commencer votre service.

Appareils de désinfection à ultraviolets

Après avoir bien désinfecté les instruments, placez-les dans un endroit où ils seront à l'abri de la contamination. Les appareils de désinfection à ultraviolets (U.V.) sont des boîtes de rangement très pratiques, mais les modèles destinés aux salons ne désinfectent pas les instruments. Ils sont inopérants dans les parties creuses des instruments et peu efficaces contre les virus. Ne les utilisez jamais pour désinfecter ! Néanmoins, ils se révèlent utiles pour ranger les instruments correctement désinfectés (Fig. 3.3). Vous pouvez aussi les ranger dans un récipient hermétique (Rubber Maid™, Tupperware™, etc.).

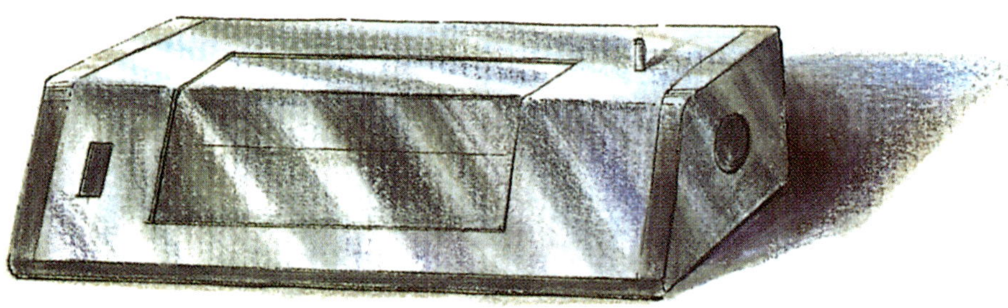

3.3. Appareil de désinfection à ultraviolets.

RÉGLEMENTATION

Pour obtenir une liste des désinfectants agréés, adressez-vous à l'Agence française de sécurité sanitaire des produits de santé (AFSSAPS) ou consultez la réglementation européenne en matière d'hygiène dans les instituts de beauté.

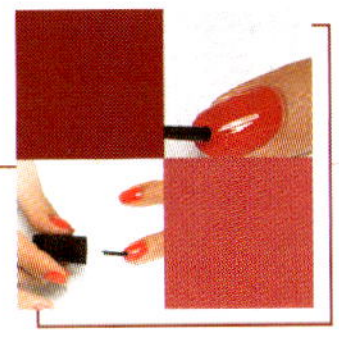

Désinfectants et sécurité

N'oubliez pas de lire et de suivre scrupuleusement les instructions fournies avec les produits destinés aux professionnels. Portez des *gants* et des *lunettes de protection* lorsque vous mélangez et utilisez des produits, surtout les désinfectants. Ne mettez jamais les doigts dans du désinfectant. Portez des gants et évitez tout contact avec la peau pour ne pas abîmer cette barrière contre les micro-organismes. Ne versez jamais d'alcool, d'eau de Javel ni d'autres désinfectants sur vos mains. Commettre régulièrement ce type d'imprudence vous exposerait à des maladies cutanées et à une augmentation des risques d'infection. Lavez-vous les mains avec un savon liquide antiseptique puis essuyez-les bien.

Il est de votre devoir de protéger la **santé** *de vos clients*

Quand vous mélangez des désinfectants, respectez les règles de dilution afin d'optimiser leur pouvoir d'action. Ne placez jamais de produits, chimiques ou autres, dans une bouteille non étiquetée, cause d'accidents aux conséquences parfois catastrophiques. Utilisez toujours des pinces pour retirer les instruments des solutions désinfectantes. Rangez tous les produits à usage professionnel dans un endroit frais et sec, à l'abri de la lumière et loin de toute nourriture. Vérifiez qu'ils sont bien fermés et hors de portée des enfants.

Hygiène universelle

Pour faire du salon un lieu propre et sûr, il faut avoir une bonne hygiène corporelle et utiliser des gants, des lunettes de protection, des désinfectants, des détergents et des antiseptiques. Respecter toutes les règles d'hygiène fait partie des nombreuses responsabilités qui vous incombent en tant que professionnel de l'ongle. Il est de votre devoir de protéger la santé de vos clients, car ils s'en remettent à votre formation et à votre compétence. Aujourd'hui, les clients sont plus que jamais soucieux de la sécurité et de la santé.

Vous êtes aussi responsable de votre protection. Ne prenez pas de demi-mesure lorsqu'il s'agit d'hygiène et de désinfection. Ces principes importants sont également destinés à vous protéger !

Enfin, vous avez une responsabilité envers votre profession. Il suffit qu'une seule personne fasse preuve d'incompétence pour ternir l'image de tous. Les clients s'attendent à vous voir agir en professionnel, et c'est ainsi que vous gagnerez leur confiance et leur respect !

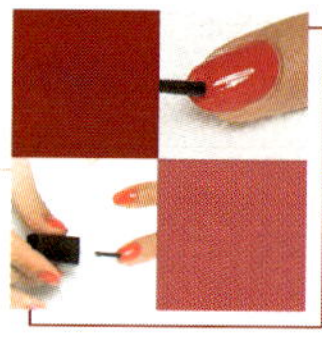

Promouvoir la santé des ongles

Les clients viennent vous voir non seulement pour rehausser la beauté de leurs mains, mais aussi pour traiter des problèmes (renforcer des capsules ramollies, revitaliser des ongles cassants ou fissurés, etc.). C'est la raison pour laquelle il faut connaître, outre l'anatomie et la croissance de l'ongle, l'influence de certains facteurs (grossesse, régime, prise de médicaments, etc.) sur la santé des ongles. Les revues médicales constituent une bonne source d'informations sur les états qui affectent les ongles, tout comme les publications des dermatologues et des nutritionnistes. Bien vous documenter sur la santé des ongles vous permettra de personnaliser les soins en fonction des problèmes constatés et de recommander des régimes alimentaires sur mesure. Les clients apprécieront votre professionnalisme et vous ferez du plus beau travail sur des ongles forts et en bonne santé.

Questions de révision

1 Quelle est la différence entre la désinfection et l'hygiène ?

2 La désinfection est presque identique à __________ excepté qu'elle ne permet pas de tuer les spores bactériennes.

3 Qu'est-ce qu'un antiseptique ?

4 Quel est le meilleur type de désinfectant à utiliser dans un salon ?

5 Quels sont les deux types de désinfectants le plus souvent employés ?

6 Une fois les instruments correctement __________ il faut les ranger dans un endroit où ils ne seront pas __________.

7 Que faut-il utiliser pour retirer les instruments des récipients de désinfection ?

8 Définissez l'hygiène universelle avec vos propres mots.

CHAPITRE IV

La sécurité

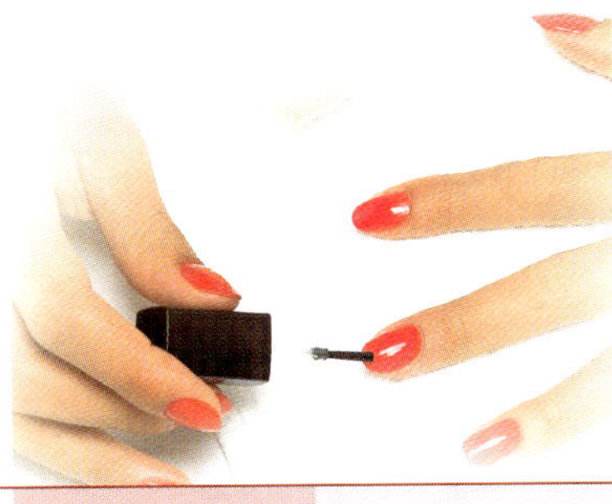

Objectifs d'apprentissage

Après avoir étudié ce chapitre, vous devriez pouvoir :

1 Comprendre et identifier les signes précurseurs de la surexposition aux produits chimiques

2 Énumérer les trois « voies d'entrée » chimiques.

3 Savoir comment obtenir une bonne ventilation dans le salon.

4 Éviter les risques de surexposition aux vapeurs et aux poussières.

5 Reconnaître et éviter le syndrome CTD.

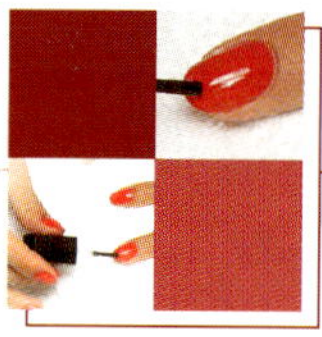

Introduction

Aujourd'hui, tout le monde peut avoir de superbes ongles longs, grâce aux progrès de la chimie et aux talents artistiques des professionnels. Ces derniers savent rallonger les ongles courts, les renforcer et transformer en œuvre d'art ceux de n'importe qui. La plupart sont experts dans l'application de capsules, de pansements, de résines acryliques et de gels. Toutes ces techniques requièrent l'emploi de produits chimiques issus des technologies de pointe et aux propriétés susceptibles de vous exposer, vous et vos clients, à des dangers. Connaître ces produits vous permettra de travailler en toute sécurité.

Dans d'autres chapitres, nous détaillerons les procédures à employer pour les techniques avancées. Il faut d'abord apprendre les risques inhérents à l'usage des produits destinés aux professionnels, afin de pouvoir les utiliser sans danger. Ce chapitre présente quelques règles de base pour y parvenir.

Produits chimiques d'usage courant dans les salons

Lorsque vous procéderez à un travail complexe, votre table de manucurie contiendra de nombreux produits chimiques, dont :

- Vernis à ongles et dissolvant
- Liquide et poudre acryliques
- Primer pour les ongles acryliques
- Déshydrateurs temporaires
- Kit gel ultraviolet
- Gels sans U.V. et activateurs
- Huiles et crèmes pour les cuticules
- Colles pour les pansements en tissu, etc.

Tous ces produits ne sont pas dangereux à condition de les utiliser correctement. Il ne faut pas avoir peur de manipuler un produit chimique. Par contre, la surexposition, lorsqu'elle a lieu pendant de longues périodes, constitue un danger dont résultent la plupart des problèmes. Comment peut-on savoir si l'on a été surexposé ? En général, le corps en donne des *signes avant-coureurs*, parmi lesquels :

Il ne faut pas avoir peur de **manipuler** *un produit chimique*

- Éruptions et autres irritations cutanées
- Vertiges
- Insomnies
- Rhinorrhée (nez qui coule)
- Maux de gorge, gorge sèche
- Larmoiement
- Fourmis dans les orteils
- Fatigue
- Irritabilité

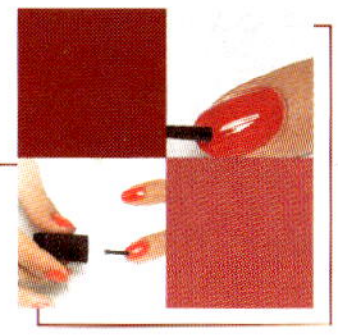

- Apathie
- Troubles respiratoires

Si vous souffrez d'un de ces problèmes, ne vous inquiétez pas outre mesure. Ils sont tous faciles à identifier et disparaissent rapidement. Travailler correctement et avec prudence vous permettra

Connaître la composition des produits chimiques

Les fabricants s'efforcent de mettre au point des produits qui présentent un minimum de danger, mais un acte de négligence peut suffire à ruiner tous leurs efforts. C'est à vous d'apprendre la composition des produits chimiques et leur manipulation en toute sécurité.
Les normes, législation et règlements en vigueur en France sont traduits dans l'étiquetage européen FDS. Chaque FDS doit contenir des informations fondamentales, indispensables à tous les utilisateurs des produits :

1 **Identification des ingrédients qui représentent des dangers physiques ou chimiques.** Cette rubrique renseigne sur la composition des produits en indiquant les substances qui peuvent être dangereuses.

2 **Dangers physiques.** Il s'agit d'informations sur les réactions du produit en présence d'autres substances chimiques, la rapidité à laquelle il s'évapore dans l'air, les risques d'explosion et d'incendie.

3 **Dangers pour la santé.** Signes et symptômes de la surexposition, et maladies que le produit peut entraîner ou aggraver. Informations sur les conséquences de la surexposition pour la peau, les yeux et le système respiratoire, ainsi que sur les problèmes causés en cas d'absorption accidentelle du produit. Liste d'éventuels effets directs et indirects de la surexposition sur la santé.

4 **Principales voies d'entrée dans le corps.** Explications sur les voies par lesquelles les ingrédients des produits peuvent pénétrer dans le corps. En général, les substances chimiques passent par la peau, la bouche ou les poumons.

5 **Limite d'exposition admissible.** Normes conseillées pour prévenir la surexposition par inhalation.

6 **Effets cancérigènes.** Informations données si un ingrédient, dont la proportion dépasse un pour mille, est soupçonné de provoquer le cancer.

Des informations sont données sur la meilleure façon de **stocker** *les produits*

7 **Précautions d'emploi.** Conseils pour manipuler le produit correctement afin d'éviter la surexposition, et pour nettoyer le liquide si vous l'avez renversé.

8 **Moyens techniques de contrôle.** Comment se protéger, soi-même et ses clients, des

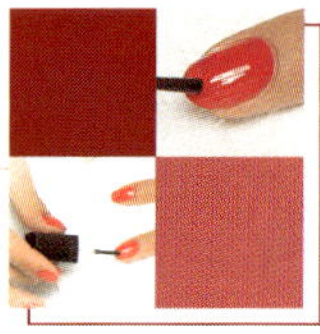

risques pour la santé. Conseils sur le système de ventilation, le type de gants et de lunettes de protection à utiliser, etc.

9 **Premiers soins.** Mesures à prendre en cas d'accident et d'urgence liés à l'emploi de produits. Cette section est l'une des plus importantes parce qu'elle fournit des informations pour traiter des problèmes, et des numéros de téléphone (centres antipoison et services d'urgence).

10 **Stockage et élimination.** Indications pour se débarrasser de produits périmés ou inutilisés sans compromettre votre santé ni celle d'autrui, et en respectant l'environnement. Des informations sont parfois données sur la meilleure façon de stocker les produits.

COMMENT SE PROCURER LES FICHES DE DONNÉES DE SÉCURITÉ

Les distributeurs de produits de beauté doivent fournir une FDS pour chaque produit que vous leur achetez. Légalement, vous êtes tenu de vous procurer ces documents et de les garder à disposition comme source de référence. Si vous ne trouvez pas tous les renseignements dont vous avez besoin sur l'étiquette ou avec le produit, adressez une demande dans les règles au fournisseur.

Il est facile d'éviter la surexposition !

N'oubliez pas qu'il suffit d'apprendre à éviter la surexposition pour travailler sans risque.
Heureusement, les produits ne peuvent entrer dans le corps que de trois façons :

- **Inhalation** (absorption par les voies respiratoires).
- **Contact** avec la peau (pénétration à travers les pores de la peau).
- **Ingestion** (voie orale).

Si vous maîtrisez ces voies d'entrée, vous diminuerez grandement tout risque de surexposition.

CONTRÔLE DE LA VENTILATION

Travaillez toujours dans une zone bien ventilée ! Cette règle de sécurité, une des plus importantes dans les métiers de l'ongle, consiste à évacuer les vapeurs et les poussières du salon. Pour y parvenir, la ventilation naturelle (ouvrir les portes et les fenêtres) ne suffit pas, tout comme la plupart des systèmes de ventilation générale (ventilateurs, conduits d'aération au plafond, épurateurs, etc.), qui brassent l'air sans le renouveler. Les tables de manucurie avec grille d'aspiration sont très peu efficaces. Leurs filtres fins en charbon ont une capacité limitée d'absorption des vapeurs, et il faut les remplacer après une vingtaine d'heures d'utilisation, car on ne peut en retirer les vapeurs en les lavant ni en les secouant. Les appareils destinés à « nettoyer l'air » sont inefficaces et peu pratiques dans les salons. Pour supprimer les vapeurs et les poussières, la seule méthode fiable consiste à extraire les contaminants au point d'émission.

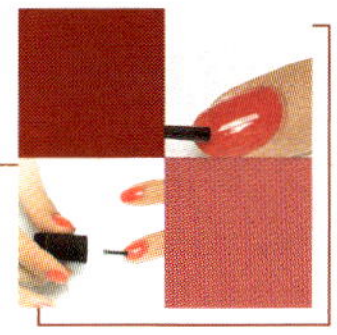

La zone dans laquelle vous respirez forme une sphère invisible d'environ la taille d'un ballon de plage devant votre bouche. Votre santé et votre sécurité dépendent de ce qui se passe dans cet espace réduit. C'est la raison pour laquelle le lieu dans lequel vous travaillez doit être bien ventilé.

Conseil de procédure

Un bon système de ventilation protège votre zone de respiration, condition requise pour l'emploi de produits réservés aux professionnels. Avant d'accepter de travailler dans un salon, assurez-vous qu'il dispose d'un système de ventilation correct.

Trop inhaler de vapeurs constitue un problème pour les employés des salons. Ces vapeurs sont produites par l'évaporation de liquides. Tous les produits liquides pour les ongles (y compris les liquides acryliques inodores, les colles pour pansements et les gels U.V.) s'évaporent et s'ajoutent aux vapeurs déjà présentes dans l'air. On ne ventile pas l'air pour des raisons d'odeurs, mais pour en réduire les vapeurs et les poussières.

Si votre salon ne comporte pas d'ouverture vers l'extérieur

filtrez *les vapeurs*

Que faut-il faire pour diminuer l'exposition aux vapeurs ? Heureusement, les méthodes les plus efficaces sont souvent les plus simples et les moins onéreuses.

- Bien refermer tous les flacons immédiatement après usage.
- Couvrir le godet en verre ou utiliser une bouteille à pompe pour limiter les vapeurs dans l'air.
- Éviter les bombes aérosol qui créent des gouttelettes plus fines, difficiles à maîtriser.
- Vider souvent la poubelle, une des sources de vapeurs les plus importantes.

LA VENTILATION LOCALE

Pour supprimer totalement les vapeurs et les poussières, la seule solution consiste à installer un système destiné à les extraire au point d'émission. Il s'agit d'appareils qui « collectent » les vapeurs et les poussières à la source et les évacuent de la zone de respiration par un conduit, un tuyau ou un tube d'échappement. Un tube mobile peut être placé là où c'est nécessaire, par exemple, audessus de récipients ouverts ou près de la main que vous limez. Les contaminants sont aspirés de la zone de respiration par un ventilateur spécial qui les évacue du local par le tube.

Bien qu'il soit préférable de ventiler vers l'extérieur du bâtiment, cela n'est pas toujours possible. Si votre salon ne comporte pas d'ouverture vers l'extérieur, filtrez les vapeurs et les poussières à travers un filtre HEPA et une boîte d'une capacité d'au moins 20 litres remplie de charbon actif. Si vous ventilez vers le toit, veillez à placer le tuyau à plus de 4,5 m de toute arrivée d'air, en particulier celles des voisins, ou le plus haut possible, de façon à empêcher les odeurs de parvenir dans des habitations ou des commerces proches.

Ces systèmes peuvent être installés pour un coût relativement modeste. Regardez dans l'annuaire aux rubriques chauffage ou climatisation pour trouver un spécialiste de la ventilation. Vous serez surpris par les prix abordables de ces systèmes.

PRÉVENIR LA SUREXPOSITION AUX POUSSIÈRES

Il peut être dangereux d'inhaler des quantités excessives de poussières d'ongles ou d'autres types pendant une période prolongée. Le corps humain se débarrasse d'un grand nombre des poussières inhalées, mais des problèmes surviennent lorsqu'on en respire plus que les poumons ne peuvent en supporter. Porter un masque antipoussière permet d'éviter ces risques (Fig. 4.1) et rien ne sera plus efficace pour protéger vos poumons. Les grosses particules, visibles, sont moins dangereuses puisqu'elles retombent sur la table et sont faciles à enlever. Les petites particules, quant à elles, se logent plus profondément dans les poumons, ce qui augmente les risques. Les masques antipoussière filtrent l'air que vous respirez. Ne les utilisez jamais pour vous protéger des vapeurs, car ils les laissent passer, quelles qu'elles soient.

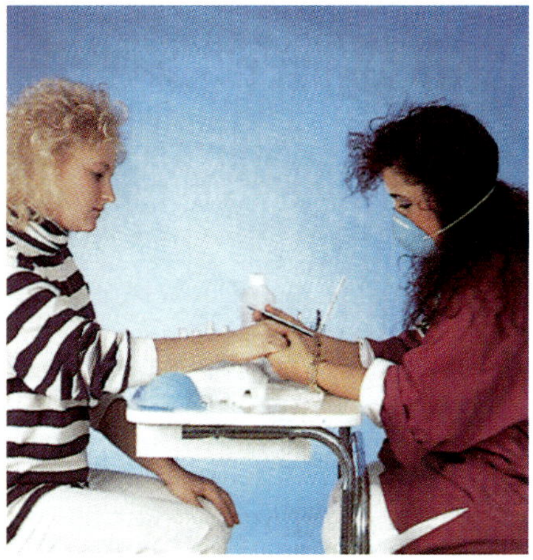

4.1. Porter un masque antipoussière pour limer des ongles et en proposer un au client.

Conseil de procédure

Quand vous limez des ongles, portez toujours un masque antipoussière, surtout si vous utilisez une ponceuse, car les particules sont bien plus petites et dangereuses qu'avec les limes métalliques ou en carton. De plus, jetez les masques antipoussière tous les deux ou trois jours. Ils sont jetables et deviennent inefficaces après un usage trop long.

Un préjugé dangereux

Nombreux sont ceux qui croient qu'il est possible de déterminer la toxicité d'un produit chimique à son odeur ! Or, l'odeur d'une substance chimique ne permet pas d'établir son innocuité, et certaines substances très dangereuses sentent même bon. Les produits ou les systèmes de ventilation qui « dissimulent » ou « détruisent » les odeurs ne protègent pas la santé. Ces substances peuvent en fait signaler aux employés le danger de surexposition. Elles sont produites quand des vapeurs entrent en contact avec les récepteurs olfactifs, et une fois que les vapeurs ont quitté le nez pour entrer dans les poumons, leur odeur n'est plus perceptible. Ne vous fiez pas aux odeurs pour savoir si un produit est dangereux ou non à respirer. Il en va de même pour les odeurs agréables qui présentent aussi des risques pour la santé en cas de surexposition.

Se protéger les yeux

Les accidents aux yeux constituent un sérieux danger dans les salons. Se mettre du solvant dans l'œil peut provoquer une grande douleur et de graves dommages. C'est pire avec les primers, les liquides monomères, les colles ou les solutions désinfectantes phénoliques.

Il peut en résulter des troubles permanents de la vision et même une cécité ! Protégez-vous les yeux pour que cela ne vous arrive pas.

À chaque fois qu'il y a le moindre risque d'introduire un produit liquide dans les yeux, portez des lunettes de protection (Fig. 4.2). Aux urgences hospitalières, les blessures aux yeux, dont sont victimes de nombreux étudiants et professionnels de l'ongle, représentent environ 45 % des accidents dus à l'emploi de produits de beauté.

Conseil de procédure

Portez toujours des lunettes de protection agréées pour éviter le contact avec les yeux des produits que vous manipulez.

Il est risqué de porter des lentilles de contact dans le salon. Les vapeurs s'accumulent sur les lentilles souples et en rendent le port impossible. Même avec des lunettes de protection, les vapeurs sont absorbées par les lentilles qui, une fois contaminées, peuvent brûler la surface de l'œil et provoquer des lésions irrémédiables. En cas de projection accidentelle, le liquide s'introduira sous la lentille et il sera plus difficile de nettoyer l'œil correctement.

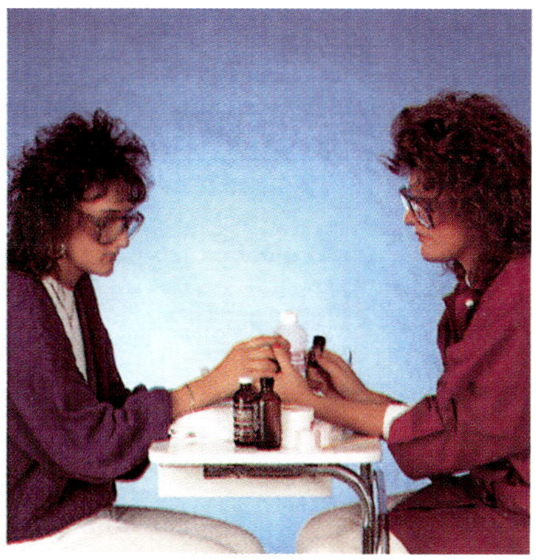

4.2. Porter des lunettes de protection et en offrir une paire au client.

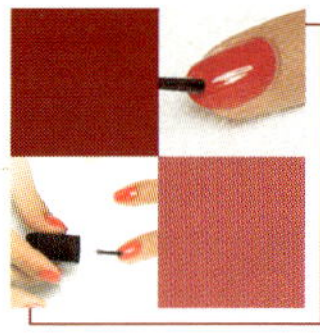

Autres conseils pour travailler sans risque

1 **Ne pas fumer dans le salon.** Comme les spécialistes de l'ongle travaillent avec de nombreux solvants et produits inflammables, il convient de prendre des précautions pour éviter le déclenchement d'incendies dans le salon. Une façon d'y parvenir consiste à y interdire la cigarette. Fumer près de solvants inflammables est très dangereux. S'il est permis de fumer, le salon doit disposer d'une zone réservée à cet effet (Fig. 4.3).

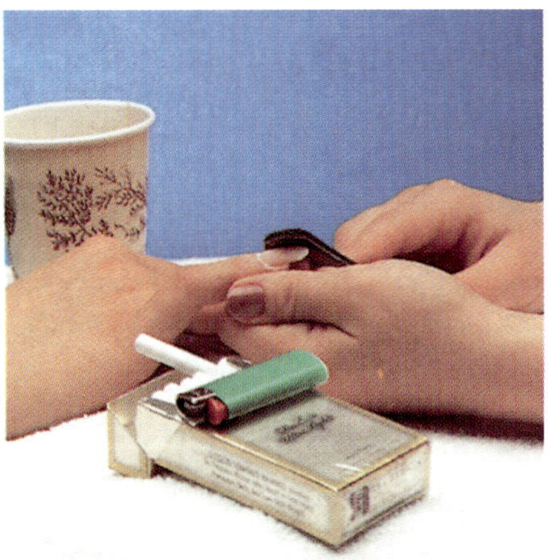

4.3. Ne pas fumer dans le salon ; de nombreux produits pour les ongles sont inflammables.

2 **Toujours éviter le contact avec la peau.** Ne jamais mettre la peau en contact avec des liquides acryliques, des colles, des gels U.V., etc. Il s'agit d'une des causes principales de dommages liés aux soins, telles des lésions cutanées et des réactions allergiques. Le chapitre V détaille les effets secondaires sur la peau. La meilleure règle à observer est la suivante : « Si le produit n'est pas destiné à être appliqué sur la peau, protégez-la ! ».

3 **Ne jamais manger ni boire dans la zone de travail.** Une tasse de café est très exposée à l'accumulation des vapeurs et des poussières d'ongles. Les liquides chauds, comme le café et le thé, peuvent absorber les vapeurs de l'air, et les poussières se déposent dans n'importe quel récipient ouvert. Le café que vous, ou votre client, êtes en train de boire risque d'être rempli de contaminants.

4 **Déposer et manger son déjeuner dans un espace à part.** Si vous placez votre déjeuner dans le réfrigérateur qui contient les produits du salon, il absorbera probablement une dose de vapeurs chimiques avant que vous le mangiez. Déjeunez à l'extérieur ou dans une salle séparée du reste du salon par des murs et une porte. Il est interdit de manger dans une zone où les produits du salon sont stockés ou utilisés.

5 **Toujours se laver les mains avant de manger.** Quand on vous offre un carré de chocolat ou quand vous disparaissez dans la cuisine pour manger un biscuit, commencez-vous par vous laver les mains ? Si vous oubliez de le faire avant de manger un en-cas ou de déjeuner, vous finirez par ingérer les substances chimiques présentes sur vos mains (Fig. 4.4).

6 **Étiqueter tous les récipients.** Dans le salon, chaque récipient, vaporisateur, bouteille à pompe ou tube doit être correctement étiqueté. Cette règle concerne aussi tous les pro-

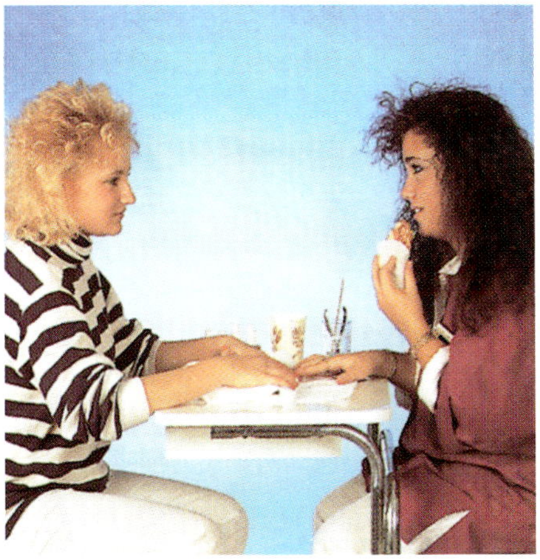

4.4. Ne jamais boire ni manger dans la zone du salon, pour ne pas risquer d'ingérer des produits chimiques pour les ongles.

duits d'entretien et les stocks. Assurez-vous que l'étiquette résiste à l'eau. Si le récipient n'est pas étiqueté, ne l'utilisez pas (Fig. 4.5).

7 **Stocker les produits dans un endroit frais.** Ne stockez jamais les produits dans le coffre d'une voiture, à côté d'une fenêtre ou près d'une source de chaleur (radiateur, chauffe-eau ou chaudière). Trop de chaleur les détruira, et certains sont plus inflammables que l'essence.

8 **Vider régulièrement la poubelle.** Utilisez une poubelle en métal avec un couvercle à fermeture automatique. Sans couvercle, la poubelle laisse échapper des vapeurs qui se diffusent dans l'air du salon. Videz-la plusieurs fois par jour dans un endroit approprié. Une poubelle en métal diminue aussi le risque d'incendie.

9 **Bien refermer tous les récipients.** Bien qu'il semble parfois plus facile de laisser des produits ouverts, nous vous déconseillons de le faire, car vous risquez de les renverser, d'augmenter la quantité de vapeurs qui s'en échappent, et d'en diminuer la durée de vie. Lorsqu'ils ne sont pas rebouchés, les vernis épaississent, les solvants s'évaporent et les colles durcissent. (Les billes en verre sont d'une taille idéale pour recouvrir les godets de façonnage utilisés pour la poudre et le liquide acryliques).

10 **Savoir faire face aux accidents.** N'attendez pas qu'un accident survienne pour savoir comment réagir. Placez près du téléphone le numéro du centre antipoison et d'autres services d'urgence (Fig. 4.6). Lors des réunions du personnel, discutez de ce que vous feriez en cas d'accident.

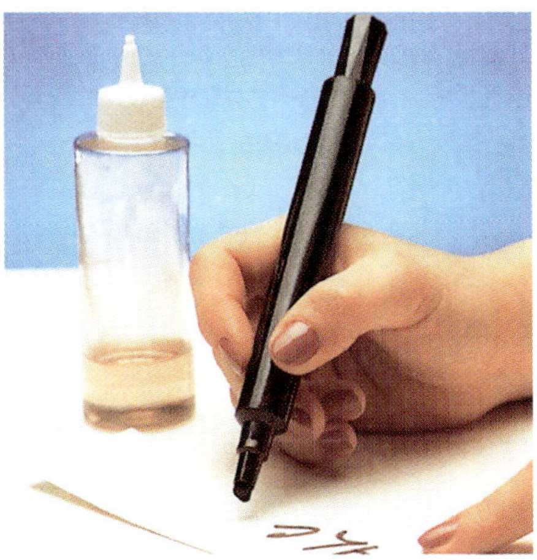

4.5. Étiqueter tous les récipients. Ne jamais utiliser de récipient non étiqueté.

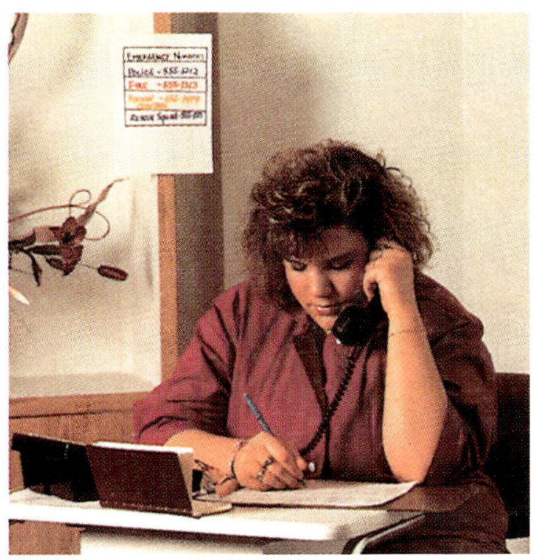

4.6. Afficher les numéros de téléphone importants près du téléphone.

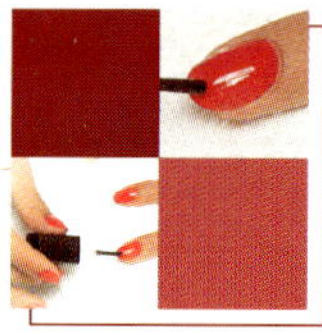

Le syndrome CTD

Le *syndrome CTD* (troubles consécutifs aux traumas cumulatifs) qualifie les problèmes de santé liés aux mouvements répétitifs. Ces troubles, qui apparaissent en premier dans tous les métiers, provoquent des maladies douloureuses et invalidantes qui, en l'absence de traitement, deviennent parfois incurables. Le syndrome CTD le plus fréquent, celui du *canal carpien*, affecte les mains et les poignets de nombreux spécialistes de l'ongle. Le canal carpien, situé dans un os du poignet, forme un tunnel dans lequel passe un nerf qui relie les doigts au bras. Les mouvements répétitifs peuvent créer une pression dangereuse sur ce nerf.

En général, la maladie résulte de mouvements répétitifs comme le limage des ongles. Le fait d'être fréquemment exposé à la vibration des ponceuses peut aussi entraîner ou aggraver ce type d'affection. Une douleur et un engourdissement s'emparent souvent du bras et des doigts. Dans la plupart des cas, si l'on n'en tient pas compte, la situation empire, ce qui risque d'abîmer le nerf définitivement. Le fait d'être assis ou de travailler dans la même position, de saisir un objet, de s'étirer ou de se tourner avec maladresse, constituent d'autres facteurs à l'origine du syndrome CTD et de blessures du nerf du canal carpien ou de nerfs similaires du cou et du dos.

Les symptômes du syndrome CTD sont les suivants :

- Algie
- Engourdissement
- Douleur suraiguë
- Raideur
- Picotements
- Faiblesse
- Gonflement

Si vous ressentez un de ces symptômes, faites très attention à la façon dont vous travaillez. En général, on parvient à déterminer le type de mouvement répétitif qui entraîne la douleur, mais il est préférable de consulter un médecin avant qu'il ne soit trop tard pour corriger le problème.

PRÉCAUTIONS À PRENDRE

De nombreuses règles de conduite permettent aux spécialistes de l'ongle d'éviter le syndrome CTD.

- Toujours être assis dans une position naturelle et ne pas faire d'efforts superflus.
- Ne pas se pencher sur les ongles des clients. Changer souvent de position.
- S'étirer régulièrement, même si cela ne dure que quelques secondes.
- Éviter d'utiliser des outils qui vibrent trop.
- Garder les poignets tendus et éviter de les fléchir en limant les ongles ou en utilisant un pinceau.
- Arrêter de travailler pour secouer les mains ou s'étirer.

Surtout, prenez votre temps. Expédier des soins sera mauvais pour votre santé et les ongles du client. Privilégiez la qualité à la rapidité !

Ne sacrifiez pas votre santé ni les ongles de vos clients pour des raisons de rentabilité. Il vaut mieux augmenter vos prix et faire du bon travail avec moins de clients.

La glace, l'ibuprofen (anti-inflammatoire) ou l'aspirine soulagent la douleur, mais si vous pensez être atteint par le syndrome CTD, consultez un médecin ! Ce dernier vous conseillera des mesures de prévention auxquelles vous n'auriez peut-être pas songé.

Conseil de procédure

Un exercice simple et efficace consiste à appuyer la main sur une surface plane en étirant les doigts et le poignet pendant cinq secondes.

Questions de révision

1. Donnez cinq signes avant-coureurs de la surexposition chimique ?
2. Citez quatre choses simples et peu coûteuses à faire pour réduire les vapeurs dans le salon.
3. Définissez la zone de respiration.
4. Décrivez le fonctionnement d'un système de ventilation locale. Pourquoi est-il préférable d'utiliser ce type de système ?
5. Quelle est la meilleure façon, et la moins onéreuse, de prévenir l'inhalation excessive de poussières ?
6. Pourquoi faut-il stocker les produits à l'abri des sources de chaleur ?
7. Pourquoi faut-il interdire de fumer dans le salon ?
8. Qu'est-ce que le syndrome CTD ? Expliquez-en les causes.
9. Donnez sept symptômes du syndrome CTD.

PARTIE 2

L'APPROCHE SCIENTIFIQUE

CHAPITRE V

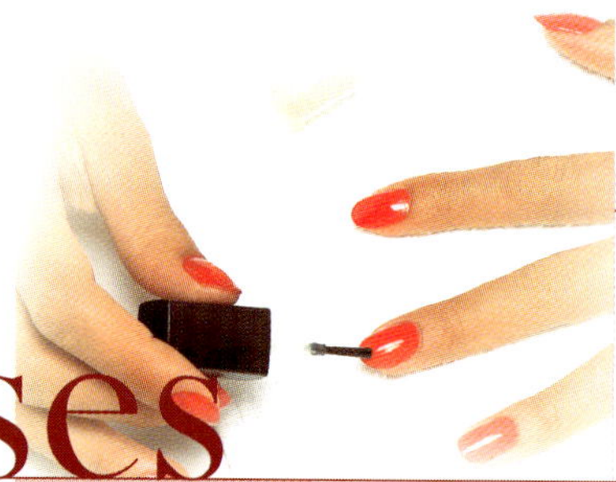

Bases de chimie

Objectifs d'apprentissage

Après avoir étudié ce chapitre, vous devriez pouvoir :

1. Comprendre la chimie de base des produits du salon.
2. Expliquer l'adhésion et le fonctionnement des adhésifs.
3. Identifier les deux catégories principales de produits pour recouvrir l'ongle.
4. Décrire la chimie de base de tous les produits de façonnage de l'ongle.
5. Déterminer la cause des affections de la peau et les prévenir.

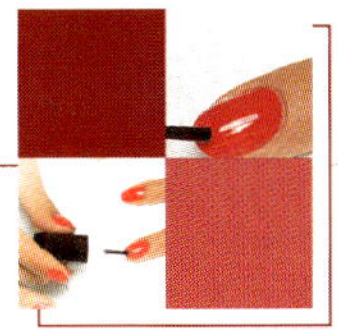

Introduction

Les professionnels de l'ongle doivent acquérir des notions de chimie, car presque tous les produits qu'ils utilisent sont issus de l'industrie chimique. Votre succès dépend d'une connaissance de ce domaine, même si vous souhaitez juste « faire les ongles ».

Comprendre les produits chimiques

Il est inexact de penser que toutes les substances chimiques sont dangereuses ou toxiques : la plupart ne présentent aucun danger. Autour de nous, excepté la lumière et l'électricité, tout ce qui est visible et palpable est constitué d'éléments chimiques : les murs, ce livre, la nourriture, les vitamines et même l'oxygène.

La plaque de l'ongle, 100 % chimique, est surtout formée de protéines constituées de composés chimiques appelés acides aminés, eux-mêmes composés d'*éléments chimiques* (carbone, azote, oxygène, hydrogène et soufre). La kératine, substance qui donne à l'ongle sa dureté, dérive du soufre. La plaque de l'ongle contient aussi des traces de fer, d'aluminium, de cuivre, d'argent, d'or et d'autres éléments chimiques.

MOLÉCULES ET ÉLÉMENTS

Une *molécule* correspond à la forme la plus simple d'organisation chimique. On peut diviser une molécule d'eau en hydrogène et en oxygène, mais il ne s'agirait plus d'eau. Les 111 *éléments* connus regroupent les molécules indécomposables, dont font partie l'oxygène et l'hydrogène.

LES FORMES DE LA MATIÈRE

La matière peut se présenter sous une forme solide, liquide ou gazeuse. L'eau se congèle par l'action du froid et s'évapore par la chaleur, ce qui entraîne une *modification de sa structure physique*. Elle change alors de forme ou d'aspect, mais ses propriétés chimiques demeurent inchangées.

LES CATALYSEURS

Un *catalyseur* est une substance qui accélère une réaction chimique. De nombreuses réactions chimiques se produisent très lentement. Par exemple, le graphite (mine de plomb) se transforme en diamant, mais après des milliers et des milliers d'années. Bien sûr, un catalyseur qui permettrait d'activer ce processus représenterait une invention importante, si un jour on le découvrait. Chaque jour, des milliards de réactions chimiques ont lieu dans notre corps, pour la plupart très rapidement grâce à des catalyseurs. Les professionnels emploient des catalyseurs pour façonner des ongles américains avec des pansements, des gels ou des résines acryliques. En général, ils sont présents dans le liquide acrylique ou le gel. En ce

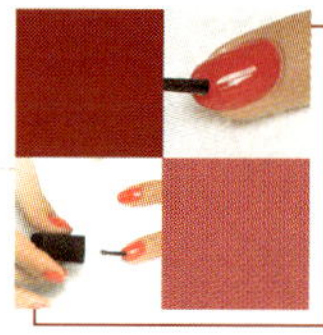

qui concerne les pansements, on vaporise le catalyseur sur la surface.

SOLVANTS ET SOLUTÉS

Un *solvant* est un liquide qui dissout un corps, lequel forme un *soluté*, substance généralement solide. On qualifie l'eau de « solvant universel » parce qu'elle dissout davantage de substances que n'importe quel autre solvant. L'acétone est souvent utilisée pour retirer le vernis à ongles et dissoudre les ongles américains. Réservé à cet usage, ce solvant ne présente aucun danger.

Ne chauffez jamais une substance* inflammable *sur un réchaud

L'acétone agit rapidement parce que c'est un *solvant efficace*. Un *solvant faible*, comme l'eau, dissout le vernis très lentement. D'un autre côté, à la longue, le fait de se laver les mains fait partir le vernis. Un solvant ne dissout qu'une certaine quantité de substance avant de devenir *saturé* de soluté, comme une éponge gorgée d'eau.

En d'autres termes, il perd tout son pouvoir de dissolution et donc son efficacité. En utiliser un est une perte de temps puisqu'un solvant non saturé agira beaucoup plus vite.

Chauffer doucement le solvant améliore aussi sa vitesse d'action, de 30 %, à 40 °C (température des jacuzzis), surtout pour retirer les ongles américains. Chauffez-le en le passant sous l'eau chaude, mais avec beaucoup de précautions, car les solvants sont souvent très inflammables ! Ne chauffez jamais une substance inflammable sur un réchaud ou au four micro-ondes. Desserrez la capsule afin que la pression ne s'accumule pas dans le flacon, et couvrez le godet et la main avec un chiffon humide pendant le trempage pour réduire l'évaporation. Contactez les fabricants pour obtenir plus d'informations sur la façon de manier ces produits en toute sécurité.

Adhésion et adhésifs

L'*adhésion* est une force qui s'oppose à la séparation de deux corps mis en contact. Les molécules d'une surface sont attirées par celles de l'autre. La colle adhère au papier parce que ses molécules sont attirées par celles du papier. Les huiles, les cires et la terre contaminent les surfaces et empêchent l'adhésion ; c'est pourquoi une surface doit être propre et sèche pour faciliter l'adhésion.

LES ADHÉSIFS

Un *adhésif* est une substance chimique qui permet de coller deux surfaces, y compris les surfaces incompatibles. Le Scotch® est un ruban en plastique recouvert d'adhésif. Sans l'adhésif, le plastique ne collerait pas au papier. La couche d'adhésif joue le rôle d'un « intermédiaire » en maintenant le ruban sur le papier. On peut comparer les adhésifs à une ancre : une extrémité de l'ancre immobilise le navire auquel elle est reliée, tandis que l'autre se fixe sur le fond.

Il existe de nombreux types d'adhésifs, compatibles avec différentes surfaces. Les *colles* sont obtenues par dessiccation de la gélatine animale (peaux, sabots et os d'animaux soumis à l'action prolongée de l'eau bouillante), comme de nom-

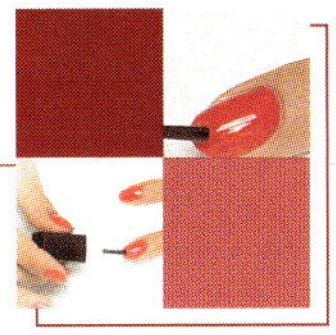

breuses colles blanches à papier. Les colles végétales, moins fortes, n'adhèrent pas bien à la plaque de l'ongle. Ce que l'on appelle « colle » est en fait un adhésif de haute technicité, le *cyanoacrylate*, élaboré spécialement pour être employé sur la plaque de l'ongle par les professionnels dans les salons.

LES PRIMERS

Les *primers* sont des substances qui améliorent l'adhésion. Par exemple, les bases sont des primers parce qu'elles améliorent l'adhésion des vernis, en agissant comme un « intermédiaire » ou une « ancre ».
D'autres types de primers, parfois utilisés pour façonner les ongles américains, sont particulièrement utiles si le client a la peau grasse. Les primers agissent comme du ruban adhésif double face (Fig. 5.1).

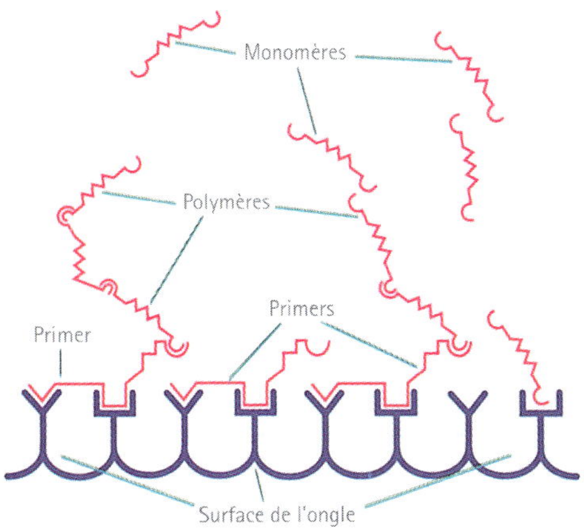

5.1. Les primers agissent comme du « ruban adhésif double face » pour fixer les monomères solidement sur la plaque de l'ongle naturel.

Une face adhère au produit de façonnage et l'autre à la plaque de l'ongle. L'idée selon laquelle les primers « mangent » l'ongle est couramment répandue, mais complètement fausse. On peut laisser tremper des petits bouts d'ongle dans du primer pendant de nombreuses années sans qu'ils se dissolvent. Cependant, les primers doivent être employés avec précaution. Certains, très corrosifs, attaquent les tissus mous. Une substance *corrosive* peut abîmer la peau de manière visible et parfois définitivement. Comme la plupart des produits utilisés par les professionnels, ils ne doivent jamais être mis en contact avec la peau ! Leur acidité peut provoquer des brûlures douloureuses et laisser des cicatrices sur les tissus mous.

Même si les primers n'endommagent pas la plaque de l'ongle, ils peuvent brûler le tissu du lit de l'ongle. Trop limer l'ongle naturel le rendra excessivement fin et davantage poreux. L'emploi de trop de primer risque de saturer la plaque de l'ongle. De petites quantités pourront atteindre le lit de l'ongle, ce qui entraînera une sensibilisation et des brûlures douloureuses, et parfois une séparation entre la plaque et le lit de l'ongle. Utilisez le primer avec modération ! Une couche très fine suffit pour la plupart des clients. Si vous avez besoin de plus d'une couche pour empêcher le décollement, vérifiez votre préparation de l'ongle et votre procédure d'application pour déceler les problèmes. Un décollement de l'ongle américain pourra résulter d'une mauvaise application du primer. À long terme, il est préférable de trouver la cause du problème et d'améliorer votre technique.

Certains primers, non corrosifs pour la peau, sont incorrectement appelés non-acides puisqu'ils en contiennent, comme ceux à base d'acide méthacrylique, qui n'abîment pas la plaque de l'ongle. Ils sont élaborés de façon à prévenir les brûlures des tissus mous, mais il faut les utiliser prudemment et éviter le contact avec la peau. Une exposition prolongée ou fréquente, et une application incorrecte, peuvent entraîner des problèmes cutanés au fil du temps (Fig. 5.2).

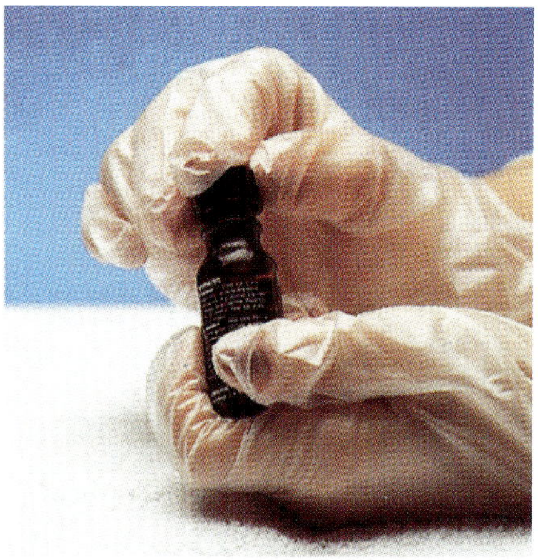

5.2. Porter des gants pour utiliser des primers, des colles, des gels, et des matières monomères pour pansements ou ongles acryliques.

PRIORITÉ À LA PROPRETÉ

Une bonne adhésion dépend d'une technique correcte et de produits de bonne qualité. Pour réussir, la meilleure façon consiste à commencer par une surface propre et sèche. Laver les mains et brosser la plaque de l'ongle permet d'enlever de la surface les huiles et les contaminants qui entravent une bonne adhésion. Le brossage permet aussi de retirer les bactéries et les spores des champignons qui entraînent des infections. Négliger cette étape importante est la principale cause des infections de l'ongle, et aussi des décollements de l'ongle américain au niveau de la cuticule.

L'emploi d'un déshydrateur pour ongles permet d'enlever temporairement l'humidité qui gêne l'adhésion. Pour assurer une adhésion correcte, brossez toujours la plaque de l'ongle, séchez-la complètement et déshydratez-la. Il est erroné, et très dangereux pour les clients, de penser qu'il est nécessaire de limer les ongles davantage pour que les produits de façonnage et les capsules collent bien. Il suffit que la plaque de l'ongle soit propre et sèche. Les fraises et les limes très abrasives décapent la plaque de l'ongle naturel et la rendent fine et fragile.

Il en résulte une fragilité de la base sur laquelle appliquer les produits de façonnage, et une cassure de l'ongle, et quand on retire des ongles américains, les clients peuvent constater les dégâts provoqués par un limage excessif. Ils accusent à tort les primers et les produits de façonnage. Un limage grossier abîme à la fois la plaque et le lit de l'ongle. De plus, les abrasifs durs et un limage excessif peuvent entraîner un soulèvement de la plaque de l'ongle qui se détachera du lit, et quand cela arrive, les clients développent souvent des infections sous la plaque.

Le limage excessif, cause principale des problèmes entre les prothésistes ongulaires et les clients, favorise les réactions allergiques et provoque des sensations douloureuses de brûlure, des infections, une atrophie de la plaque d'ongle, un soulèvement du produit et une cassure. Trop limer la plaque entraîne un amincissement dangereux et extrême de l'ongle naturel, ce qu'il faut éviter à tout prix !

Si vous devez trop limer la plaque de l'ongle pour obtenir une bonne adhésion, c'est le signe qu'il y a un problème ! De nombreux prothésistes ongulaires réussissent très bien sans beaucoup limer la plaque de l'ongle. Pourquoi ? La réponse est simple : ils préparent convenablement la plaque, utilisent des produits de bonne qualité et des techniques d'application correctes. Les problèmes de soulèvement sont toujours dus à un défaut dans ces domaines.

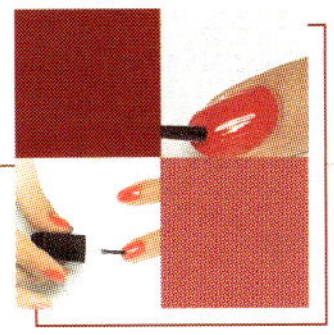

Les produits pour recouvrir l'ongle

Un prothésiste ongulaire doit accomplir de nombreuses tâches, dont la plus importante consiste à recouvrir la plaque de l'ongle avec des produits qui laissent une pellicule ou une couche unie (vernis, fixateurs, produits de façonnage, colles, etc.). On peut classer ces produits en deux catégories :

1. Ceux qui durcissent en polymérisant (réaction chimique)
2. Ceux qui durcissent en s'évaporant (réaction physique)

Les vernis à ongles et les fixateurs sont des exemples de produits qui laissent une pellicule par évaporation. Les ongles américains sont créés grâce à des réactions chimiques.

MONOMÈRES ET POLYMÈRES

Créer un ongle américain constitue un bon exemple de réaction chimique. Pour en façonner un seul, des milliards de molécules doivent réagir chimiquement, que l'on utilise des résines acryliques, des gels U.V. ou sans U.V., ou des pansements. Ainsi, on obtient des ongles durables et solides.

Les molécules du produit de façonnage de l'ongle s'unissent pour former des *polymères*, chaînes très longues qui contiennent chacune des millions de molécules.

Les polymères, parfois liquides, sont généralement solides. Les réactions chimiques qui créent des polymères sont appelées *polymérisations*.

Il existe de nombreux types de polymères : téflon, nylon, cheveux, lignine du bois, etc. Les protéines sont aussi des polymères, tout comme la plaque de l'ongle, constituée d'une protéine, la kératine. Les *monomères* sont les molécules individuelles qui s'unissent pour former le polymère. En d'autres termes, les monomères composent les polymères. Par exemple, les acides aminés sont des monomères qui s'unissent pour former le polymère appelé kératine (Fig. 5.3).

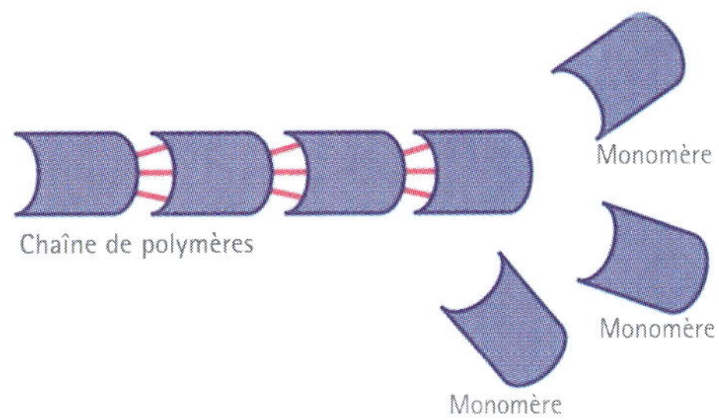

5.3. Les molécules des polymères linéaires sont formées de longues chaînes de monomères reliés à la queue leu leu par des liaisons chimiques.

COMPRENDRE LES POLYMÉRISATIONS

Si vous comprenez les notions de base des polymérisations, vous pourrez éviter de nombreux problèmes fréquents dans les salons. Les produits de façonnage de l'ongle (résines acryliques, gels U.V. ou non U.V., ou pansements) semblent très différents les uns des autres, alors qu'ils sont en fait assez similaires. Chacun contient un type différent de monomère. On peut comparer les monomères à des coureurs sur piste qui attendent patiemment sur la ligne de départ que la course commence, mais une fois le signal donné, ils ne s'arrêteront pas avant d'avoir franchi la ligne d'arrivée.

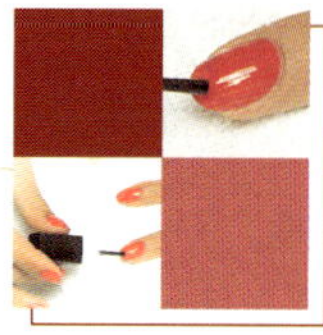

Il en va de même pour les monomères. Comme les coureurs, ils attendent qu'un élément spécial déclenche la polymérisation, c'est-à-dire un *initiateur.* Une molécule initiatrice transporte de l'énergie supplémentaire, qu'elle transmet aux monomères à chaque fois qu'elle entre en contact avec eux. Cependant, les monomères ne gardent pas ce surplus d'énergie : ils s'en débarrassent en s'attachant les uns aux autres pour former une chaîne de plus en plus longue, le long de laquelle ils font passer l'énergie. Un million de monomères peut s'unir en moins d'une seconde !

L'énergie est la dernière clef pour **comprendre** *la chimie*

Rapidement, les chaînes de monomères sont tellement longues et nombreuses qu'elles s'enchevêtrent, font des nœuds et ne peuvent plus se déplacer librement, ce qui explique pourquoi le produit, devenu une masse grouillante de cordons microscopiques, commence à épaissir. Dès lors, la surface est suffisamment dure pour être limée, mais il faudra plusieurs jours avant que les chaînes atteignent leurs longueurs définitives ; c'est la raison pour laquelle les ongles américains durcissent encore pendant les deux jours suivant la pose.

POLYMÈRES LINÉAIRES ET POLYMÈRES TRIDIMENSIONNELS

Normalement, la tête d'un monomère réagit avec la queue d'un autre, et ainsi de suite. Il en résulte une longue chaîne de monomères attachés les uns à la suite des autres, formant des chaînes de polymères linéaires. Les pansements et les colles pour capsules sont de ce type.

Dans ces polymères, les chaînes enchevêtrées sont facilement démêlées par les dissolvants, ce qui explique pourquoi on les enlève rapidement. Ces chaînes peuvent aussi être démêlées de force. Les produits qui forment des chaînes de polymères linéaires sont vite abîmés par des chocs brutaux ou de fortes pressions. Des teintures et des taches peuvent aussi se loger entre les chaînes enchevêtrées. Les vernis à ongles, l'encre des marqueurs, les aliments et de nombreux autres produits peuvent provoquer des taches disgracieuses sur la surface.

Les gels U.V. et les résines acryliques permettent d'éviter ces problèmes, parce qu'ils contiennent de petites quantités de monomères spéciaux appelés *agents réticulants* (cross-linkers). Ceux-ci unissent différentes chaînes de polymères entre créant des « ponts » (coliaisons latérales) entre elles, comme les barreaux d'une échelle. Il en résulte un réseau complexe dont la structure, très solide et très souple, qui ressemble à un filet tridimensionnel, forme l'ongle américain.

La plaque de l'ongle et les cheveux contiennent aussi des agents réticulants qui créent une structure résistante et élastique. Outre leur plus grande résistance, les polymères tridimensionnels empêchent les encres, les teintures et les vernis de tacher la surface. Ils résistent aussi davantage aux dissolvants ; ils sont donc plus difficiles à retirer.

ÉNERGIE LUMINEUSE ET THERMIQUE

L'énergie est la dernière clef pour comprendre la chimie des produits de façonnage de l'ongle. Précédemment, vous avez appris que les monomères sont stimulés par des molécules initiatrices. Où l'initiateur trouve-t-il de l'énergie ? Souvenez-vous que les catalyseurs sont utilisés pour accélérer les réactions. Ils donnent à la molécule ini-

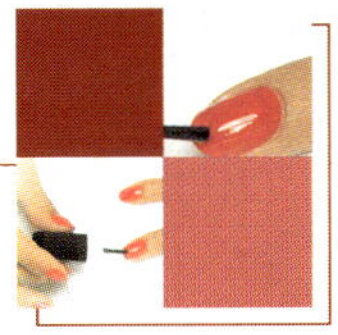

tiatrice son énergie. Certains utilisent la chaleur comme source d'énergie, d'autres la lumière. Quelle que soit la source, ils absorbent l'énergie comme une batterie. Au bon moment, ils la transmettent à l'initiateur et la réaction commence. En général, pour créer des ongles américains avec la lumière, on emploie la technique du *gel U.V.* (ultraviolet). Pour tous les autres produits, on utilise l'énergie thermique. La chaleur de la pièce et de la main du client suffit.

Il est donc important de protéger les gels U.V. de la lumière du soleil ou de celle des lampes, car elle peut faire démarrer la polymérisation dans le flacon. Il en va de même pour les monomères qui réagissent à la chaleur : ne les rangez pas dans le coffre d'une voiture au soleil, près d'une fenêtre ou dans d'autres endroits chauds. Une grande chaleur pourra aussi entraîner une polymérisation dans le flacon. Les produits qui requièrent une exposition à des ampoules électriques normales (lampes à incandescence) ne sont pas des monomères qui réagissent à la lumière. La chaleur supplémentaire libérée par ces ampoules sert uniquement à accélérer l'évaporation des dissolvants.

RECOUVREMENT PAR ÉVAPORATION

Les vernis, les fixateurs et les bases laissent une pellicule sur l'ongle, mais ces produits sont complètement différents, parce qu'ils ne polymérisent pas. Ils n'entraînent aucune réaction chimique et ne contiennent pas de monomères. Ils n'agissent que par évaporation. La majorité des ingrédients sont des solvants volatils, c'est-à-dire qui s'évaporent rapidement. Ces solvants renferment des polymères spéciaux qui se dissolvent facilement (il ne s'agit pas de polymères tridimensionnels).

À mesure que les solvants s'évaporent, ils laissent un film lisse de polymères, qui peut contenir des pigments lui donnant une couleur. Les peintures pour artistes et les laques pour les cheveux fonctionnent de la même manière. Comme les polymères linéaires offrent bien moins de résistance que les polymères tridimensionnels des faux ongles, les vernis ont tendance à s'écailler et s'enlèvent facilement avec les dissolvants. À présent, vous pouvez faire la différence entre les produits qui durcissent en polymérisant et ceux qui durcissent par évaporation.

Éviter les problèmes de peau

Les problèmes de peau sont fréquents dans tous les métiers de la beauté. Les soins pour les ongles, la peau et les cheveux peuvent tous entraîner des problèmes si le client est sensible à certains produits. Heureusement, la grande majorité des problèmes liés aux ongles de la main peuvent être évités facilement ; il suffit de comprendre comment !

LES DERMITES

Les *dermites* sont des inflammations de la peau. La *dermite de contact*, maladie de peau la plus fréquente chez les prothésistes ongulaires, est due au contact de certaines substances avec la peau. Il peut s'agir d'une dermite à court terme ou à long terme. Elles ont plusieurs causes : la

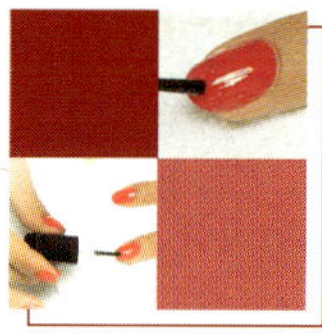

peau peut être irritée par une substance (*dermite d'irritation*), ou devenir allergique à un ingrédient du produit (*dermite allergique*).

CONTACT PROLONGÉ OU RÉPÉTÉ

Les réactions allergiques sont causées par un contact prolongé ou répété, et donc le type de problème de peau n'arrive pas du jour au lendemain. Les liquides acryliques, les pansements et les gels U.V. peuvent tous entraîner des réactions allergiques. En général, chez les clients sensibles, les symptômes n'apparaissent pas avant quatre à six mois d'exposition répétée.
Les prothésistes ongulaires sont également vulnérables. Des expositions prolongées ou répétées peuvent sensibiliser n'importe qui à long terme. C'est ce qu'on appelle la *surexposition*. Le simple fait de toucher des monomères ne provoque pas de sensibilités : il faut des mois de mauvaises manipulations et de surexposition. Les endroits où les allergies se développent le plus souvent sont :

1. Entre le pouce et l'index du prothésiste
2. Sur le poignet ou la paume du prothésiste
3. Sur le visage du prothésiste, surtout les joues
4. Sur les cuticules, le bout des doigts ou le lit des ongles du client

Si vous examinez la zone où le problème survient, vous pouvez généralement en déterminer la cause. Par exemple, les prothésistes ongulaires redressent souvent les poils des pinceaux humides avec les doigts. Finalement, cette zone devient douloureuse et enflammée, car il s'agit d'un contact à la fois prolongé et répété ! Il en va de même lorsqu'ils posent les bras sur des serviettes contaminées par du gel ou du liquide monomère. Les paumes sont surexposées si des traces de monomère sont constamment présentes sur l'extérieur des flacons. De petites quantités de produit sur les mains sont souvent transmises aux joues ou à d'autres parties du visage.
Toucher la peau d'un client avec n'importe quel monomère ou gel produit le même effet. C'est la raison le plus souvent à l'origine d'allergies chez les clients. À chaque séance, le risque de sensibilisation augmente. La *sensibilisation* entraîne une hypersensibilité (intolérance) aux produits. Il est très important de laisser une marge de 3 mm entre le produit et la peau. Un bon prothésiste ongulaire *ne met jamais la peau en contact avec des produits de façonnage de l'ongle.*

Utilisez toujours les produits en suivant
les **instructions** *à la lettre*

Une mauvaise consistance du produit constitue la deuxième cause la plus fréquente d'allergie. Façonner des ongles acryliques avec trop de liquide monomère entraîne la formation d'une boule de résine trop liquide. De nombreux prothésistes ne se rendent pas compte que l'initiateur dans la poudre polymère ne peut durcir qu'une certaine quantité de liquide monomère. Les boules trop liquides, pas assez compactes, durcissent en retenant du monomère à l'intérieur. Ce surplus de monomère finira par descendre vers le lit de l'ongle et pourra provoquer une réaction allergique. Il en va de même avec les gels. De nombreux facteurs sont à l'origine d'un mauvais durcissement des gels :

- Application d'une couche trop épaisse
- Exposition trop courte à la lumière
- Tubes sales dans la lampe
- Tubes usagés qui devraient être changés

Plusieurs fines couches et de longues expositions permettent un durcissement optimal du produit. Un tube U.V. sale ou usagé ne fournit pas assez d'énergie pour que le produit durcisse complètement. Les tubes U.V. émettent une lumière bleu-

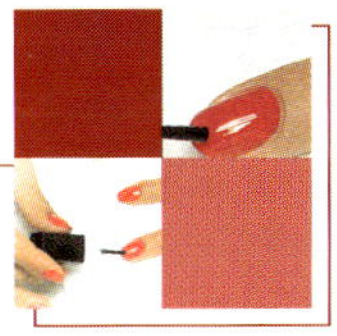

tée pendant des années, mais ils perdent en efficacité après quatre à six mois d'utilisation. Nettoyez-les quotidiennement et changez-les au moins deux fois par an. Si vous suivez ces conseils, le produit durcira plus vite, durera plus longtemps et aura moins tendance à entraîner des allergies.

Les poussières d'ongle, parfois trop riches en gel ou en monomère, peuvent provoquer des problèmes de peau lorsqu'elles tombent sur les mains ou les bras des prothésistes ongulaires. Il est donc crucial de ne jamais former des boules de résine trop liquides. Dans la plupart des cas, la couche gluante au-dessus des gels ne durcit pas. Elle ne doit jamais entrer en contact avec les tissus mous. De plus, ne retrempez jamais le pinceau dans le godet en verre pour obtenir plus de liquide ou rajouter du monomère autour de la cuticule, sinon vos clients risqueront de développer des problèmes de peau à ces endroits. Évitez d'employer des pinceaux trop gros ou trop grands, car ils entraînent généralement la formation de boules trop liquides et difficiles à contrôler. Les pinceaux trop gros ne font pas gagner de temps ; la quantité de liquide que leurs poils absorbent suffit à former quatre petites boules de taille normale, ce qui provoque inévitablement des réactions allergiques.

Mélanger des produits de différentes gammes ou élaborer votre mixture « spéciale » peut également créer des déséquilibres chimiques qui mèneront à des réactions allergiques. Ne prenez pas de risques inutiles. Utilisez toujours les produits en suivant les instructions à la lettre et ne les mélangez jamais pour en fabriquer d'autres. Si vous ne respectez pas ces principes, ne soyez pas étonné si vos clients ou vous-même développez des problèmes de peau.

Les maladies de peau qui affectent les mains touchent 40 % des prothésistes ongulaires à un moment donné de leur carrière. Les problèmes de peau et les allergies obligent de nombreux prothésistes compétents à renoncer à une carrière lucrative. Malheureusement, une fois qu'un client ou vous-même devenez allergique à un ingrédient, vous le restez à vie, ce qui est d'autant plus regrettable qu'on peut éviter d'en arriver là. Personne ne devrait souffrir d'allergie ou d'irritation professionnelle.

Étonnamment, l'eau du robinet est
un **irritant** *fréquent dans les salons*

LES DERMITES D'IRRITATION

Les produits irritants, comme les substances corrosives, abîment temporairement l'épiderme. Lorsque la peau est irritée par une substance, le système immunitaire agit rapidement en fournissant davantage d'eau aux tissus, afin de diluer l'irritant, ce qui entraîne un gonflement. Le corps tente d'enrayer la progression du mal. Le système immunitaire entraîne la libération dans le sang de substances chimiques appelées *histamines* qui dilatent les vaisseaux autour de la blessure, ce qui permet au sang d'y parvenir plus vite et de contribuer à éliminer la substance irritante.

On peut voir et sentir l'afflux de sang sous la peau. Toute la zone devient rouge et chaude, avec parfois des pulsations. Les histamines sont responsables des démangeaisons qui accompagnent habituellement les dermites de contact. Une fois la douleur apaisée, le gonflement disparaît, mais la peau autour reste souvent abîmée, squameuse, crevassée et sèche. Heureusement, les irritations ne sont pas définitives. Si vous évitez le contact, la peau se réparera généralement d'elle-même, mais une exposition continue ou répétée pourra entraîner des réactions allergiques permanentes.

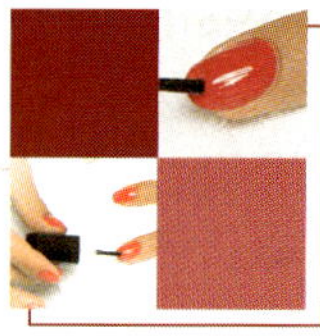

Étonnamment, l'eau du robinet est un irritant fréquent dans les salons. Des mains qui restent humides trop longtemps deviennent sensibles et gercées. Pour éviter ce problème, il suffit de toujours vous sécher les mains à fond et d'appliquer régulièrement des crèmes hydratantes afin de rétablir le film d'huile qui recouvre la peau. Se laver fréquemment les mains, surtout avec de l'eau calcaire, risque d'abîmer encore plus la peau. Les nettoyants et les détergents font empirer les choses, car ils enlèvent le sébum et d'autres substances chimiques naturelles de la peau. Des contacts prolongés ou répétés avec de nombreux solvants détruiront le film lipidique de la peau, laquelle se desséchera ou s'abîmera. Il est parfois difficile de trouver la cause de l'irritation. Une façon d'identifier l'irritant consiste à observer l'endroit de la réaction. Les symptômes sont toujours visibles sur la zone de contact. La cause viendra d'un traitement effectué sur cette partie de la peau.

PRÉCAUTIONS IMPORTANTES

- *Ne jamais* égaliser la surface de l'ongle américain avec davantage de liquide monomère.
- *Ne jamais* réutiliser de liquide monomère pour « fignoler » le bord libre, les côtés de l'ongle, ou la zone des cuticules.
- *Ne jamais* mettre la peau en contact avec tout liquide, gel ou colle à base de monomères.
- *Ne jamais* toucher les poils du pinceau avec les doigts.
- *Ne jamais* créer ses propres mélanges.
- *Toujours* suivre les instructions à la lettre !

Quand un client développe une allergie, les choses ne pourront qu'empirer si vous continuez à utiliser les mêmes produits et techniques. Il est préférable d'arrêter jusqu'à ce que vous ayez identifié le problème, afin d'éviter que d'autres clients soient affectés. Les médicaments et les maladies ne rendent pas les clients sensibles aux produits pour les ongles. Ne vous en servez pas comme excuses. Seuls des contacts prolongés et répétés entraînent ces allergies.

SE PROTÉGER

N'oubliez surtout pas de maintenir la propreté des manches de pinceaux, des récipients et des tables, en les débarrassant des poussières et des résidus de produits. Le contact répété avec ces objets entraînera une surexposition si vous ne veillez pas à leur propreté. Les produits de façonnage de l'ongle ne doivent pas être mis en contact avec la peau ! Si vous suivez cette règle, ni vous, ni votre client n'aurez de réaction allergique.

De nombreux problèmes sérieux peuvent être liés aux dermites de contact. Ne tombez pas dans le piège des mauvaises habitudes. Un grand nombre d'entre elles appartiennent au passé, lorsque l'industrie de l'ongle n'en était qu'à ses balbutiements et qu'il n'y avait pas de formation adaptée.

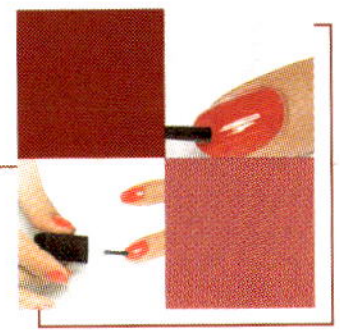

Savoir bien vendre

Une manucure est l'occasion idéale pour vendre des produits pour les ongles. Quand vous massez les mains d'un client, si celui-ci vous dit qu'il trouve agréable la lotion que vous employez, la lui vendre devrait donc être facile ; il suffira de lui en expliquer les bienfaits et de lui demander s'il aimerait en avoir chez lui. Même s'il ne semble pas intéressé par les produits dont vous vous servez, il est toujours possible de lui en vendre. Avant de lui appliquer un produit sur les ongles, montrez-le lui en disant, par exemple : « Voici notre dernier fixateur, il donne au vernis un superbe brillant final ». Intégrez-le dans le service et, à la fin de la manucure, placez-le dans la main du client en lui demandant s'il souhaite l'acheter. Cette dernière étape est cruciale pour clore la vente. Si vous lui conseillez un produit au début de la séance, sans lui en reparler à la fin, le client aura tendance à l'oublier.

Questions de révision

1. La plaque de l'ongle est surtout formée de protéines constituées de composés chimiques appelés ________.
2. Définissez les molécules.
3. Que sont les catalyseurs et pourquoi sont-ils importants dans la chimie de l'ongle ?
4. Un ________ est une substance qui en dissout une autre appelée ________.
5. Vrai ou faux ? Les primers peuvent ronger la plaque de l'ongle. Expliquez votre réponse.
6. Définissez les monomères.
7. Quelles sont les deux différences principales entre les irritations et les réactions allergiques ?
8. Quelles sont les six choses à éviter ou à faire pour vous assurer que les clients ne souffrent jamais d'allergies aux produits ?
9. Seul un contact ______ et ________ avec la peau peut rendre un client allergique aux produits.

CHAPITRE VI

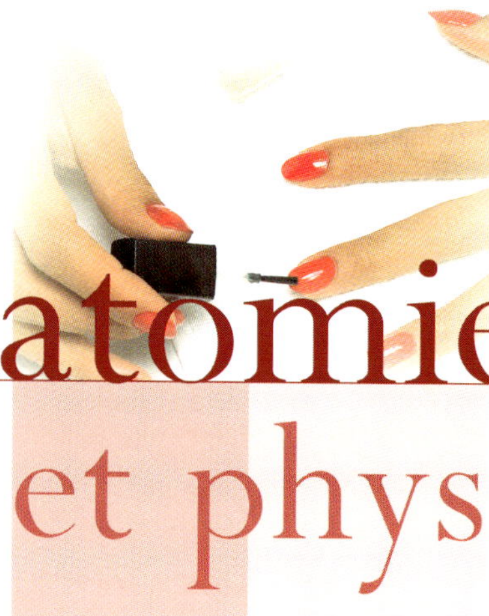

Anatomie et physiologie

Objectifs d'apprentissage

Après avoir étudié ce chapitre, vous devriez pouvoir :

1. Expliquer pourquoi l'acquisition de connaissances sur l'anatomie et la physiologie vous aidera à devenir un meilleur spécialiste de l'ongle.
2. Décrire la fonction des cellules du corps humain.
3. Décrire le métabolisme cellulaire, et expliquer la différence entre ses deux phases.
4. Citer les différents types de tissus corporels, et expliquer la fonction de chacun.
5. Citer les organes les plus importants du corps, et expliquer la fonction de chacun.
6. Citer les systèmes qui composent le corps humain, et expliquer la fonction de chacun.
7. Énumérer les types de stimulation musculaire.
8. Citer les types de muscles que le massage stimule.
9. Citer les divisions du système nerveux, et expliquer la fonction de chacune.
10. Identifier les principales fonctions du sang.

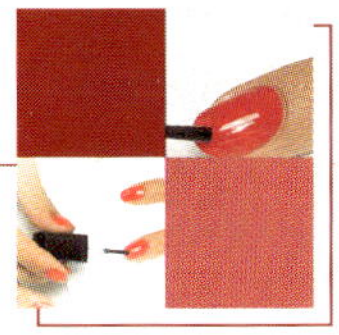

Introduction

Si vous avez levé les yeux au ciel en voyant qu'un chapitre était consacré à l'anatomie et à la physiologie, sachez qu'il s'agit de sujets importants dans la pratique des métiers de l'ongle. Apprendre la structure et les fonctions de base du corps humain vous permettra d'acquérir un bagage scientifique qui vous servira à adapter les soins en fonction de l'état des ongles ou de la peau des clients, afin d'obtenir les meilleurs résultats.

D'un point de vue très général, l'anatomie traite de la structure du corps (peau, muscles, squelette), et l'histologie des petites structures individuelles, comme les poils, les ongles, les glandes sudoripares et les glandes sébacées.

Dans les instituts d'ongle, on utilise rarement les noms des os, des muscles, des artères, des veines et des nerfs, mais leur connaissance vous aidera à mieux dispenser de nombreux soins, comme le massage des mains et des bras. Dans ce chapitre, nous étudierons les cellules, les tissus, les organes et les systèmes du corps humain.

Les cellules

La cellule est l'unité fondamentale de tout organisme vivant, y compris des bactéries, des plantes et des animaux. Le corps humain est entièrement constitué de cellules, de fluides et de produits cellulaires. Ces unités fonctionnelles élémentaires dirigent tous nos processus vitaux. Elles se reproduisent pour fournir de nouvelles cellules qui permettent la croissance, et le remplacement des tissus usés ou blessés.

Les cellules sont composées du **protoplasme**, substance transparente et gélatineuse qui contient des éléments nutritifs comme des protéines, des lipides, des hydrates de carbone et des sels minéraux.

Le **protoplasme** inclut le **noyau**, le cytoplasme, le centrosome et la membrane cellulaire.

Le **noyau**, constitué de protoplasme dense, se trouve au centre de la cellule, à l'intérieur de la membrane nucléaire. Il joue un rôle important dans la reproduction cellulaire.

Le **cytoplasme**, à l'extérieur du noyau, contient les substances nutritives nécessaires au développement, à la reproduction et à la régénération de la cellule.

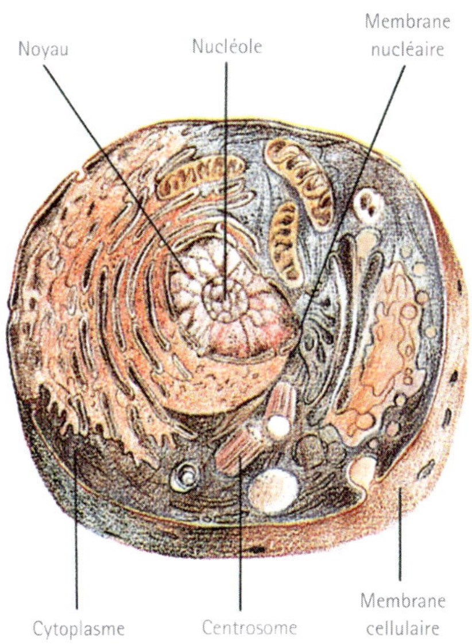

6.1. Les cellules, constituées de protoplasme, contiennent des éléments essentiels.

Le **centrosome**, petit corps rond dans le cytoplasme, influe sur la reproduction cellulaire.

La **membrane cellulaire** entoure le cytoplasme. Elle contrôle le transport de substances à l'intérieur et à l'extérieur des cellules (Fig. 6.1).

LA CROISSANCE CELLULAIRE

La cellule continue à se développer tant qu'elle reçoit un apport suffisant de substances nutritives, d'oxygène et d'eau ; qu'elle élimine les déchets de l'organisme, et qu'elle est maintenue à la bonne température. Cependant, l'absence de ces conditions, et la présence de toxines (poisons) ou de pression, affaiblissent sa croissance et sa santé. La plupart des cellules du corps humain sont capables de croître et de se régénérer pendant leur cycle de vie. Elles se reproduisent aussi par un processus de division appelé mitose (Fig. 6.2).

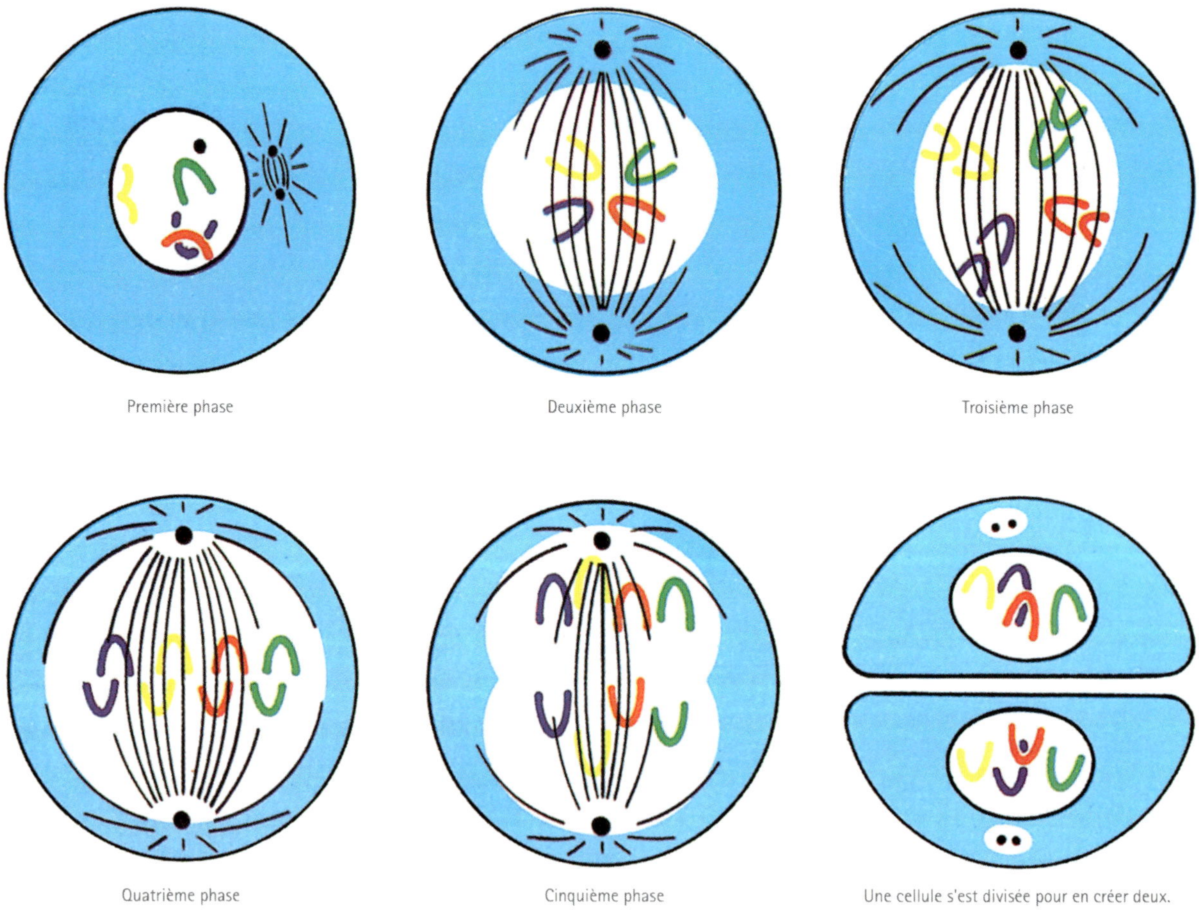

6.2. La mitose, division indirecte de la cellule humaine.

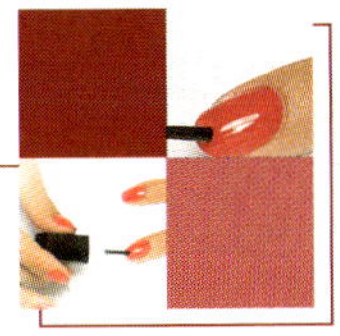

LE MÉTABOLISME CELLULAIRE

Le **métabolisme**, processus chimique complexe, fournit aux cellules du corps les nutriments et l'énergie nécessaires à l'exécution de leurs nombreuses fonctions. Il existe deux phases du métabolisme :

1 L'**anabolisme** définit le processus de transformation des molécules simples en grosses molécules, au cours duquel le corps stocke de l'eau, des nutriments et de l'oxygène, pour que ces substances soient disponibles au moment de la croissance et de la réparation cellulaires.

2 Le **catabolisme**, processus de dégradation des grosses molécules en molécules plus petites, entraîne une libération d'énergie que certaines molécules peuvent emmagasiner pour l'utiliser dans la contraction musculaire, la sécrétion, ou la production de chaleur.

L'anabolisme et le catabolisme se produisent en même temps et continuellement. Leurs activités, étroitement régulées, équilibrent les réactions de dégradation, qui dégagent de l'énergie, avec celles d'assimilation, qui consomment de l'énergie. Ainsi, l'**équilibre homéostatique** est atteint (stabilisation des différentes constantes physiologiques dans l'organisme). Néanmoins, si la production d'énergie est supérieure à la dépense, il peut en résulter une prise de poids visible. Les molécules d'énergie non utilisées se transforment parfois en graisse. Pour se débarrasser de la graisse accumulée, il faut employer davantage d'énergie en faisant de l'exercice, ou en réduire l'apport en mangeant moins.

Les tissus

Les tissus sont formés de groupes de cellules du même type. Chaque tissu a une fonction spécifique et présente un aspect caractéristique qui permet de le distinguer des autres. On classe les tissus corporels comme suit :

1 Le **tissu conjonctif** sert à soutenir, protéger et unir les tissus corporels. Le tissu osseux, les cartilages, les ligaments, les tendons, les aponévroses (membranes qui séparent des muscles) et le tissu adipeux en sont des exemples.

2 Le **tissu musculaire** contracte et déplace différentes parties du corps.

3 Le **tissu nerveux** sert à la saisie et à l'envoi d'informations. Il contrôle et coordonne toutes les fonctions corporelles.

4 Le **tissu épithélial** forme une membrane protectrice qui recouvre des surfaces corporelles comme la peau, les muqueuses, les parois de l'oreille, les organes digestifs et respiratoires, et les glandes.

5 Le **tissu liquide** transporte les nutriments, les déchets et les hormones à l'aide du sang et de la lymphe.

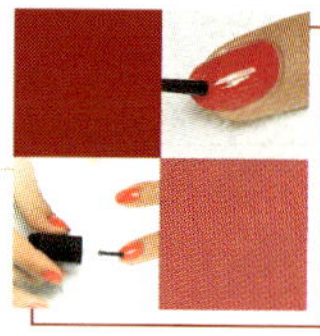

Les organes

Les organes sont des structures qui remplissent des fonctions spécifiques. Les organes du corps les plus importants sont décrits ci-dessous.

Le **cerveau** contrôle le corps.

Le **cœur** fait circuler le sang.

Les **poumons** alimentent le sang en oxygène.

Le **foie** élimine les produits toxiques de la digestion.

Les **reins** excrètent de l'eau et d'autres déchets.

L'**estomac** et les **intestins** digèrent la nourriture.

Les systèmes d'organes

Les **systèmes**, groupes d'organes, concourent au même but : le bien-être du corps entier. Le corps humain est composé de dix systèmes importants.

Le **système tégumentaire** comprend la peau et ses annexes comme les glandes sébacées, les glandes sudoripares, les récepteurs sensoriels, les poils et les ongles. Ce système, constitué de deux couches distinctes, le derme et l'épiderme, fait fonction de barrière de protection, contient des récepteurs sensoriels qui permettent le sens du toucher ; il joue un rôle important dans la régulation de la température corporelle.

Le **système squelettique** forme la charpente du corps dont les os servent de moyen de protection, de soutien et de locomotion (mouvement).

Le **système musculaire** couvre, sculpte et soutient le squelette. Sa fonction consiste à engendrer tous les mouvements du corps.

Le **système nerveux** contrôle et coordonne les fonctions de tous les autres systèmes du corps.

L'**appareil circulatoire** fournit du sang dans tout le corps.

Le **système endocrinien** est composé de glandes endocrines qui sécrètent des hormones dans le sang.

Le **système excréteur** élimine les déchets du corps.

L'**appareil respiratoire** apporte de l'oxygène dans le corps.

L'**appareil digestif** transforme les aliments en substances utilisables par les cellules du corps.

L'**appareil reproducteur** permet aux êtres humains de se reproduire.

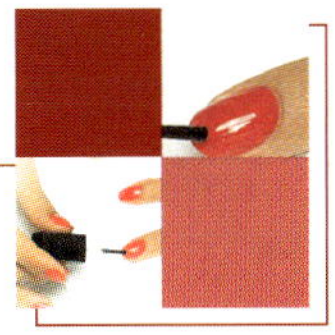

Le système squelettique

Le squelette, charpente du corps, comprend 206 os de formes variées, et reliés par des articulations mobiles et fixes.

L'os, tissu le plus dur du corps après l'émail des dents, est composé de tissus conjonctifs constitués d'environ un tiers de matière animale (organique), comme les cellules et le sang, et deux tiers de matière minérale (inorganique), surtout du carbonate et phosphate de calcium.
L'ostéologie est la partie de l'anatomie qui traite de la structure et des fonctions des os.

Voici les principales fonctions des os :

1. Ils forment la charpente du corps.
2. Ils protègent plusieurs organes et structures internes.
3. Ils servent de points d'insertion aux muscles et agissent comme des leviers pour engendrer les mouvements du corps.
4. Ils produisent différentes cellules sanguines dans la moelle osseuse rouge.
5. Ils stockent différents minéraux, comme le calcium, le phosphore, le magnésium et le sodium.

LA STRUCTURE DE L'OS

L'os est blanc à l'extérieur, et rouge foncé à l'intérieur. La moelle osseuse, substance molle, grasse et rouge foncé, remplit les cavités des os. Le périoste, membrane fibreuse rose, enveloppe et protège l'os, et sert de lieu d'attache pour les tendons, les ligaments, les vaisseaux sanguins et les nerfs. Les vaisseaux sanguins qui pénètrent dans le tissu osseux à partir du périoste approvisionnent les os en nutriments.

Les structures attachées à l'os comprennent :

Le **cartilage**, substance résistante mais élastique, similaire à l'os, mais qui ne contient pas de minéraux. Il recouvre les surfaces osseuses des articulations et constitue la charpente de certains organes comme le nez et les oreilles.

Les **ligaments**, bandes ou faisceaux de tissu fibreux, soutiennent les os au niveau des articulations.

La **synovie**, liquide d'aspect huileux, lubrifie les articulations mobiles et nourrit le cartilage.

LES ARTICULATIONS

Les différents os du corps se rencontrent au niveau de zones de liaisons appelées **articulations**, que l'on distingue en fonction du type de mouvement qu'elles autorisent. Les **articulations souples**, comme celle du cou, font pivoter un os sur un autre. Les **articulations à charnière** (coude et genou) relient deux os ou davantage et n'autorisent qu'un mouvement unique dans deux directions, comme pour l'ouverture et la fermeture d'une porte. Au niveau des **articulations à emboîtements réciproques** (hanche et épaule), la tête articulaire concave d'un os s'encastre dans la cavité convexe d'un autre os. Les **articulations planes** (cheville et poignet) permettent un mouvement de glissement d'un os sur l'autre.

LES OS DU MEMBRE SUPÉRIEUR

L'**omoplate** et la clavicule forment l'épaule.

L'**humérus**, os du bras, est l'os le plus long et le plus gros du membre supérieur.

Le **cubitus**, le plus gros des deux os de l'avant-bras, est situé du côté du petit doigt.

Le **radius**, le plus petit des deux os de l'avant-bras, siège le long du cubitus du côté du pouce (Fig. 6.3).

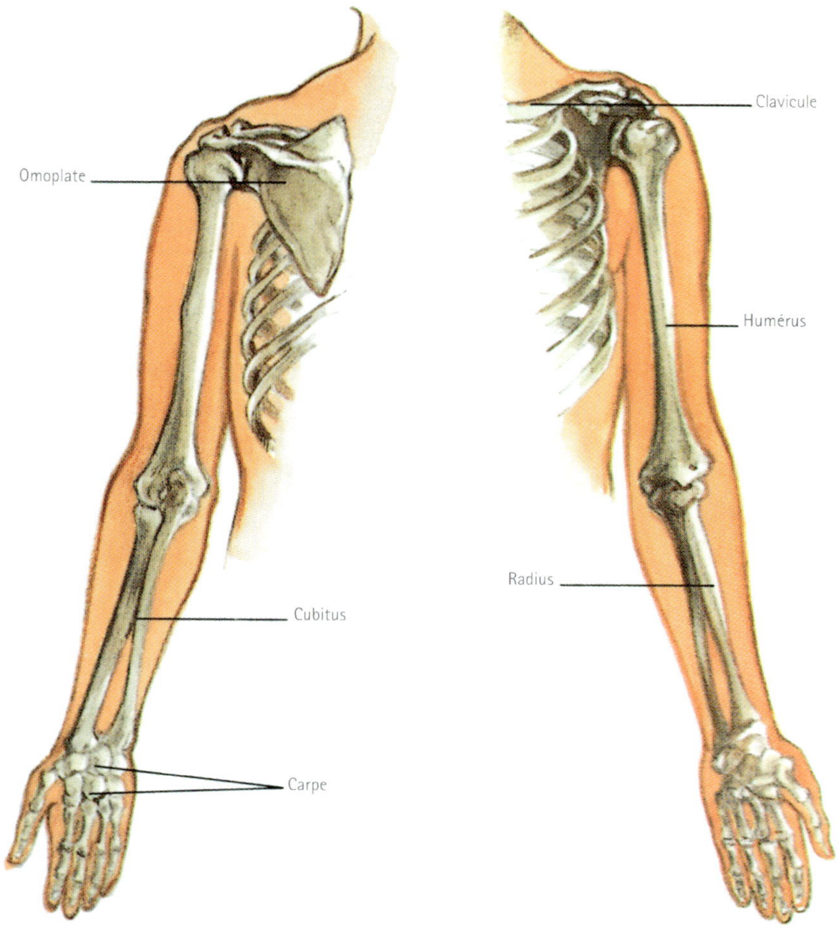

6.3. Les os du membre supérieur.

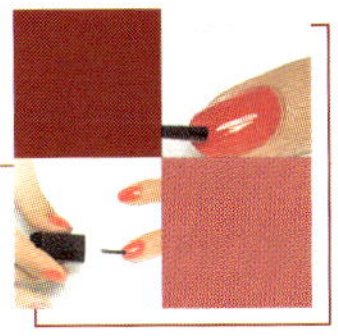

Le **carpe**, huit petits os irréguliers reliés entre eux par des ligaments, forme l'articulation souple du poignet.

Les cinq **métacarpiens**, os de la paume de la main, sont longs et fins.

Les **doigts** sont composés de deux **phalanges** au niveau du pouce, et de trois phalanges aux autres doigts (quatorze os en tout) (Fig. 6.4).

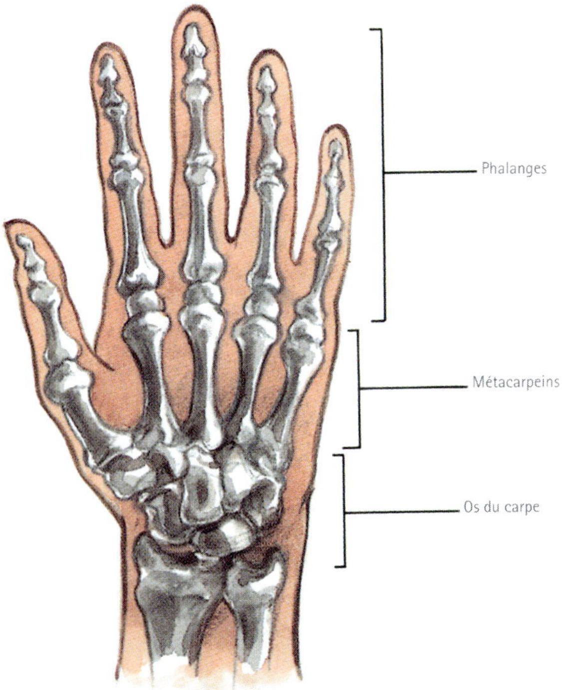

6.4. Les os de la main et du poignet.

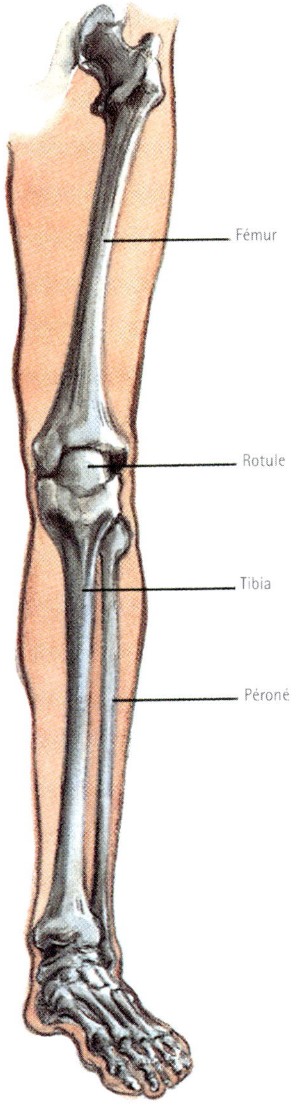

6.5. Les os du membre inférieur.

LES OS DU MEMBRE INFÉRIEUR

Le **fémur**, os de la cuisse, est l'os le plus long et le plus lourd de l'organisme.

Le **tibia** est le plus gros des deux os de la jambe.

Le **péroné** est le plus petit des deux os de la jambe.

La **rotule**, os plat, triangulaire et légèrement bombé, fait partie de l'articulation du genou (Fig. 6.5).

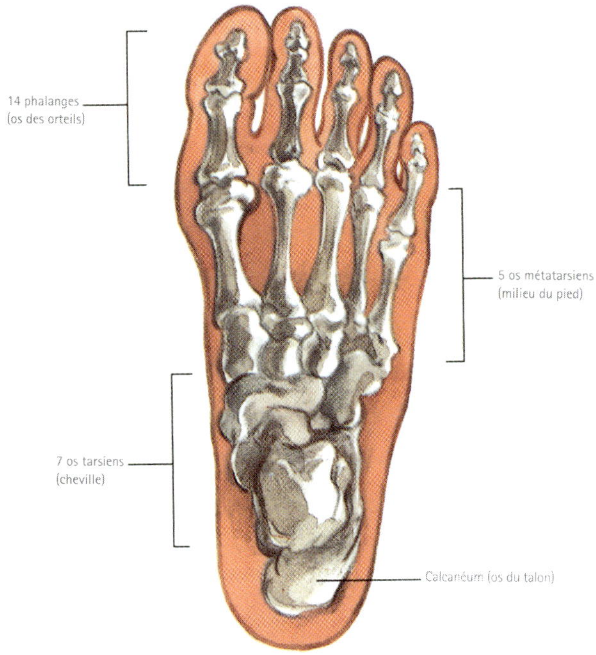

6.6. Les os du pied et de la cheville.

Au-dessous de la jambe, la partie postérieure du squelette du pied (cheville) est composée de sept os **tarsiens**, dont le **calcanéum**, qui forme le talon.

Les cinq **métatarsiens** du pied sont longs et fins comme les métacarpiens de la main.

Les os des orteils, les phalanges, sont semblables à ceux des doigts. Le gros orteil comprend deux os et les autres orteils, chacun trois os (Fig. 6.6).

Le système musculaire

Le **système musculaire** couvre, sculpte et soutient le squelette. Sa fonction consiste à produire tous les mouvements du corps. La **myologie** est la partie de l'anatomie qui étudie la structure, les fonctions et les maladies des muscles.

Le système musculaire comprend plus de 500 muscles, gros et petits, qui représentent entre 40 et 50 % du poids du corps humain.

Les muscles, tissus fibreux, peuvent s'allonger et se contracter selon les mouvements que l'on effectue. Différents types de mouvements, comme l'extension et la flexion, dépendent d'actions musculaires spécifiques.

Il existe trois sortes de tissus musculaires :

1 Les muscles **striés** sont des muscles volontaires, c'est-à-dire dont les contractions sont contrôlées par la volonté. Les muscles du visage et des membres en font partie. Cette musculature est formée de bandes visibles au microscope (Fig. 6.7).

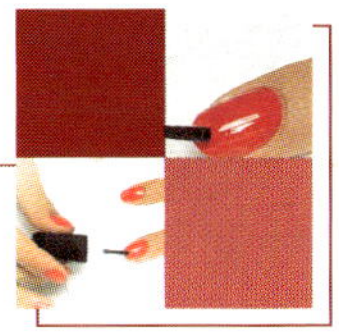

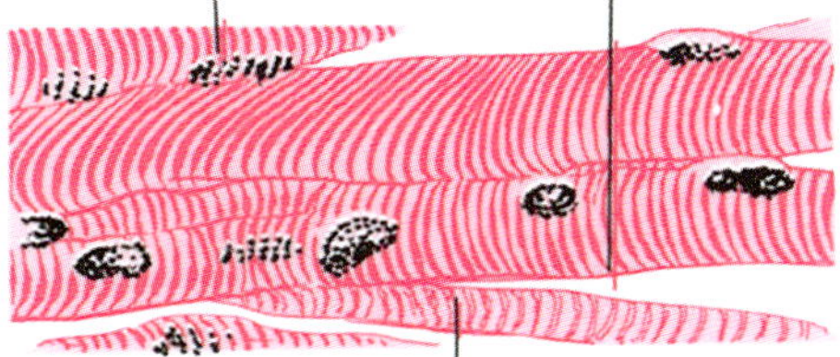

6.7. Cellules musculaires striées.

2 Les muscles **lisses**, comme ceux de l'estomac et des intestins, sont involontaires. Ils fonctionnent automatiquement (Fig. 6.8).

3 Le muscle **cardiaque** est celui du cœur. Il est unique (Fig. 6.9).

LES PARTIES DU MUSCLE

Un muscle se compose de trois parties : l'origine, l'extrémité et le ventre. L'**origine**, partie fixe attachée au squelette, appartient généralement à la musculature squelettique. L'**extrémité** est la partie mobile, et le **ventre** celle du milieu. Lors d'une contraction, lorsque le muscle se raccourcit, l'une des deux insertions reste généralement fixe et l'autre se déplace. Les muscles sont reliés entre eux par des **tendons** qui ressemblent à des cordons blanc nacré.

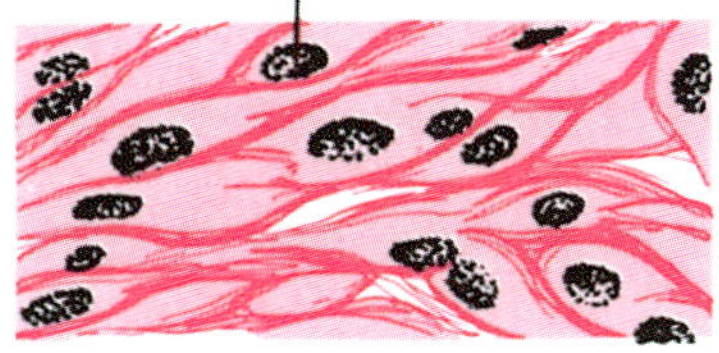

6.8. Muscle lisse.

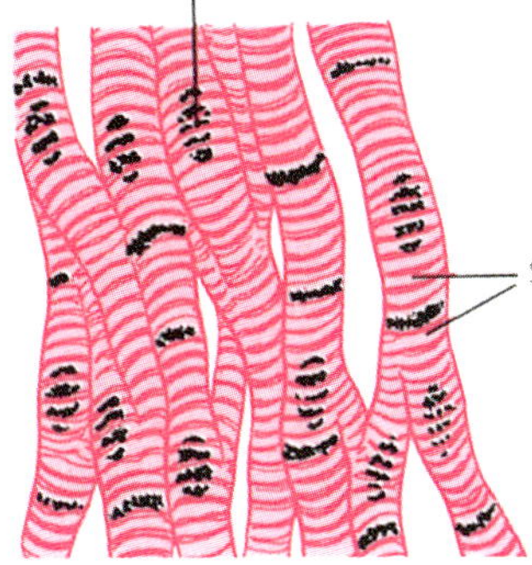

6.9. Cellules musculaires cardiaques.

La consultation

La consultation joue un rôle primordial pour établir une bonne relation avec un nouveau client. Prenez le temps de vous enquérir de ce qu'il désire : se laisser pousser les ongles, passer des ongles américains aux ongles naturels, ou simplement faire des soins de beauté pour ses mains ? Connaître ses attentes vous aidera à savoir comment procéder pour y répondre. La consultation initiale consiste aussi à identifier des contre-indications aux soins éventuels, comme un grave eczéma, une infection fongique ou tout autre trouble. Dans ce cas, ne tentez pas d'y remédier vous-même, mais conseillez au client d'aller consulter un bon dermatologue. Dites-lui que la bonne santé des ongles demande parfois l'aide d'un expert médical et que vous attendez avec impatience que le problème soit réglé pour vous occuper de lui. Votre conscience professionnelle l'impressionnera tellement qu'il reviendra sûrement vous voir lorsqu'il sera guéri.

LA STIMULATION DES MUSCLES

Voici différentes méthodes pour stimuler le tissu musculaire :

Massage : massage avec les mains et vibromasseur.

Électrothérapie : emploi du courant électrique pour contracter les muscles.

Rayonnement lumineux : rayons infrarouges et ultraviolets.

Rayonnement calorifique : lampes chauffantes et coussinets thermiques.

Chaleur humide : étuves de vapeur ou serviettes chaudes et humides.

Influx nerveux : par le système nerveux.

Substances chimiques : certains acides et sels.

LES MUSCLES STIMULÉS PAR LE MASSAGE

En tant que spécialiste de l'ongle, vous devez vous occuper des muscles volontaires des membres, dont il est indispensable de connaître l'emplacement et le rôle. En général, le massage s'effectue en exerçant une pression de l'extrémité à l'origine du muscle.

Les muscles de l'épaule et du bras

Le **deltoïde**, gros muscle épais et triangulaire, qui couvre l'épaule, permet de lever et de tourner le bras.

Le **biceps**, muscle situé sur l'avant du bras, lève l'avant-bras, fléchit le coude et tourne la paume vers le haut. Il comporte deux têtes ou points d'insertion.

Les **triceps**, muscles qui couvrent tout le dos du bras, tendent l'avant-bras vers l'avant. Ils comportent trois têtes ou points d'insertion.

Les muscles de l'avant-bras

L'**avant-bras** est composé d'une série de muscles et de tendons solides.

Le **pronateur** tourne la main vers l'intérieur, en amenant la paume vers le bas.

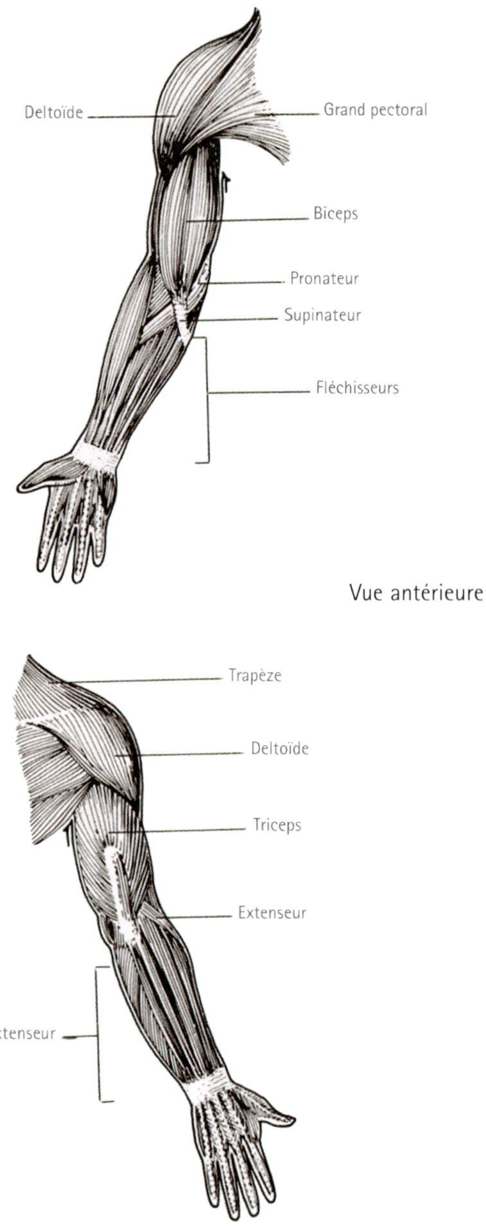

6.10. Muscles du membre supérieur.

Le **supinateur** tourne la main vers l'extérieur, en amenant la paume vers le haut.

Les **fléchisseurs** plient le poignet, tirent la main vers le haut et rapprochent les doigts vers l'avant-bras.

L'**extenseur** tend le poignet, la main et les doigts pour former une ligne droite (Fig. 6.10).

Les muscles de la main

La main renferme de nombreux petits muscles qui se recouvrent partiellement d'une articulation à l'autre, ce qui donne souplesse et force à cette partie du corps. Bien traiter les mains permet de maintenir la souplesse et l'élégance de ces muscles qui servent à fermer et à ouvrir les mains et les doigts.

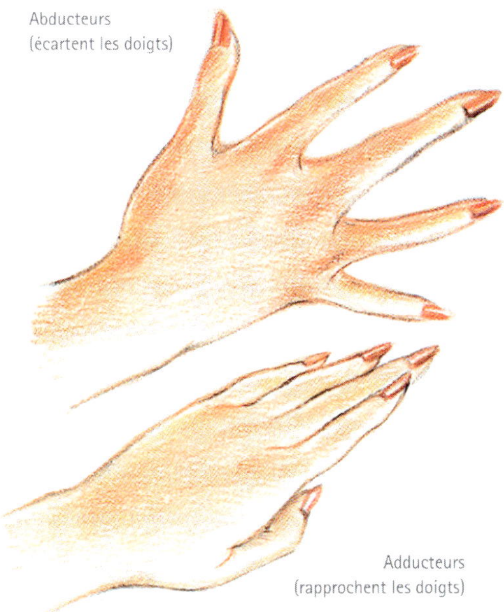

6.11. Muscles de la main.

Les **abducteurs** écartent les doigts et les **adducteurs** les ferment en direction du majeur. Ces deux groupes musculaires se trouvent à la base des doigts (Fig. 6.11).

Les muscles **antagonistes**, situés dans la paume de la main, permettent de rapprocher le pouce des autres doigts pour saisir un objet.

Les muscles de la jambe et du pied

Pendant une « beauté des pieds », un spécialiste de l'ongle utilise sa connaissance de la musculature du pied et de la jambe. Le pied contient des petits muscles qui le soutiennent et l'amortissent, ainsi que la jambe (Fig. 6.12).

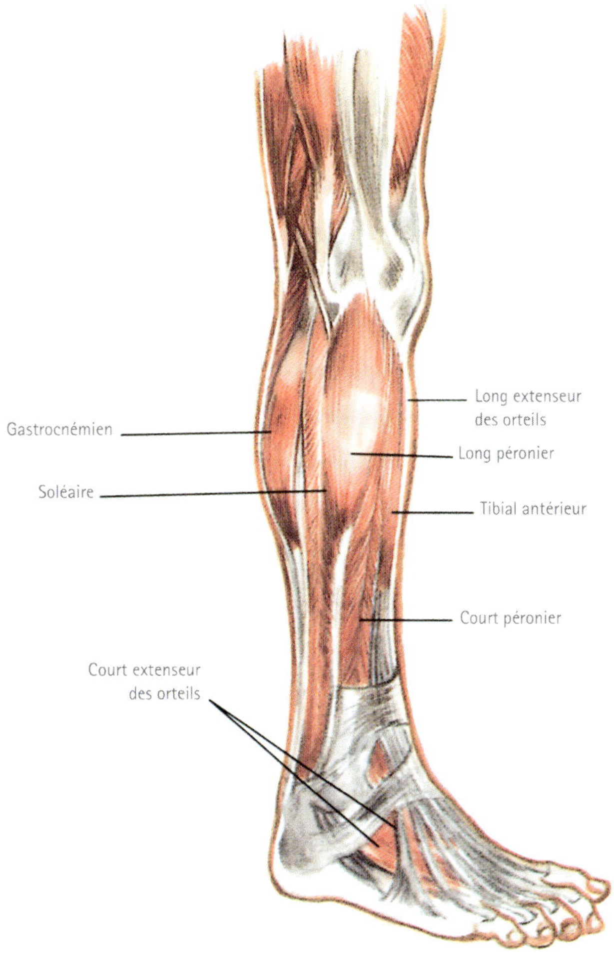

6.12. Muscles de la jambe et du pied.

Le **long extenseur des orteils** fléchit le pied vers le haut et tend les orteils.

Le **tibial antérieur** s'étend sur la face avant de la jambe. Il fléchit le pied vers le haut et vers l'intérieur.

Le **long péronier** s'étend sur la face externe du mollet. Il relève le bord externe du pied et tourne le pied vers l'extérieur.

Le **court péronier** s'insère sur la surface inférieure du péroné. Il fléchit le pied vers le bas et vers l'extérieur.

Le **gastrocnémien**, attaché sur la surface postéro-inférieure du talon, tire le pied vers le bas.

Le **soléaire**, inséré sur la portion supérieure du péroné, fléchit le pied vers le bas.

Les muscles du pied comprennent le **court extenseur des orteils**, l'**abducteur du gros orteil**, le **court fléchisseur des orteils** et l'**abducteur du petit orteil.** Ces muscles déplacent les orteils et favorisent le maintien de l'équilibre pour marcher ou se tenir debout (Fig. 6.13).

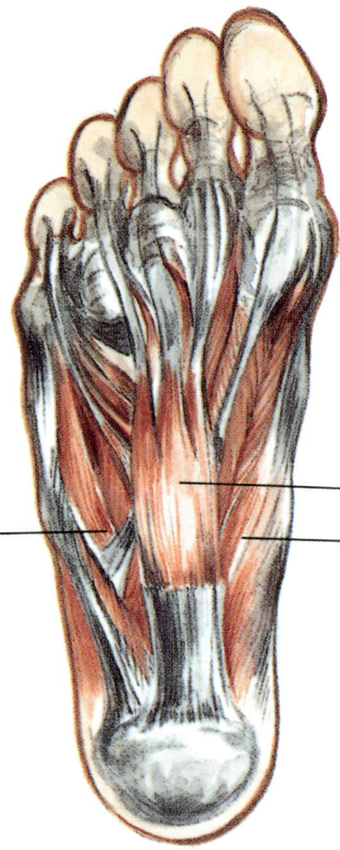

6.13. Muscles de la plante du pied.

Le système nerveux

La *neurologie* est la branche de la médecine qui traite du système nerveux et de ses maladies. Le *système nerveux*, l'un des systèmes les plus importants du corps, contrôle et coordonne les fonctions de tous les autres, et les fait travailler en harmonie. Chaque centimètre carré du corps humain comporte de fines fibres appelées **nerfs.** Étudier le système nerveux permet de comprendre les effets du massage sur les nerfs de toutes les parties du corps.

Le système nerveux est composé de trois parties : le système nerveux central, le système nerveux périphérique et le système nerveux autonome.

1 Le *système nerveux central* ou *cérébro-spinal* comprend le cerveau et la moelle épinière. Ses fonctions sont les suivantes :

a) Contrôle de la conscience et de toutes les activités mentales.

b) Contrôle des fonctions des cinq sens : vue, odorat, goût, toucher et ouïe.

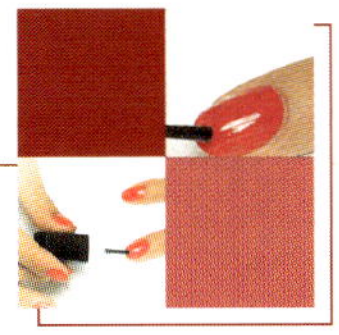

c) Contrôle des actions musculaires volontaires, comme tous les mouvements du corps et expressions du visage.

2 Le *système nerveux périphérique* est constitué des fibres nerveuses motrices et sensitives qui émergent du cerveau et de la moelle épinière et sont distribuées dans toutes les parties du corps. Sa fonction consiste à transmettre les messages en direction et en provenance du système nerveux central.

3 Le *système nerveux autonome*, portion qui fonctionne sans effort conscient, régule les activités des muscles lisses, des glandes, des vaisseaux sanguins et du cœur. Il comporte deux divisions : les systèmes **sympathique** et **parasympathique**, dont les actions sont contraires, et qui régulent, entre autres, la fréquence cardiaque, la tension, le rythme respiratoire et la température corporelle, afin de maintenir plus facilement l'équilibre homéostatique (stabilisation des différentes constantes physiologiques). Le système sympathique est surtout stimulé par le stress, l'urgence ou les situations qui demandent de l'énergie ; le système parasympathique domine dans les situations ordinaires et reposantes, quand l'énergie est économisée.

LE CERVEAU ET LA MOELLE ÉPINIÈRE

Le cerveau, la plus grosse masse de tissu nerveux du corps, est contenu dans le crâne. Il pèse en moyenne entre 1 232 et 1 344 grammes. Considéré comme le centre de traitement du corps, il envoie et reçoit des informations. Douze paires de nerfs crâniens quittent le cerveau pour innerver différentes parties de la tête, du visage et du cou.

La moelle épinière, composée de masses de cellules nerveuses, avec des fibres ascendantes et descendantes, assure la liaison entre le cerveau et les nerfs rachidiens. Elle s'étend tout le long du tronc, entourée et protégée par la colonne vertébrale ; 31 paires de nerfs rachidiens en émergent et sont distribuées vers les muscles et la peau du tronc et des membres. Certains nerfs rachidiens innervent les organes internes contrôlés par le système nerveux sympathique.

LES CELLULES NERVEUSES ET LES NERFS

Un *neurone* (*cellule nerveuse*), unité structurale première du système nerveux, est composé d'un corps cellulaire, des **dendrites**, qui reçoivent les messages des autres neurones, et d'un **axone** et d'arborisations terminales, qui envoient les messages vers les autres neurones, les glandes ou les muscles (Fig. 6.14).

Les **nerfs** sont de longs cordons blanchâtres constitués de fibres qui transmettent les messages vers et depuis les différentes parties du corps. Ils émergent du cerveau et de la moelle épinière et sont distribués en branches dans toutes les régions du corps.

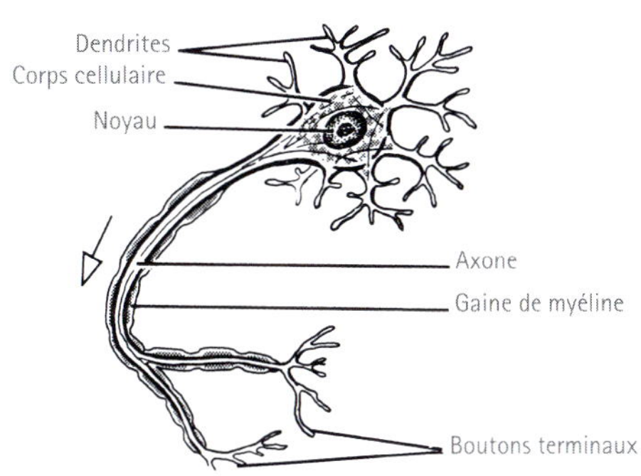

6.14. Neurone ou cellule nerveuse.

Les types de nerfs

Les *nerfs sensitifs*, ou *afférents*, transmettent l'influx nerveux ou les messages des organes sensoriels au cerveau, où sont ressenties les sensations tactiles, thermiques (chaud et froid), visuelles, auditives, gustatives, olfactives, de douleur et de pression.

Les *nerfs moteurs*, ou *efférents*, conduisent l'influx nerveux du cerveau aux muscles. C'est cet influx transmis qui génère le mouvement.

Les *nerfs mixtes*, à fibres sensitives et motrices, peuvent envoyer et recevoir des messages.

Les terminaisons des nerfs sensitifs, appelées *récepteurs*, se trouvent près de la surface de la peau. Le cerveau reçoit l'influx nerveux transmis par les nerfs sensitifs et il le renvoie vers les muscles via les nerfs moteurs. Un circuit complet est établi, dont résultent les mouvements musculaires.

Un **réflexe**, réponse automatique à un stimulus, implique la transmission d'un influx par un récepteur sensoriel (le long d'un nerf afférent) vers la moelle épinière, et la transmission d'un influx en réponse (le long d'un nerf efférent) vers un muscle, ce qui entraîne une réaction. Retirer rapidement la main d'un objet brûlant est un exemple de réflexe. Les réflexes sont des réactions aux stimuli indépendantes de la volonté.

Les nerfs du membre supérieur

Le **nerf cubital** et ses branches innervent le bras du côté de l'auriculaire et la paume de la main.

Le **nerf radial** et ses branches innervent le bras du côté du pouce et le dos de la main.

Le **nerf médian** est plus petit que les nerfs cubital et radial. Avec ses branches, il innerve le bras et la main.

Le **nerf digital** et ses branches innervent tous les doigts de la main (Fig. 6.15).

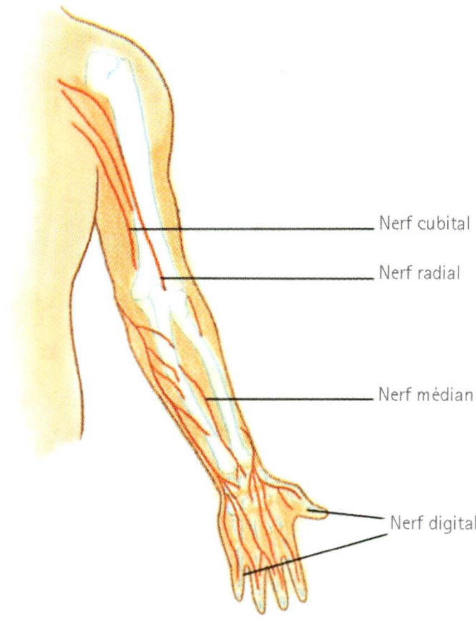

6.15. Nerfs du membre supérieur.

Les nerfs de la jambe et du pied

Le **nerf tibial**, situé dans la cuisse, passe derrière le genou. Ses ramifications transmettent l'influx nerveux au genou, aux muscles du mollet, à la peau de la jambe, à la plante du pied, au talon et à la face inférieure des orteils.

Le **nerf péronier commun**, division du nerf sciatique, se trouve derrière le genou. Il comporte deux parties : le **nerf péronier profond**, qui descend le long de la partie postérieure de la jambe, et le **nerf péronier superficiel**, qui descend devant le péroné et transmet l'influx nerveux à la peau du pied et aux orteils.

Le **nerf saphène** transmet l'influx nerveux vers la peau de la face interne de la jambe et du pied.

Le **nerf sural** transmet l'influx nerveux vers la face externe et postérieure du pied et de la jambe.

Le **nerf dorsal** transmet l'influx nerveux vers le dessus du pied (Fig. 6.16).

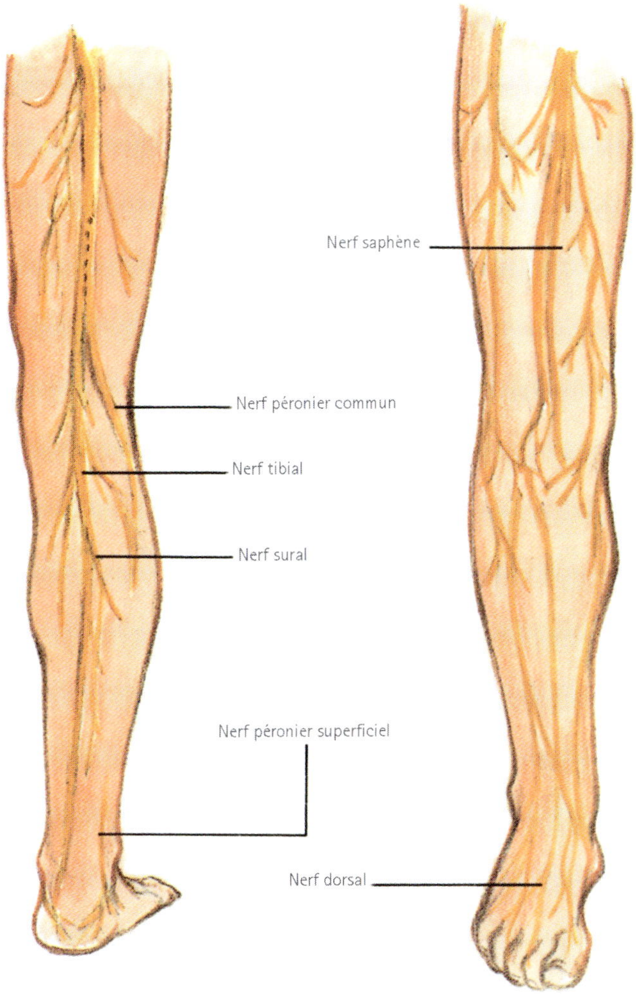

6.16. Nerfs de la jambe et du pied.

L'appareil circulatoire

L'*appareil circulatoire*, ou *système vasculaire*, indispensable au maintien d'une bonne santé, régule la circulation du sang dans le corps à l'aide du cœur et des vaisseaux sanguins (artères, veines et capillaires).
Le **système cardio-circulatoire**, ou cardio-vasculaire, qui comprend le cœur et les vaisseaux sanguins, fait circuler le sang. Le **système lymphatique** est composé de ganglions et de vaisseaux lymphatiques dans lesquels circule la lymphe, liquide organique ambré. Ces deux systèmes sont étroitement liés. La lymphe, dont la composition est comparable à celle du plasma sanguin, est progressivement reconduite dans le flux sanguin.

LE CŒUR

Le cœur, organe musculaire en forme de cône, dont la taille correspond environ à celle d'un poing fermé, siège dans la cavité pulmonaire, enveloppé dans une membrane, le **péricarde**. En tant que pompe circulatoire centrale, il contrôle les mécanismes de transport dans les vaisseaux sanguins. Normalement, le cœur au repos bat de 72 à 80 coups par minute. Le **nerf vague** (dixième nerf crânien) et les nerfs du système nerveux autonome régulent la pulsation cardiaque (Fig. 6.17).

L'intérieur du cœur contient quatre cavités. Les cavités supérieures, aux parois fines, sont les **oreillettes droite** et **gauche**. Les cavités inférieures, aux parois épaisses, sont les **ventricules droit** et **gauche**. Les valvules n'autorisent le passage du sang pompé que dans une seule direction. À chaque contraction et relâchement du cœur, le sang passe des oreillettes aux ventricules qui l'éjectent pour le distribuer dans tout le corps.

LES VAISSEAUX SANGUINS

Les vaisseaux sanguins, qui incluent les *artères*, les *capillaires* et les *veines*, ont une structure tubulaire. Ils transportent le sang vers et depuis le cœur, et vers les différents tissus du corps.

Les **artères** sont des tubes élastiques et musculaires aux parois épaisses qui conduisent le sang oxygéné du cœur vers tous les capillaires du corps.

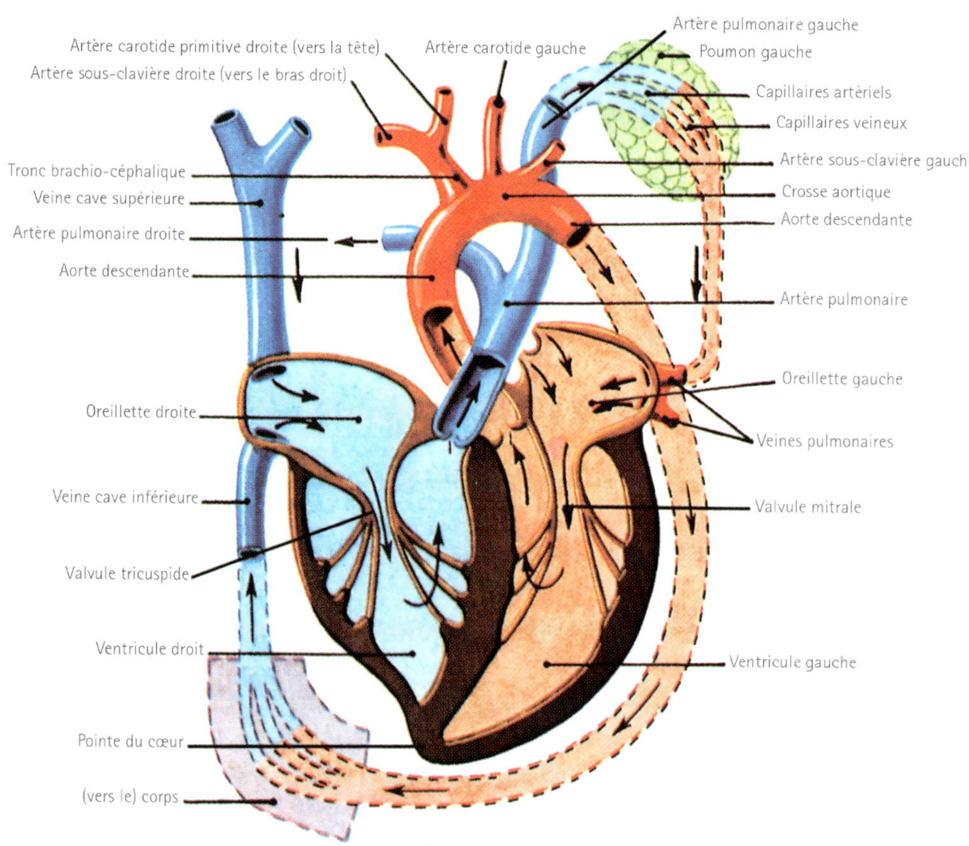

6.17. Schéma du cœur.

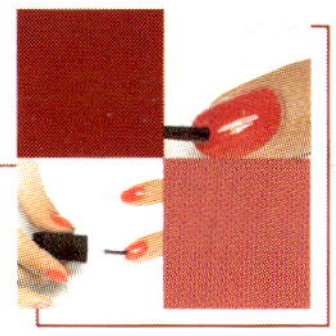

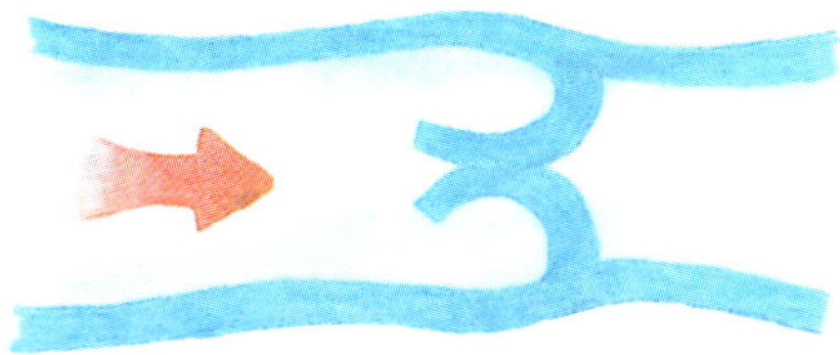

Valvule fermée

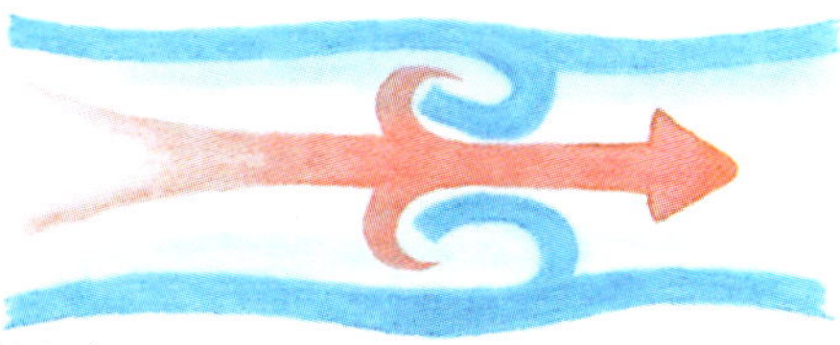

Valvule ouverte

6.18. Coupes transversales d'une veine.

Les **capillaires**, vaisseaux microscopiques recouverts d'une fine paroi, relient les petites artères aux veines. À travers leurs parois, les tissus reçoivent des nutriments et éliminent les déchets.

Les **veines** ramènent le sang pauvre en oxygène des capillaires au cœur. Il s'agit de vaisseaux sanguins aux parois fines, et moins élastiques que les artères. Elles contiennent des valvules en forme de coupe qui empêchent le reflux du sang. Les veines se trouvent plus près de la surface du corps que les artères (Fig. 6.18).

LE SANG

Le *sang*, liquide nutritif qui circule dans les vaisseaux à travers tout l'organisme, est salé, visqueux et de couleur rouge. D'une température normale de 37°, il représente à peu près un vingtième du poids du corps. Les vaisseaux d'un adulte sont remplis d'environ 4 à 5 litres de sang. Le sang est rouge vif dans les artères, sauf dans l'artère pulmonaire, et rouge foncé dans les veines, sauf dans la veine pulmonaire. Ce changement de couleur est dû à l'échange gazeux (dioxyde de carbone contre oxygène) lorsque le sang passe dans les alvéoles pulmonaires, et à l'échange gazeux (oxygène contre dioxyde de carbone) lorsque le sang circule dans tout le corps.

La circulation sanguine

Le sang circule constamment à partir du moment où il quitte le cœur et jusqu'à ce qu'il y retourne. Deux systèmes contrôlent cette circulation :

La *circulation pulmonaire* concerne celle du sang qui va du cœur vers les poumons pour être purifié.

La *circulation systémique*, ou *générale*, est celle qui conduit le sang depuis le cœur vers toutes les parties du corps, et le ramène au cœur.

La composition du sang

Le sang est composé de globules rouges, de globules blancs, de plaquettes et de plasma (Fig. 6.19, 6.20).

La fonction des **globules rouges**, ou **érythrocytes**, consiste à transporter l'oxygène vers les cellules. Les **globules blancs**, ou **leucocytes**, servent à la

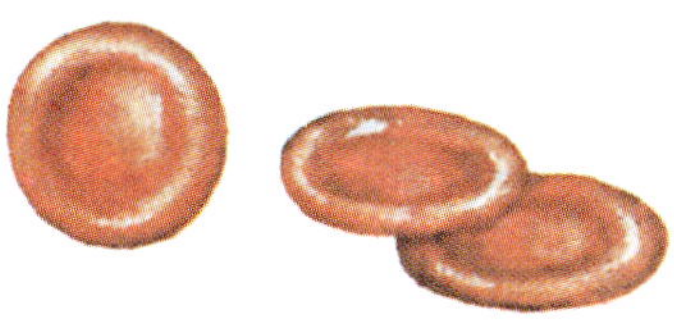

6.19. Globules rouges.

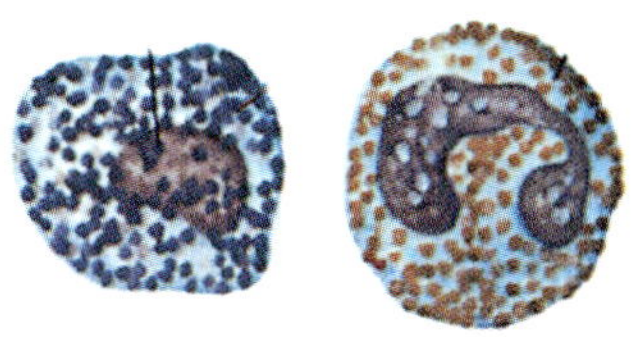

6.20. Globules blancs.

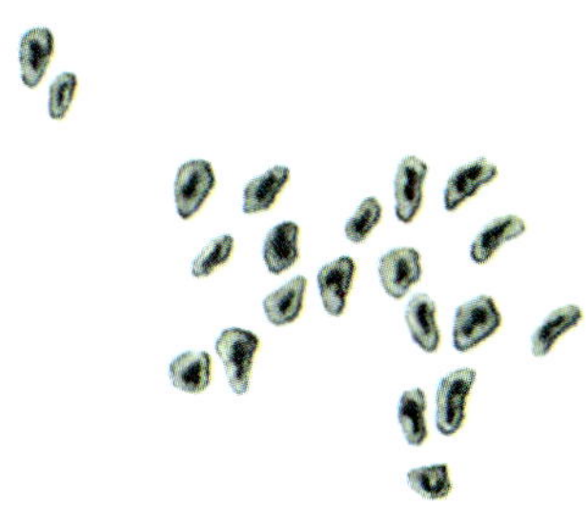

6.21. Plaquettes.

défense contre les agents infectieux et les autres substances étrangères.
Les **plaquettes**, ou **thrombocytes**, bien plus petites que les globules rouges, jouent un rôle important dans la coagulation sanguine (Fig. 6.21).

Le **plasma** est la partie liquide du sang dans laquelle circulent les globules rouges, les globules blancs et les plaquettes. Ce liquide clair et jaunâtre, composé d'environ 90 % d'eau, transporte les nutriments et les sécrétions aux cellules dont il évacue le dioxyde de carbone.

Les fonctions principales du sang

Les fonctions principales du sang sont décrites ci-dessous :

1 Il transporte l'eau, l'oxygène, les nutriments et les sécrétions à toutes les cellules du corps.

2 Il évacue le dioxyde de carbone et les déchets du métabolisme qui sont éliminés au niveau des poumons, de la peau, des reins et du gros intestin.

3 Il favorise le maintien d'une température constante, protégeant ainsi le corps des extrêmes de chaleur et de froid.

4 Les globules blancs aident à protéger le corps des bactéries pathogènes et des germes infectieux.

5 Sa capacité de coagulation permet de fermer les plaies des petits vaisseaux sanguins et d'empêcher les saignements.

Irrigation sanguine de l'avant-bras et de la main

Les **artères cubitale** et **radiale** sont les deux sources principales d'irrigation de l'avant-bras et de la main.

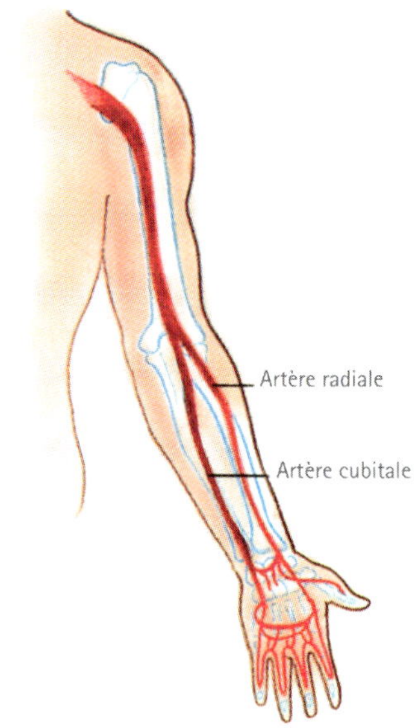

6.22. Artères de l'avant-bras et de la main.

L'artère cubitale et ses nombreuses ramifications irriguent l'avant-bras du côté du petit doigt, et la paume de la main. L'artère radiale et ses ramifications irriguent l'avant-bras du côté du pouce, et le dos de la main.

Les veines importantes, presque parallèles aux artères, portent les mêmes noms que les artères.

Les artères se trouvent en profondeur dans les tissus, alors que les veines sont plus près de la surface des membres (Fig. 6.22).

Irrigation de la jambe et du pied

Plusieurs artères principales irriguent la jambe et le pied. L'**artère poplitée** se divise en deux branches : l'**artère tibiale antérieure** et l'**artère tibiale postérieure**. L'**artère tibiale antérieure** va jusqu'au pied où elle devient l'**artère pédieuse** qui irrigue le pied.

Comme pour le membre supérieur, les veines importantes du membre inférieur sont presque parallèles aux artères et portent les mêmes noms (Fig. 6.23).

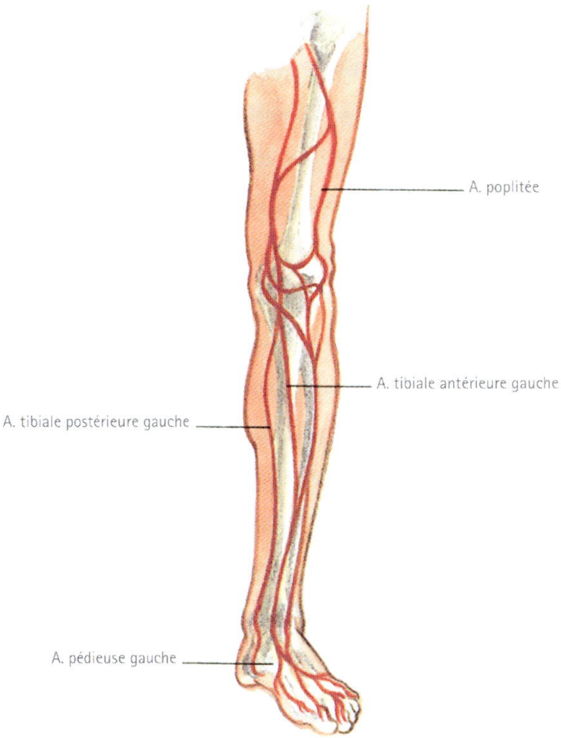

6.23. Artères de la jambe et du pied.

Le système lymphatique

Le **système lymphatique**, composé de la lymphe interstitielle, des vaisseaux et des ganglions lymphatiques, joue le rôle d'un auxiliaire du sang.

La **lymphe** est un liquide ambré formé de plasma sanguin filtré à travers les parois des capillaires dans l'espace interstitiel. Toutes les cellules baignent dans le tissu de l'espace interstitiel qui leur fournit des nutriments en échange des déchets du métabolisme. Ce liquide, absorbé dans les capillaires lymphatiques qui le transforment en lymphe, est ensuite filtré et épuré à travers les ganglions lymphatiques, avant d'être réintroduit dans le flux sanguin.

Les fonctions principales de la lymphe sont les suivantes :

1. Elle circule dans les parties du corps que le sang n'atteint pas et effectue un échange avec le sang.
2. Elle transporte les nutriments du sang vers les cellules du corps.
3. Elle coopère avec le système de défense immunitaire en luttant contre les bactéries pathogènes et les toxines.
4. Elle élimine les débris cellulaires.
5. Elle constitue un milieu liquide adapté aux cellules.

Le système endocrinien

Le *système endocrinien* est constitué de glandes endocrines qui sécrètent des substances dans le sang. Les **glandes**, organes dont la fonction consiste à produire des sécrétions, transforment certains éléments du sang en nouveaux composants dont le corps a besoin. Les **glandes endocrines** sécrètent directement dans le système sanguin des **hormones,** substances chimiques qui influent sur le métabolisme et d'autres processus physiologiques. Avec le système nerveux, le système endocrinien participe à la régulation et à l'intégration des différents organes et systèmes du corps.

Le système excréteur

Le **système excréteur** comprend les reins, le foie, la peau, les intestins et les poumons. Il purifie le corps en éliminant les déchets de l'organisme. Chacune des parties suivantes joue un rôle dans le système excréteur :

1 Les **reins** excrètent l'urine.

2 Le **foie** libère la bile.

3 La **peau** élimine la sueur.

4 Le **gros intestin** évacue les résidus alimentaires non digérés.

5 Les **poumons** rejettent le dioxyde de carbone.

Le métabolisme cellulaire produit différentes substances toxiques qui empoisonneraient le corps si elles n'étaient pas éliminées.

L'appareil respiratoire

L'*appareil respiratoire*, situé dans la cage thoracique, est protégé de chaque côté par les côtes. Le **diaphragme**, muscle qui constitue la frontière entre la cage thoracique et la cavité abdominale, contrôle la respiration.

Les **poumons** sont des tissus spongieux composés de cellules microscopiques où arrive l'air inspiré. Ces cellules minuscules sont entourées d'un tissu qui ressemble à de la peau, derrière lequel se trouvent les fins capillaires du système vasculaire.

Lors de l'**inspiration**, un échange gazeux se produit, qui entraîne le passage d'oxygène dans le sang. Lors de l'**expiration**, le dioxyde de carbone est rejeté. L'oxygène est encore plus indispensable que la nourriture ou l'eau. Bien que l'on puisse vivre plus de soixante jours sans nourriture, et plusieurs jours sans eau, la mort survient en quelques minutes en l'absence d'oxygène.

Il est plus salutaire de respirer par le nez que par la bouche, parce que l'air est réchauffé par les capillaires de surface et les corps étrangers sont retenus par les poils qui garnissent la muqueuse des fosses nasales.

La fréquence respiratoire dépend du niveau d'activité. Les activités musculaires et les dépenses d'énergie augmentent les besoins du corps en oxygène, et donc la fréquence respiratoire. Quand on marche, le corps a besoin d'environ trois fois plus d'oxygène que lorsqu'on reste immobile.

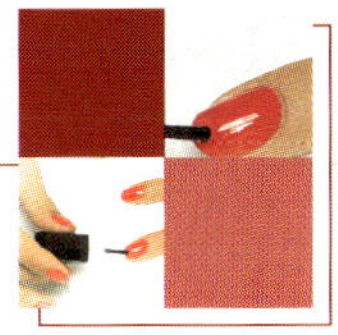

L'appareil digestif

La **digestion** qualifie l'ensemble des transformations que subissent les aliments avant d'être assimilés. L'**appareil digestif** dissout les aliments pour qu'ils puissent être utilisés par les cellules du corps. La digestion commence dans la bouche et se termine dans l'intestin grêle. À partir de la bouche, la nourriture passe dans le **pharynx** et l'**œsophage** avant d'être conduite dans l'estomac. Les aliments sont complètement digérés dans l'estomac et l'intestin grêle, et assimilés ou absorbés dans le sang. Le gros intestin (côlon) continue à dégrader les résidus alimentaires non digestes qui seront ensuite stockés dans le rectum. Le processus complet de digestion de la nourriture dure environ neuf heures.

Les **enzymes** présentes dans les sécrétions digestives sont responsables de la décomposition chimique des aliments. Les **enzymes digestives** sont des substances chimiques qui transforment certains types d'aliments en une forme assimilable par le corps. Les émotions intenses, l'excitation et la fatigue troublent sérieusement la digestion. D'un autre côté, le bonheur et la détente favorisent une bonne digestion.

Questions de révision

1. Pourquoi une connaissance de l'anatomie et de la physiologie aide-t-elle à devenir un meilleur spécialiste de l'ongle ?
2. À quoi servent les cellules du corps humain ?
3. Qu'est-ce que le métabolisme cellulaire ?
4. Citez les cinq types de tissus corporels et expliquez la fonction de chacun.
5. Quels sont les cinq organes du corps les plus importants ? Expliquez la fonction de chacun.
6. Citez les dix systèmes ou appareils qui constituent le corps humain. Quelle est la fonction de chacun ?
7. Quelles sont les quatre façons de stimuler les muscles ?
8. Quels sont les quatre régions musculaires que le massage stimule ?
9. Quelles sont les trois divisions du système nerveux ? Quelle est la fonction de chacune ?
10. Quelles sont les fonctions principales du sang ?

CHAPITRE VII

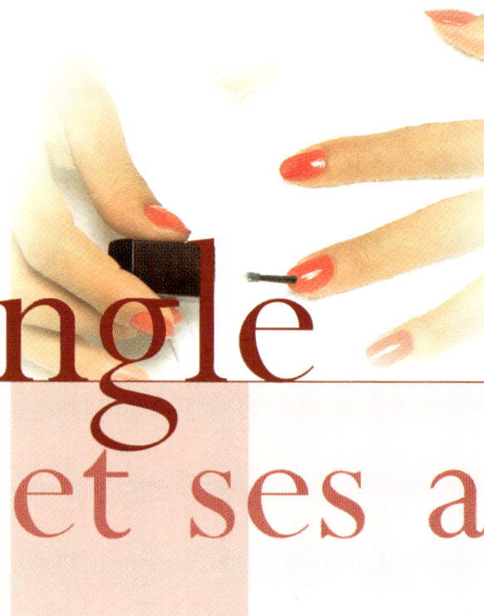

L'ongle et ses affections

Objectifs d'apprentissage

Après avoir étudié ce chapitre, vous devriez pouvoir :

1. Identifier les parties de l'ongle.
2. Définir les affections de l'ongle.
3. Citer la règle d'or concernant les affections de l'ongle.
4. Identifier les affections de l'ongle qui peuvent être traitées par un prothésiste ongulaire.
5. Identifier les affections de l'ongle qui ne peuvent pas être traitées par un prothésiste ongulaire.

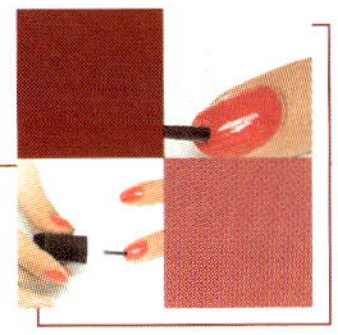

Introduction

Pour travailler en professionnel, vous devez apprendre la structure et la fonction des ongles, et repérer les contre-indications aux soins éventuels, afin de déterminer si le client a besoin de consulter un dermatologue (spécialiste des maladies de la peau).

Les ongles sont une partie intéressante et surprenante du corps humain : ils reflètent l'état de santé général ; normalement, ils sont lisses, brillants et rose translucide. Leurs déformations ou leurs problèmes de croissance traduisent souvent des troubles qui touchent l'ensemble de l'organisme. Les ongles sont une production épidermique constituée d'une protéine, la **kératine**, plus dure que celle des cheveux (celle de la peau est souple). Ils protègent les extrémités des doigts et des orteils, et facilitent la prise de petits objets. En moyenne, leur croissance est de 3,2 mm par mois chez l'adulte (moins pour les ongles des pieds).

Ils se renouvellent tous les quatre mois, plus rapidement en été qu'en hiver. L'ongle du majeur pousse le plus vite, celui du pouce le plus lentement.

Les parties de l'ongle

L'ensemble de la structure de l'ongle comprend les parties de l'ongle proprement dit et les structures de la peau en dessous et autour.

LES PARTIES DE L'ONGLE

L'ongle comporte une plaque, une racine et un bord libre. La *plaque* (corps, tablette ou lame), partie principale rattachée à la peau du bout du doigt, semble être formée d'un seul bloc, alors qu'elle est constituée de plusieurs couches (Fig. 7.1).

La *racine* correspond à l'endroit où l'ongle commence à pousser. Elle s'insère sous la peau à la base de l'ongle.

Le *bord libre* représente la partie de l'ongle qui dépasse du doigt.

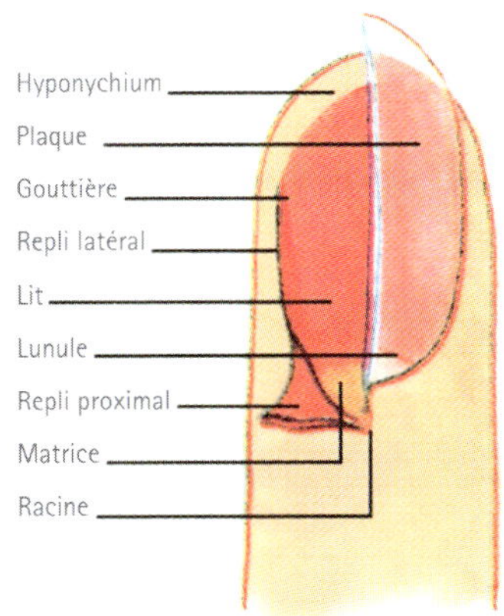

7.1. Schéma de l'ongle.

LES STRUCTURES SOUS L'ONGLE

Les structures sous l'ongle comprennent le lit, la matrice et la lunule. Le *lit*, portion de peau sur laquelle repose la plaque de l'ongle, est composé de vaisseaux sanguins qui fournissent les nutriments nécessaires à la croissance de l'ongle. Il contient aussi des nerfs (Fig. 7.2).

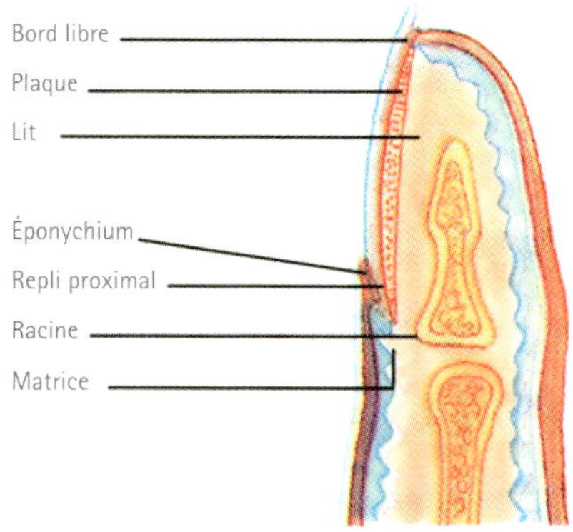

7.2. Coupe transversale de l'ongle.

La *matrice* contient des nerfs et des vaisseaux lymphatiques et sanguins, qui produisent les cellules de l'ongle et contrôlent sa vitesse de croissance. Située sous la racine, il s'agit d'une partie très sensible de l'ongle. Si la matrice est endommagée, l'ongle poussera irrégulièrement ou se déformera. N'appuyez pas trop sur cette zone pendant une manucure.

La *lunule*, demi-lune de couleur claire à la base de l'ongle, relie la matrice au lit de l'ongle.

LA PEAU AUTOUR DE L'ONGLE

La peau qui entoure l'ongle comprend la cuticule, le repli proximal, les gouttières, les replis latéraux, l'éponychium, le périonychium et l'hyponychium.

La *cuticule*, expansion de la couche cornée de l'épiderme sur la plaque de l'ongle, doit être souple.

Le *repli proximal* est le repli profond de peau à la base de l'ongle où la racine s'insère.

Les *gouttières* sont les sillons latéraux du lit sur lesquels l'ongle pousse.

Les *replis latéraux* correspondent à la peau sur les côtés de l'ongle au-dessus des gouttières.

L'*éponychium*, bourrelet de peau à la base de l'ongle, s'étend des replis latéraux à la plaque de l'ongle.

Le *périonychium* est la partie de la peau qui entoure toute la zone de l'ongle.

L'*hyponychium* est la partie de la peau sous le bord libre de l'ongle.

LES AFFECTIONS DE L'ONGLE

La plupart des clients, si ce n'est tous, ont déjà eu des problèmes d'ongle, affections courantes provoquées par des blessures à l'ongle, ou par des maladies ou des dysfonctionnements de l'organisme. Un spécialiste de l'ongle doit savoir en reconnaître les symptômes afin d'établir s'il existe des contre-indications aux soins à donner.

Quand un client présente une affection de l'ongle, informez-le de son état et conseillez-lui d'aller consulter un médecin. Dans certains cas, vous pourrez atténuer l'affection et la masquer partiellement avec des produits de beauté.

C'est à vous qu'incombe la responsabilité de déterminer si vous pouvez soigner les ongles de vos clients en toute sécurité. Pour y parvenir, apprenez à repérer les symptômes des affections que vous ne pouvez pas traiter, et de celles dont le traitement exige le plus grand soin. De plus, il faut savoir quand il convient d'utiliser des produits cosmétiques pour diminuer l'aspect d'une affection.

Respecter la « règle d'or » vous permettra d'agir de façon responsable en ce qui concerne la santé des ongles des clients.

La **« règle d'or »** consiste à ne pas s'occuper de l'ongle d'un client et à lui conseiller d'aller consulter un médecin si l'ongle (ou la peau) est infecté(e), enflammé(e), entaillé(e) ou enflé(e). Il faut distinguer l'inflammation (rougeur et douleur) de l'infection (pus visible), bien qu'elles aient souvent lieu en même temps. Quand l'épiderme ou le tissu de l'ongle est entamé, les couches plus profondes de ces structures sont exposées. La peau enflée apparaît plus épaisse qu'à la normale.

Ci-dessous, vous trouverez deux listes des affections de l'ongle, avec une brève description de chacune. La première comprend celles qu'un spécialiste de l'ongle peut traiter s'il n'y a pas de signe d'infection, d'inflammation, d'entaille ou de gonflement. Cette liste suggère aussi des services à proposer. La deuxième liste décrit les affections sérieuses dont un spécialiste de l'ongle ne peut pas s'occuper et qui doivent être examinées par un médecin.

LES AFFECTIONS DE L'ONGLE QU'UN PROTHÉSISTE ONGULAIRE PEUT TRAITER

Au niveau de l'ongle, l'*hématome* se caractérise par la formation d'un caillot de sang sous la plaque. Ce caillot est dû à une blessure au lit de l'ongle. La couleur de l'hématome peut varier du bordeaux au noir. Dans certains cas, l'ongle tombe pendant la cicatrisation. Il n'est pas conseillé de poser un ongle américain sur un ongle avec un hématome (Fig. 7.3).

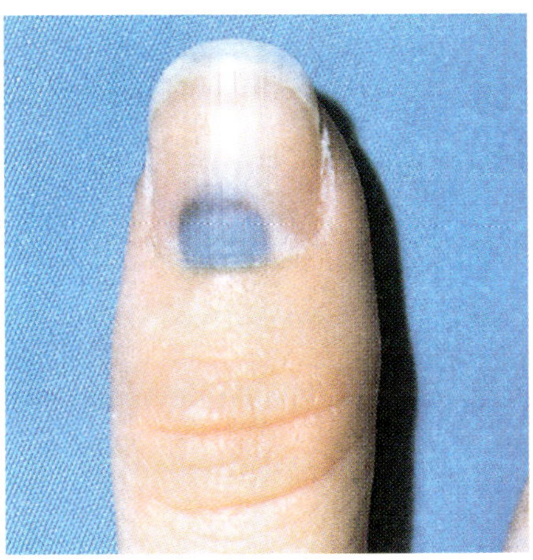

7.3. Hématome.

La *chromonychie*, signe de mauvaise circulation sanguine, de maladie de cœur ou de médication topique ou orale, est une coloration anormale de l'ongle ; celui-ci pouvant devenir jaune, bleu, gris bleu, vert, rouge ou violet. Elle peut aussi résulter d'un trouble organique. Il est possible de masquer cette affection avec des capsules, des pansements ou du vernis.

L'*onychomalacie*, maladie de l'ongle qui devient mou, fin, blanc et très incurvé au-dessus du bord libre, survient après un régime inadapté, une maladie organique, la prise de médicaments ou des troubles nerveux. Manucurez ces ongles avec beaucoup de précaution parce qu'ils sont fragiles et cassants. Passez doucement le côté fin d'une lime émeri et n'exercez pas de pression sur la base de l'ongle avec un repoussoir en métal (Fig. 7.4, 7.5).

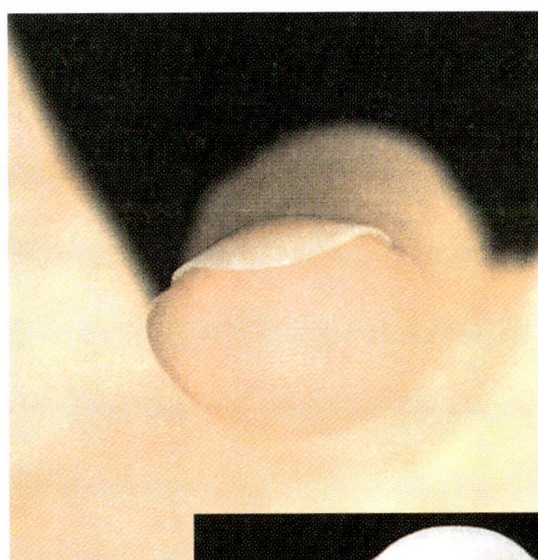

7.4. Onychomalacie.

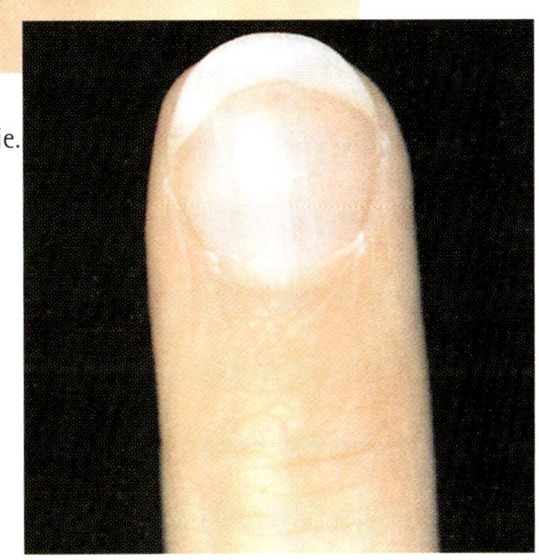

7.5. Onychomalacie.

Les *cannelures* sont des sillons longitudinaux ou transversaux. Certains sillons longitudinaux, normaux sur des ongles adultes, augmentent avec l'âge. Ils peuvent être aussi provoqués par le psoriasis, une mauvaise circulation ou des gelures. Les sillons transversaux apparaissent parfois après une forte fièvre, une grossesse, la rougeole chez les enfants, ou un manque de zinc. Si les cannelures ne sont pas profondes et que l'ongle n'est pas cassé, vous pouvez en corriger l'aspect.

Comme ces ongles sont extrêmement fragiles, manucurez-les avec le plus grand soin. Évitez d'employer un repoussoir en métal ; utilisez un bâtonnet d'oranger garni de coton pour repousser les cuticules. Éliminez ou atténuez les cannelures en polissant doucement les ongles avec de la poudre de ponce. Les cannelures restantes peuvent être comblées avec un agent uniformisant, puis recouvertes d'un vernis de couleur, pour donner à l'ongle un aspect lisse et sain (Fig. 7.6).

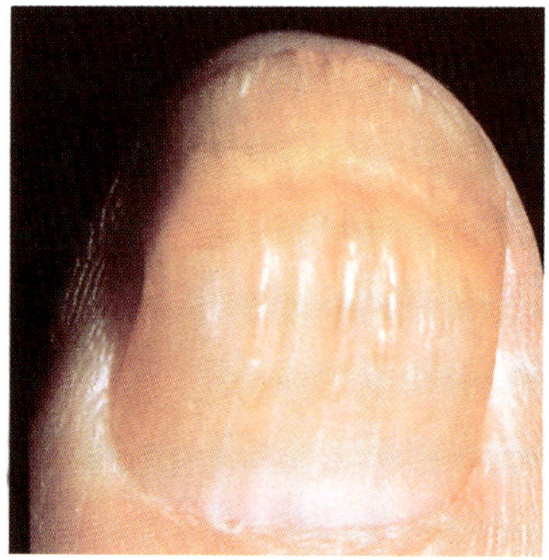

7.6. Cannelures.

Les *envies* sont de petites peaux qui se forment sur le pourtour de l'ongle, lorsque la cuticule se fendille, parce qu'elle est sèche ou a été coupée trop près de l'ongle. Pour corriger ce problème, ramollissez les cuticules avec une huile et coupez les franges disgracieuses avec une pince à envies. Bien qu'il s'agisse d'un problème simple et fréquent, les envies risquent de s'infecter si elles ne sont pas traitées correctement (Fig. 7.7).

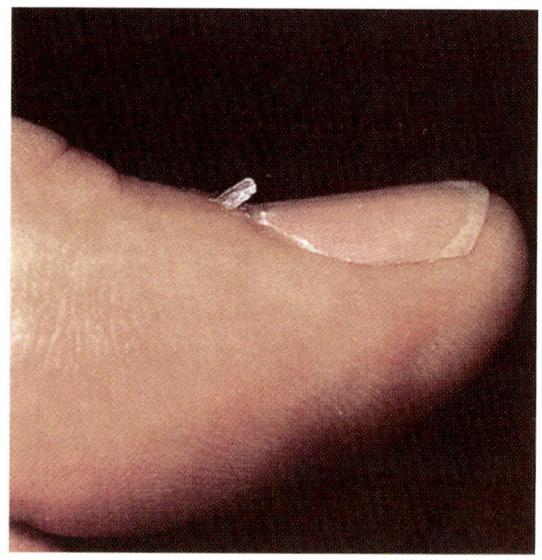

7.7. Envies.

La *leuconychie* définit un ongle taché de blanc, à cause de l'air qui passe entre ses couches, d'un bleu ou d'une autre blessure. On ne peut rien faire pour supprimer cette anomalie qui s'en ira avec la pousse de l'ongle (Fig. 7.8).

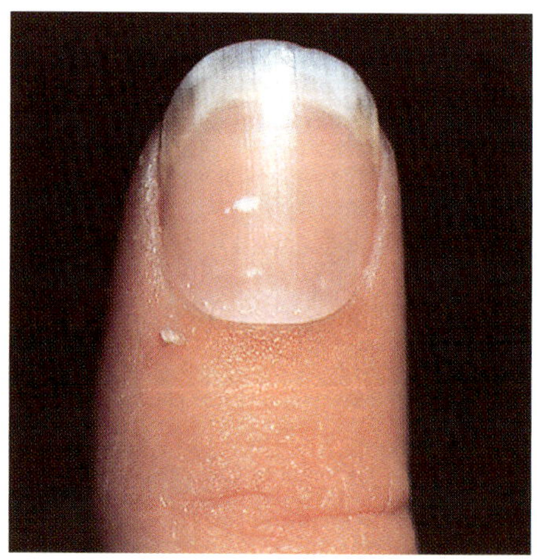

7.8. Leuconychie.

Le *nœvus unguéal* se présente sous la forme d'une tache marron ou noire, due à un grain de beauté qui se trouve sous l'ongle ou au niveau de la matrice. On peut masquer cette malformation congénitale en appliquant du vernis à ongles ou en posant des ongles américains.

L'*onychatrophie*, ou atrophie de l'ongle, décrit une diminution de l'ongle qui perd de son brillant, se dédouble et tombe. Cette affection peut résulter d'une blessure au niveau de la matrice ou d'une maladie organique. Soignez-la avec beaucoup de précaution. Limez l'ongle avec le côté fin d'une lime émeri et n'utilisez pas de repoussoir en métal, de savons trop chimiques, ni de détergents. Si cette affection est due à une maladie organique, de nouveaux ongles peuvent repousser après guérison (Fig. 7.9).

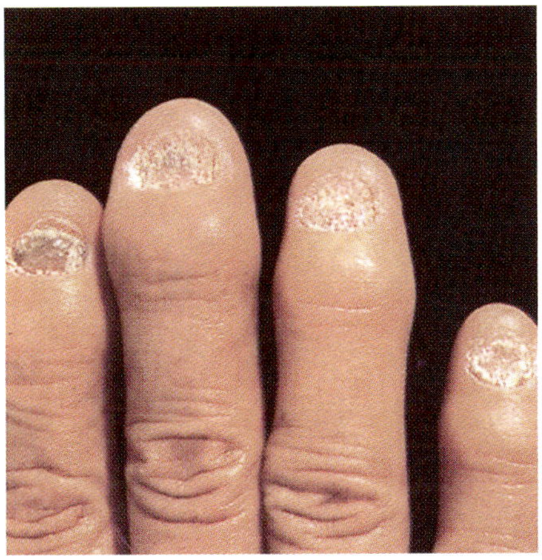

7.9. Onychatrophie ou atrophie de l'ongle.

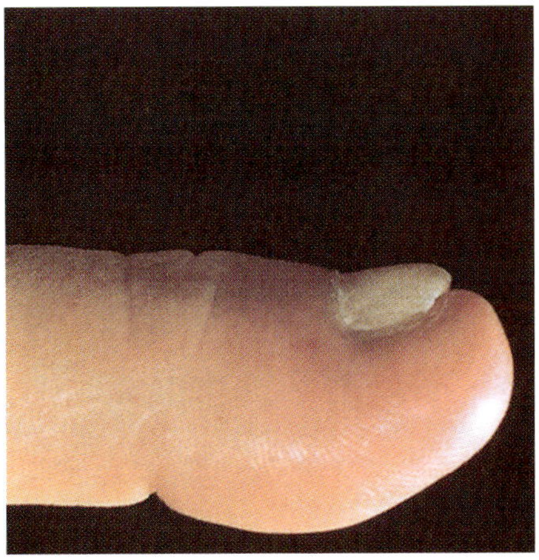

7.10. Onychauxis.

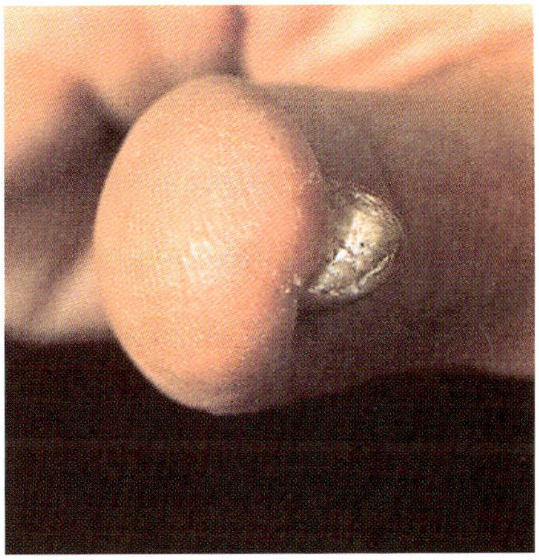

7.11. Onychauxis (vue de l'extrémité).

L'*onychauxis*, ou hypertrophie de l'ongle, montre des symptômes opposés à l'onychatrophie. Les ongles poussent trop, sont anormalement épais et striés, généralement à cause d'un déséquilibre organique, d'une infection locale ou d'une maladie congénitale.

Poncez les stries et polissez l'ongle avec de la poudre de ponce (Fig. 7.10, 7.11).

L'*onychocryptose*, ou *ongles incarnés*, est une anomalie bien connue des doigts et des orteils. L'ongle pousse dans la peau sur les côtés, lorsqu'il est coupé trop court ou qu'il subit une pression dans les chaussures. Si le tissu autour de l'ongle n'est pas infecté ou si l'ongle n'est pas trop enfoncé dans la chair, arrondissez le coin en le coupant légèrement pour alléger la pression sur la gouttière unguéale. Si l'ongle a poussé trop

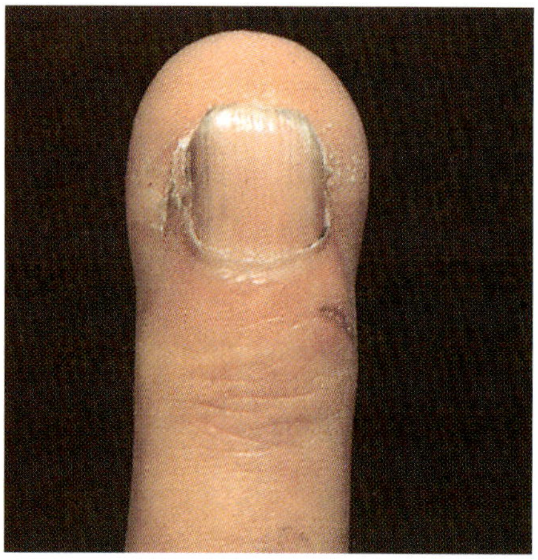

7.12. Onychocryptose ou ongle incarné.

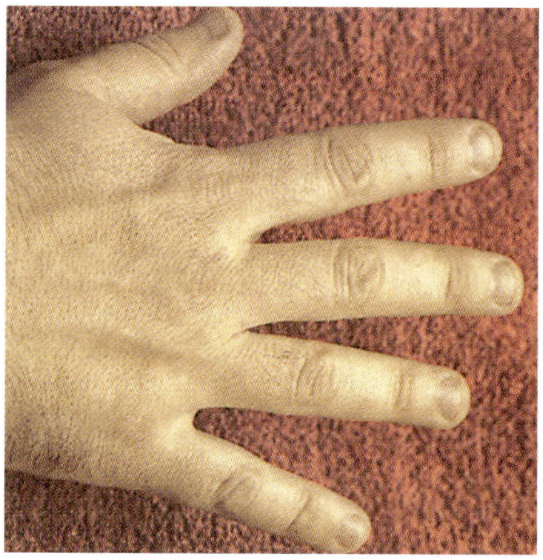

7.13. Onychophagie ou ongles rongés.

profondément dans la gouttière, conseillez au client de consulter un médecin (Fig. 7.12).

L'*onychophagie* est la maladie qui consiste à se ronger les ongles. Les techniques de manucurie professionnelle permettent de la traiter efficacement. Faites des manucures régulières, en utilisant les méthodes décrites dans les chapitres sur la manucurie et les techniques de prothésie ongulaire. La pose de capsules et de pansements pourra masquer et embellir des ongles déformés (Fig. 7.13).

L'*onychophose* fait référence à la pousse d'épithélium corné dans le lit de l'ongle.

L'*onychophyma*, plus souvent appelée onychauxis, indique un épaississement de la plaque unguéale.

L'*onychorrhexis* fait référence à une fragilité anormale des ongles qui se fissurent longitudinalement, à cause d'une blessure aux doigts, d'un usage excessif de gels émollients, de dissolvants, ou d'un limage brutal. Si l'ongle n'est pas fissuré sous le bord libre, on peut le soigner. Pour corriger ce problème, ramollissez les ongles avec un traitement revitalisant et arrêtez d'employer des savons trop chimiques et des dissolvants, ou de limer de manière incorrecte (Fig. 7.14).

L'*onychose* désigne toute affection de l'ongle.

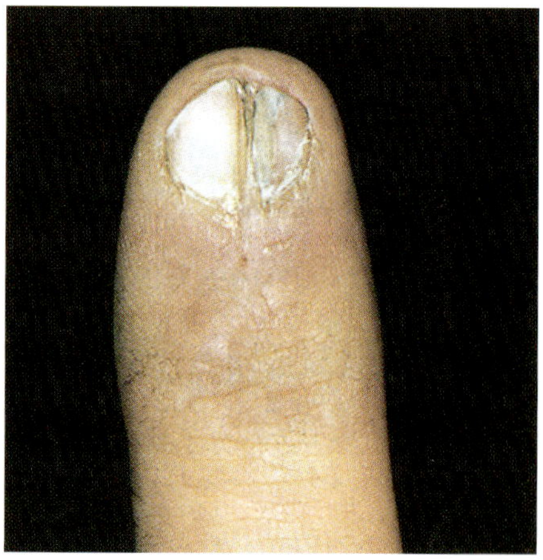

7.14. Onychorrhexis.

Le *ptérygion* (hypertrophie des cuticules), affection fréquente, qualifie la pousse de la cuticule sur l'ongle. La cuticule adhère à l'ongle et, en l'absence de traitement, poussera dessus jusqu'au bord libre.

Cette affection peut être facilement traitée en faisant des bains d'huile chauds revitalisants, afin d'assouplir la cuticule pour pouvoir la repousser avec un repoussoir en métal puis la retirer (Fig. 7.15).

Le succès de la diversité

Pour réussir, un coiffeur doit proposer toute une gamme de soins pour les cheveux. Il en va de même pour les professionnels de l'ongle. Bien que des prothésistes ongulaires s'en tiennent parfois à une seule technique (naturelle, résine acrylique, fibre de verre ou gel), il est important d'en apprendre le plus possible, afin d'être en mesure de vous adapter à un client qui allergique à un produit ou qui insiste pour qu'on lui pose un type spécifique de capsule. Pour obtenir des renseignements, fréquentez les salons de beauté, lisez des magazines spécialisés et participez régulièrement à des stages pour les professionnels.

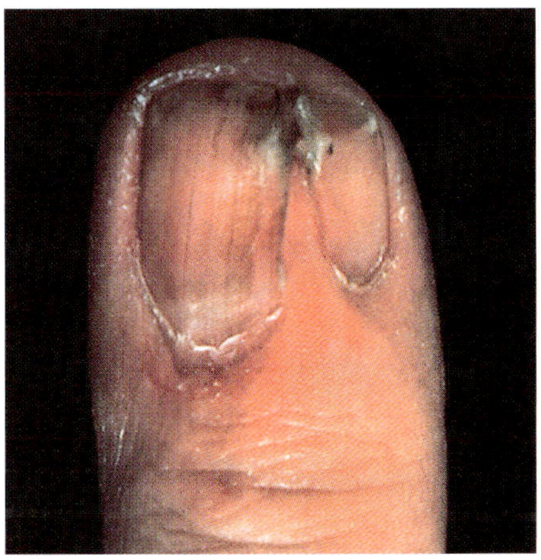

7.15. Ptérygion.

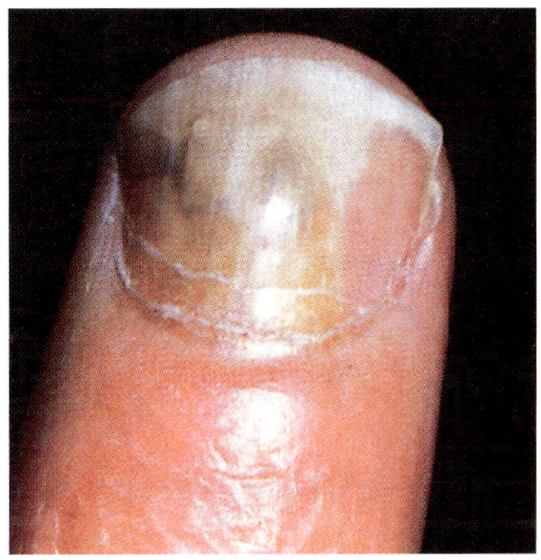

7.16. Candidose.

LES AFFECTIONS QU'UN SPÉCIALISTE DE L'ONGLE NE PEUT PAS TRAITER

La *candidose*, infection fongique généralement due à une infiltration d'humidité entre un ongle américain et le bord libre de l'ongle, peut aussi affecter l'ongle naturel. En l'absence de traitement médical, sa couleur vert jaune fonce vers le noir. Un client avec une candidose doit aller consulter un médecin (Fig. 7.16).

L'*onyxis* est une inflammation d'une partie de l'ongle, souvent provoquée par l'utilisation d'instruments mal désinfectés. Le tissu à la base de l'ongle peut rougir et enfler, et parfois former du pus (Fig. 7.17).

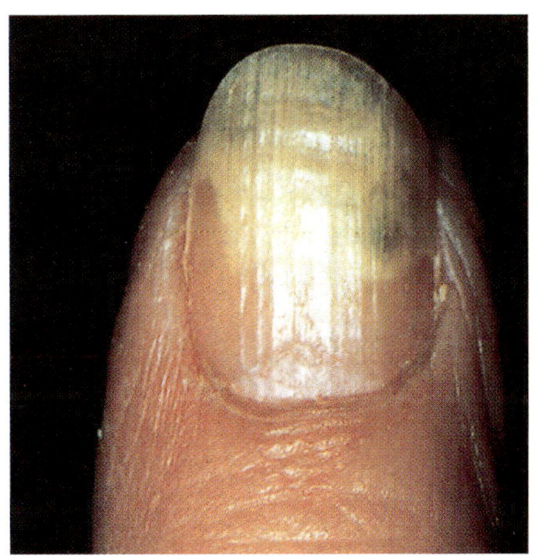

7.17. Onyxis.

L'*onychogrypose*. L'ongle s'épaissit et se courbe considérablement, parfois au-delà de l'extrémité du doigt ou de l'orteil. Il en résulte une inflammation et une douleur si l'ongle pousse dans la peau. Des facteurs traumatiques, parasitaires ou mycosiques sont mis en cause.

L'*onychomycose*, maladie infectieuse provoquée par des champignons microscopiques (parasites végétaux), forme souvent des taches blanchâtres que l'on peut enlever en grattant la surface. Lorsqu'elle prend la forme de longs traits jaunâtres à l'intérieur de la substance de l'ongle, elle envahit le bord libre et s'étend vers la racine. La partie infectée épaissit et jaunit. Une troisième forme d'onychomycose touche les couches plus profondes de l'ongle, faisant apparaître les couches superficielles irrégulièrement fines. Ces couches infectées se détachent, exposant les parties malades du lit de l'ongle (Fig. 7.18).

L'*onycholyse*, maladie causée par un trouble organique, un traumatisme, une infection ou certains traitements médicamenteux, peut affecter les ongles des mains et des pieds. L'ongle se décolle du lit unguéal, généralement du bord libre à la lunule, mais il ne tombe pas (Fig. 7.19, 7.20).

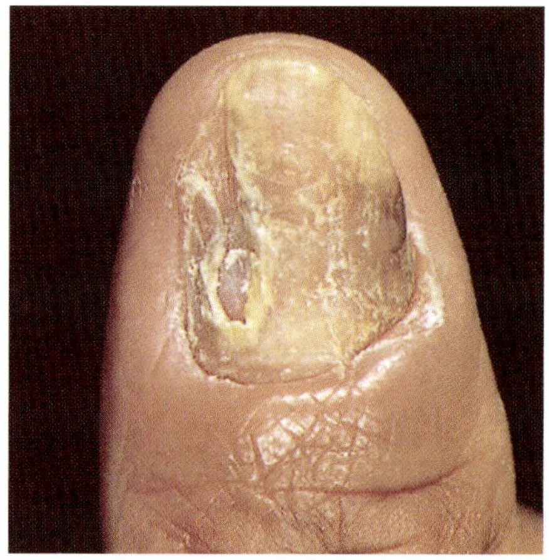

7.18. Onychomycose.

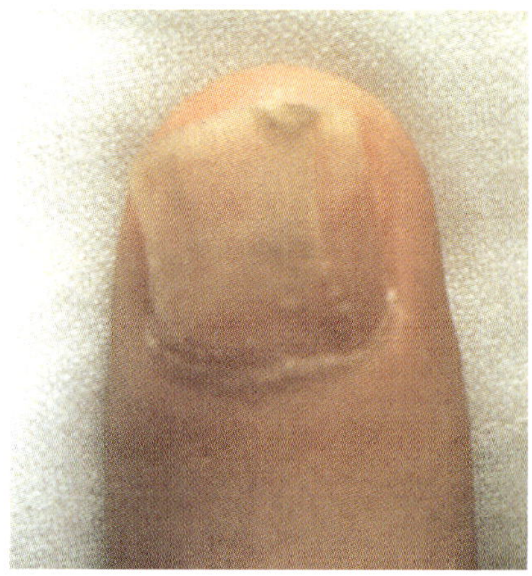

7.19. Onycholyse (traumatique).

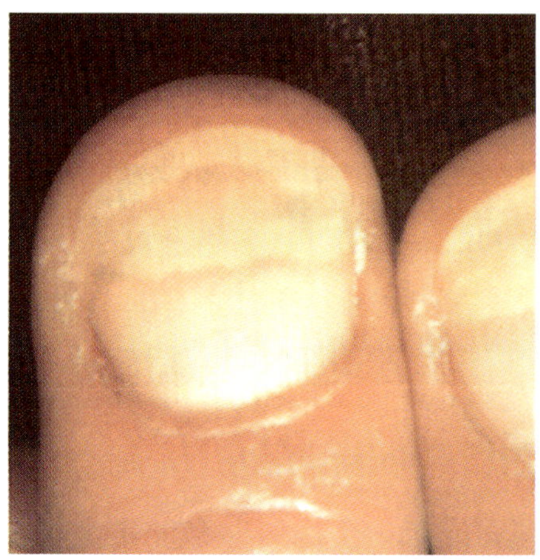

7.20. Onycholyse.

L'*onychoptose* peut affecter un ou plusieurs ongles. Périodiquement, l'ongle s'effrite en partie ou totalement, ce qui aboutit à sa chute. Elle peut survenir pendant ou après certaines maladies comme la syphilis, suite à une fièvre et à des troubles de l'organisme, à la prise d'un médicament délivré seulement sur ordonnance, ou après un traumatisme.

La *paronychie* est une inflammation bactérienne du tissu autour de l'ongle. Les symptômes sont des rougeurs, un gonflement et une sensibilité de ce tissu.

La paronychie peut affecter la base de l'ongle, les replis, proximal et latéraux, ou l'extrémité du doigt. Lorsque l'inflammation entoure tout l'ongle, on parle souvent de paronychie aiguë. La paronychie chronique finit par endommager la plaque de l'ongle. La paronychie peut être provoquée par l'utilisation de matériel non désinfecté ou par une façon brutale de repousser ou de couper la cuticule (Fig. 7.21, 7.22, 7.23).

Le *granulome pyogène* est une grave inflammation de l'ongle avec développement d'une grosseur tissulaire rouge du lit à la plaque de l'ongle (Fig. 7.24).

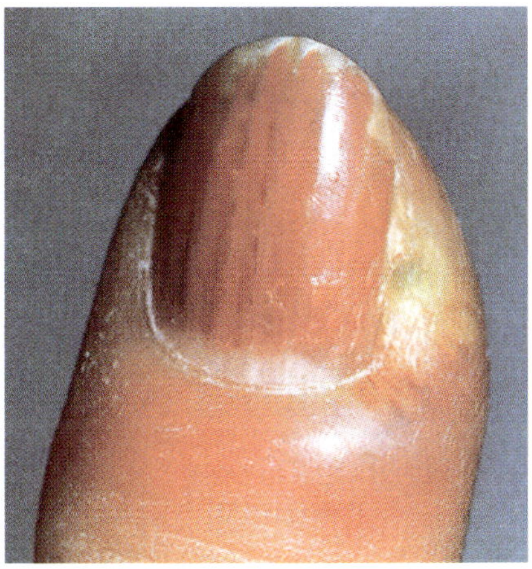

7.21. Paronychie.

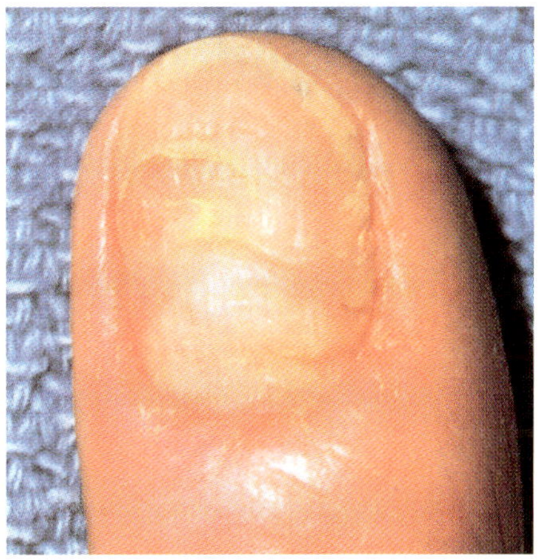

7.23. Paronychie chronique.

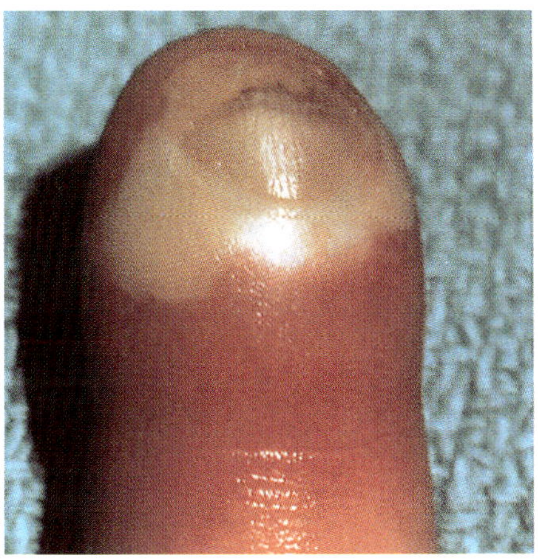

7.22. Paronychie (aiguë).

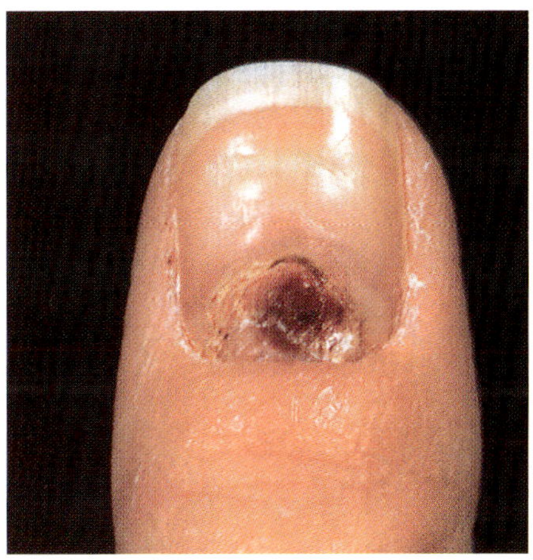

7.24. Granulome pyogène.

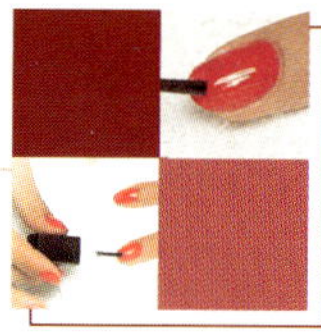

Questions de révision

1 Quelles sont les trois parties qui constituent l'ongle ?

2 Qu'est-ce qu'une affection de l'ongle ?

3 Quelle est la règle d'or pour traiter les affections de l'ongle ?

4 Citez cinq affections de l'ongle qu'un prothésiste ongulaire peut traiter.

5 Citez cinq affections de l'ongle qu'un prothésiste ongulaire ne peut pas traiter.

CHAPITRE VIII

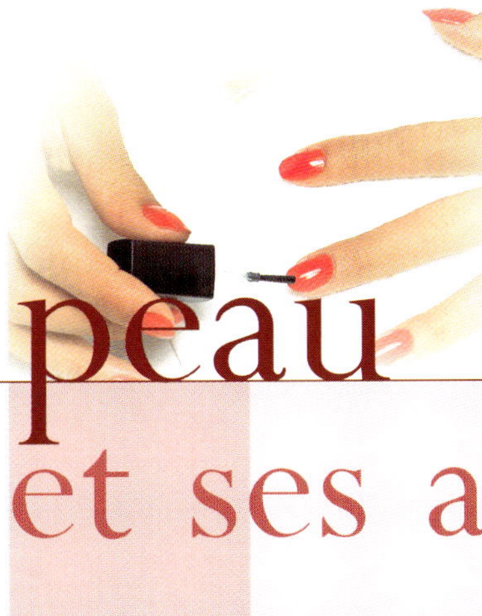

La peau et ses affections

Objectifs d'apprentissage

Après avoir étudié ce chapitre, vous devriez pouvoir :

1. Décrire les caractéristiques d'une peau saine.
2. Énumérer les fonctions de la peau.
3. Décrire l'épiderme et le derme.
4. Expliquer la nutrition de la peau.
5. Décrire les fonctions des glandes sudoripares.
6. Définir la lésion.
7. Décrire les caractéristiques de l'eczéma et du psoriasis.

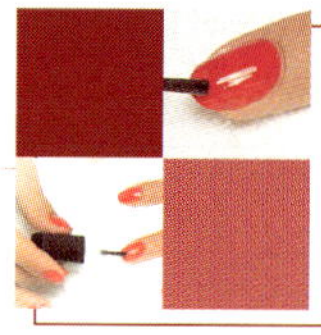

Introduction

Se spécialiser dans les métiers de l'ongle demande d'acquérir une connaissance de base de la peau et de ses affections, afin de traiter les clients d'une façon professionnelle et responsable. Vous aurez l'occasion d'améliorer l'aspect de la peau des mains et des pieds, et donc l'apparence de vos clients. La beauté de votre travail sur les ongles sera mise en valeur par une peau resplendissante de santé. En outre, vous apprendrez quelles affections cutanées empêchent de soigner un client ou de lui appliquer certains produits sur la peau. Grâce à toutes ces connaissances, vous éviterez plus facilement de propager des maladies infectieuses et d'aggraver des affections cutanées ou des allergies. Avant de pouvoir déterminer si des soins ou des produits particuliers conviennent à la peau d'un client, il faut connaître la structure et les fonctions de la peau. Les ongles étant une production épidermique, des problèmes de peau peuvent avoir des conséquences sur eux.

Une peau saine

Pour devenir un spécialiste de l'ongle, il est nécessaire d'avoir des notions de *dermatologie*, partie de la médecine qui étudie et soigne les maladies de la peau. Une peau saine est légèrement moite et acide, douce, souple et, excepté chez les personnes âgées, assez *élastique* pour retrouver sa forme juste après avoir été étirée. Elle ne montre pas d'imperfections, ne souffre d'aucune maladie, et son grain est fin. La peau du corps humain varie en épaisseur : la plus fine se trouve sur les paupières et la plus épaisse sur la paume des mains et la plante des pieds.

LES FONCTIONS DE LA PEAU

La peau accomplit huit missions pour le corps : protection, prévention de la perte de fluide, réponse aux stimuli externes, régulation de la température, sécrétion, excrétion, absorption et respiration.

1 **Protection.** La peau, enveloppe extérieure du corps, le protège des blessures et des bactéries.

2 **Prévention de la perte des fluides.** La peau maintient le sang et les autres fluides à l'intérieur du corps.

3 **Réponse aux stimuli externes.** La peau contient des terminaisons nerveuses qui réagissent aux stimuli du monde extérieur, comme la chaleur, le froid, le toucher, la pression et la douleur. Cette sensibilité aide le corps à trouver l'environnement le plus agréable.

4 **Régulation de la température.** La peau maintient la température interne du corps à 37 °C. Quand la température ambiante change, le sang et les glandes sudoripares réchauffent ou rafraîchissent le corps pour maintenir sa température.

5 **Sécrétion.** Les glandes sébacées sécrètent du sébum, substance grasse et onctueuse qui maintient le taux d'hydratation de la peau en évitant une trop grande perte d'eau par évaporation et que trop d'eau ne s'introduise dans l'organisme par l'épiderme.

6 **Excrétion.** Les glandes sudoripares excrètent la sueur (mélange d'eau, de sel et de produits de dégradation du métabolisme) par les pores de la peau.

7 **Absorption.** Les pores de la peau absorbent de petites quantités de substances chimiques, médicamenteuses et cosmétiques.

8 **Respiration.** La peau respire par les pores en absorbant l'oxygène et en rejetant le dioxyde de carbone.

LA STRUCTURE DE LA PEAU

La peau comporte deux couches ou parties : l'épiderme, couche externe, et le derme, couche profonde sous l'épiderme (Fig. 8.1, 8.2).

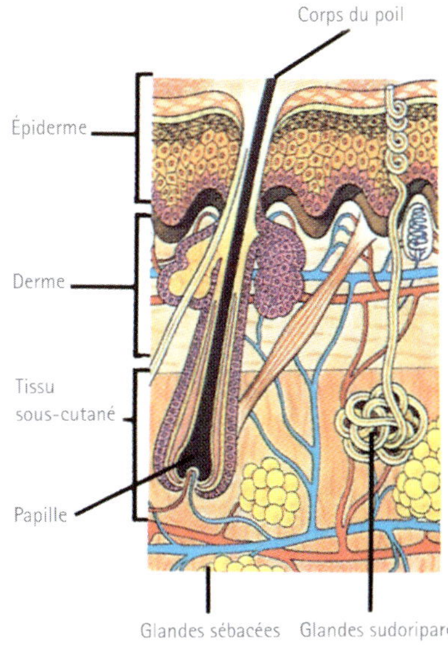

8.1. Coupe de la peau.

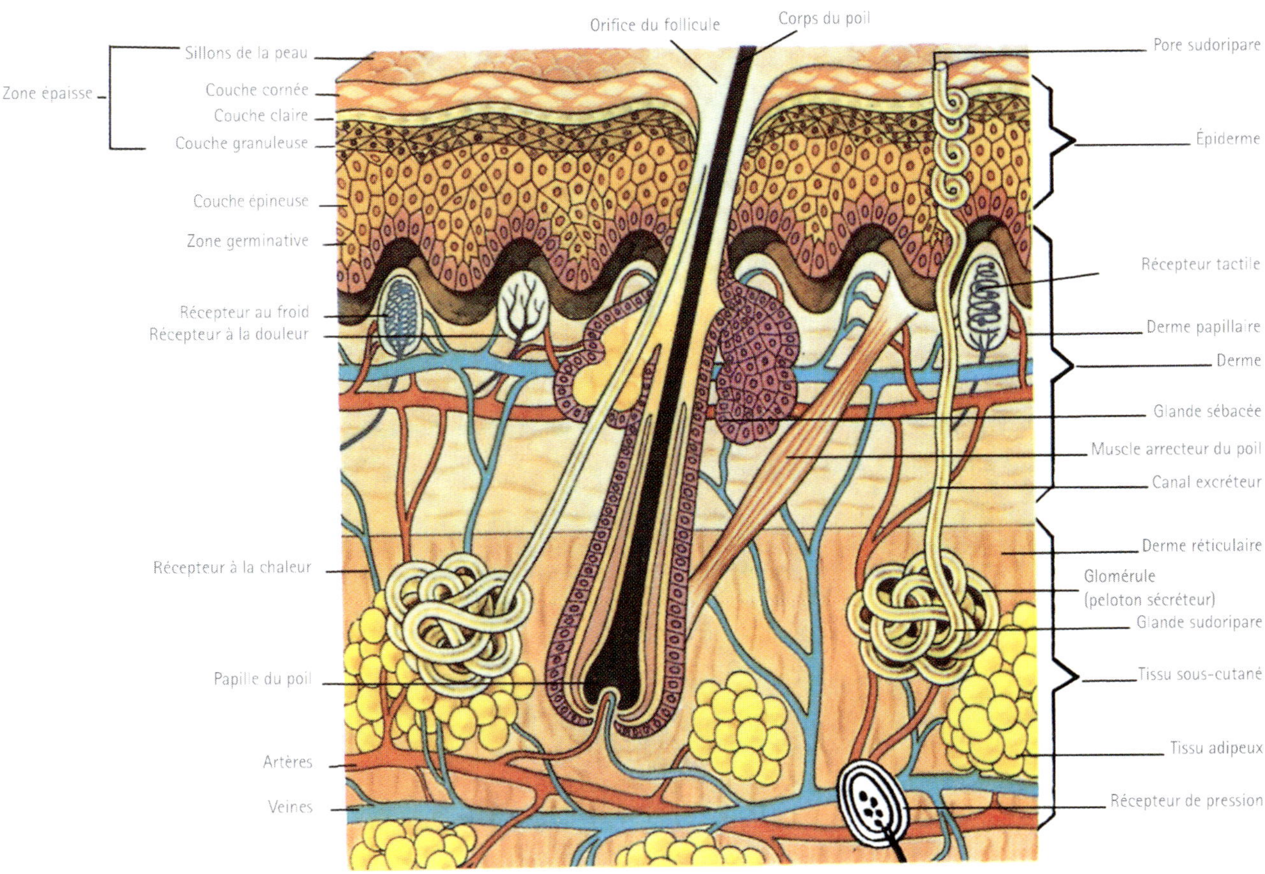

8.2. Schéma de la peau.

L'épiderme

L'*épiderme*, couche superficielle de la peau, contient de nombreuses petites terminaisons nerveuses, mais pas de vaisseaux sanguins. Il se compose de cinq couches (de la surface vers l'intérieur) :

La *couche cornée* (stratum corneum) est remplie de cellules en forme d'écaille qui se détachent de la surface et sont remplacées en permanence. Ces cellules forment la kératine, substance constituante de la peau, des ongles et des poils, qui donne à la peau sa propriété hydrofuge (qui repousse l'eau).

La *couche claire* (stratum lucidum) est une petite couche de cellules transparentes, dépourvues de noyau, que la lumière peut traverser.

La *couche granuleuse* (stratum granulosum) est composée de cellules aplaties qui se transforment en kératine près de la surface de la peau.

La *couche épineuse* ou filamenteuse est formée de cellules de forme polyédrique. Elle contient des filaments lui donnant son aspect filamenteux.

La *couche germinative* (stratum germinativum), également connue sous le nom de couche basale, est composée d'une seule couche de cellules de forme cylindrique. Cette couche est chargée de fournir de nouvelles cellules pour remplacer celles qui desquament en permanence. Elle contient aussi un pigment brun foncé, la *mélanine*, qui donne sa couleur à la peau et protège les cellules sensibles des couches profondes des atteintes des dangereux rayons ultraviolets (soleil ou lampe U.V.).

Le derme

Le *derme*, couche profonde de la peau, contient des vaisseaux sanguins et lymphatiques, des nerfs, des glandes sudoripares et sébacées, dans un réseau élastique composé de collagène. Il est formé de trois couches distinctes.

La *couche papillaire* se trouve directement sous l'épiderme et contient les papilles, petites saillies coniques du derme dans l'épiderme. Certaines renferment des capillaires lymphatiques et des petits vaisseaux sanguins, d'autres des récepteurs tactiles appelés corpuscules de Meissner. Cette couche contient aussi un peu de mélanine.

La *couche réticulaire* contient des cellules adipeuses, des vaisseaux sanguins et lymphatiques, des glandes sudoripares et sébacées, des follicules pileux et les muscles arrecteurs des poils.

Le *tissu sous-cutané* est composé d'un tissu *adipeux* qui sculpte le corps et lui donne un aspect lisse. Ce tissu sert d'amortisseur et de réservoir d'énergie. Son épaisseur varie selon l'âge, le sexe et la santé générale de l'individu.

NUTRITION DE LA PEAU

La peau est alimentée par le sang et la lymphe (voir le chapitre VI pour davantage d'informations à ce sujet). Entre une moitié et deux tiers de la quantité totale de sang circulant dans le corps est distribué vers la peau. Le sang et la lymphe fournissent les nutriments nécessaires à la croissance et à la réparation de la peau, des poils et des ongles. La couche sous-cutanée contient des artères et des vaisseaux lymphatiques dont les petites ramifications fournissent des nutriments aux papilles et aux follicules pileux, et aux glandes cutanées. La peau renferme aussi de nombreux capillaires.

INNERVATION DE LA PEAU

Les *nerfs*, cordons constitués de fibres, envoient des messages des organes du corps au système nerveux central (cerveau et moelle épinière). La peau contient les terminaisons de surface de nombreuses fibres nerveuses.

Ces terminaisons nerveuses, appelées *corpuscules tactiles*, accomplissent les fonctions suivantes :

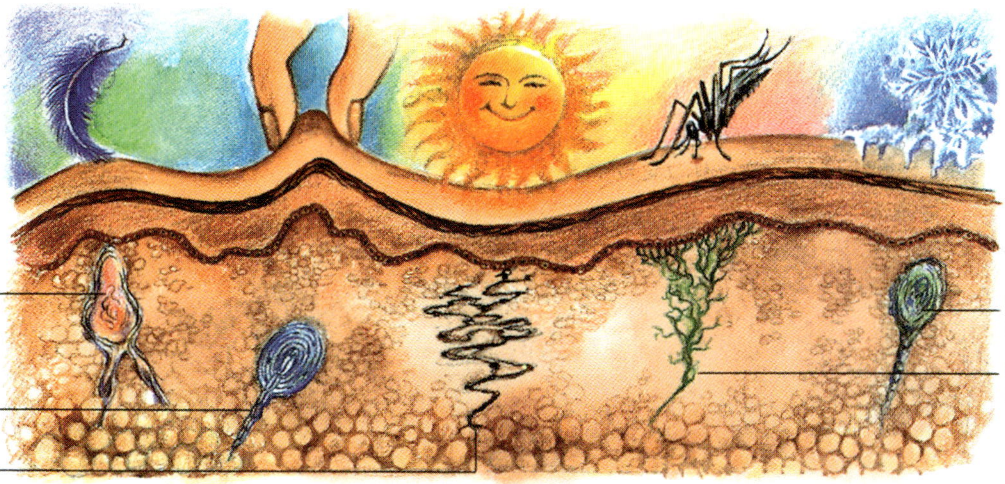

8.3. Nerfs sensitifs de la peau.

Les *nerfs moteurs* agissent sur le diamètre des vaisseaux sanguins et les *muscles arrecteurs des poils* (attachés aux follicules pileux). Ces muscles peuvent provoquer la chair de poule.

Les *nerfs sensitifs*, qui se trouvent dans la couche papillaire du derme, donnent à la peau sa sensibilité tactile. Ils permettent de réagir à la chaleur, au froid, au toucher, à la pression et à la douleur. Les terminaisons des nerfs sensitifs sont abondantes dans les doigts. Des sensations complexes, comme les vibrations, semblent dépendre de la sensibilité d'une combinaison de ces terminaisons nerveuses (Fig. 8.3).

Les *nerfs sécréteurs* sont ceux des glandes sudoripares et des glandes sébacées.

LES GLANDES DE LA PEAU

La peau contient deux types de glandes exocrines qui extraient du sang du matériel pour le transformer en différentes substances qu'elles sécrètent pour les besoins du corps ou qu'elles excrètent du corps.

Les *glandes sudoripares* régulent la température du corps et éliminent les déchets de l'organisme par la transpiration. Bien que le système nerveux contrôle l'excrétion de la sueur, l'activité des glandes sudoripares augmente grandement avec la chaleur, l'exercice, les émotions et certains médicaments. Normalement, entre un demi-litre et un litre de liquides salés est éliminé quotidiennement par les pores sudoripares de la peau (Fig. 8.4).

Une glande sudoripare est composée d'un tube enroulé sur lui-même à la base, appelé *glomérule*, et d'un canal excréteur qui se termine à la surface de la peau pour former un *pore sudoripare*, minuscule orifice où aboutissent les déchets éliminés par la glande. Reparties sur la plupart des surfaces corporelles, ces glandes prédominent aux régions palmo-plantaires, au front et aux aisselles.

Les *glandes sébacées* sécrètent une matière grasse, le sébum, comme nous l'avons vu précédemment dans ce chapitre.

Le sébum lubrifie la peau et assouplit le poil. Excepté sur la paume des mains et la plante des pieds, ces glandes siègent sur toute la surface du corps. Elles sont composées de petits sacs avec des canaux qui débouchent sur d'autres follicules. Le sébum produit dans le sac d'une glande

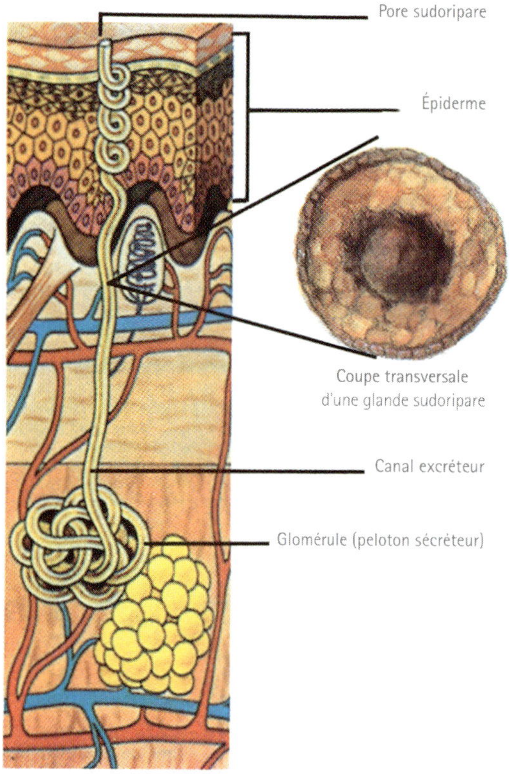

8.4. Glandes sudoripares.

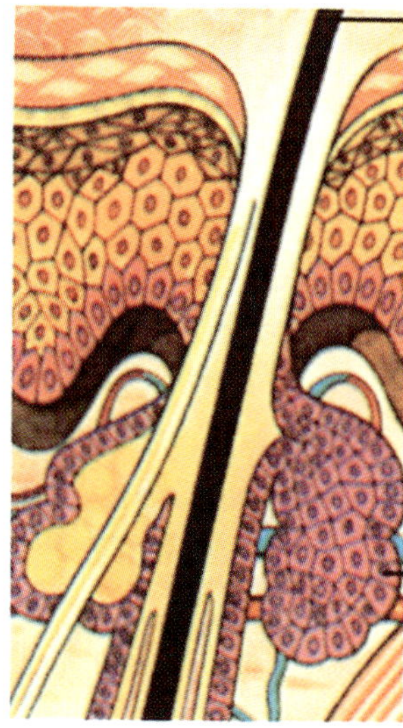

8.5. Glandes sébacées.

sébacée circule dans le canal sébacé pour aboutir dans le follicule pileux. Si le sébum durcit et que le canal se bouche, un *comédon* (point noir) se forme. Nettoyer la peau régulièrement empêche les canaux sébacés de s'obstruer (Fig. 8.5).

ÉLASTICITÉ DE LA PEAU

Le *tissu élastique* de la couche papillaire du derme permet à la peau de retrouver sa forme initiale après avoir été étirée. Avec l'âge, le tissu papillaire perd de son élasticité et la peau se détend et se ride parce qu'elle ne peut plus retrouver sa forme initiale.

Les affections de la peau

Un spécialiste de l'ongle doit connaître les affections de la peau afin de décider s'il est approprié et sans danger de s'occuper d'un client. Votre objectif est d'empêcher la propagation d'une maladie infectieuse et d'éviter que l'état d'un client déjà malade empire. Pendant la consultation, vous observerez la peau du client et utiliserez vos connaissances en la matière pour déterminer les services à lui proposer. Bien que seul un médecin soit habilité à faire un diagnostic, apprenez à repérer les symptômes des affections cutanées. Dans la pratique, il est difficile d'en reconnaître certaines ; c'est pourquoi nous vous invitons à suivre la règle ci-dessous avant de prendre votre décision.

La **règle d'or** des affections de la peau consiste à ne pas soigner un client si la zone de peau à travailler est infectée, enflammée, entaillée ou enflée. Dans ce cas, conseillez-lui d'aller voir un dermatologue. La rougeur, la douleur et la tuméfaction sont des signes d'inflammation. Une inflammation peut être purulente lorsque la peau est infectée. Les entailles, coupures visibles de l'épiderme, exposent les couches plus profondes de la peau. Un gonflement indique de nombreuses affections de la peau, comme des lésions (voir ci-après). Ne travaillez pas sur une peau toute boursouflée, et conseillez au client de consulter un médecin.

LES LÉSIONS

Une *lésion* est une modification de la structure d'un tissu, provoquée par une blessure ou une maladie. Il en existe deux types : primaires et secondaires. Les lésions primaires marquent le début d'une maladie. Les lésions secondaires font suite aux lésions primaires ou compliquent une maladie cutanée existante. En étudiant les différentes lésions, n'oubliez pas la « règle d'or » qui vous permettra de déterminer si vous pouvez traiter la peau du client en toute sécurité. Les symptômes ou les signes des affections cutanées se divisent en deux catégories :

1 Les *symptômes subjectifs* ou ressentis par le patient (démangeaisons, sensations de brûlure, douleur, etc.).

2 Les *symptômes objectifs* ou visibles (boutons, pustules, inflammation, etc.) (Fig. 8.6).

Une *bulle* est un soulèvement de l'épiderme contenant une sérosité.

Une *cicatrice* est une marque claire et légèrement saillante, laissée sur la peau après une blessure ou une lésion.

Les *éruptions passagères*, souvent dues à des piqûres d'insectes ou à des réactions allergiques (urticaire), s'accompagnent de démangeaisons.

Une *escarre* est un amas de sérum et de pus mélangé avec les peaux mortes de l'épiderme, comme une croûte sur une plaie.

Une *excoriation* est une écorchure superficielle provoquée par un coup de griffe ou d'ongle, ou le frottement d'un objet tranchant.

Une *fissure* est une crevasse de la peau qui pénètre le derme, comme les gerçures aux mains et aux lèvres.

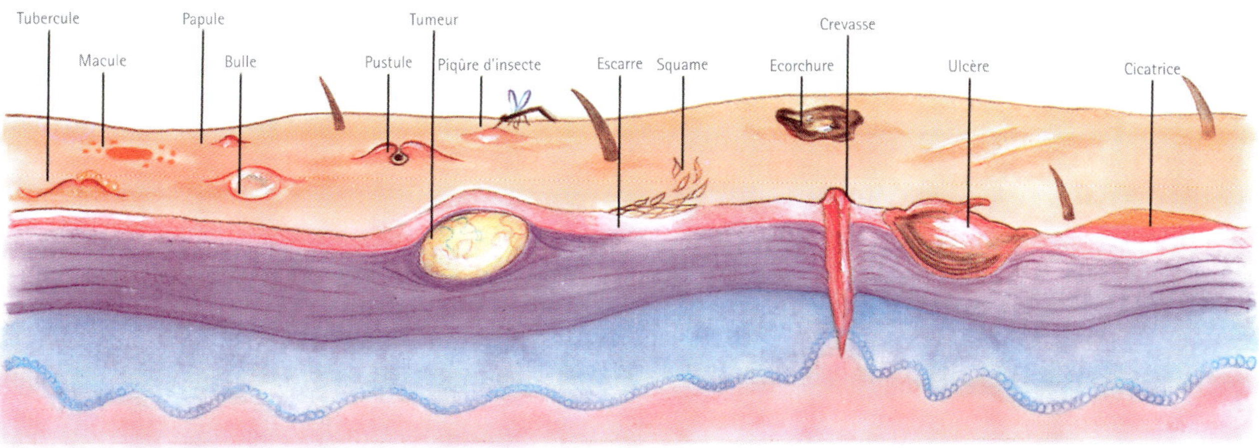

8.6. Lésions de la peau.

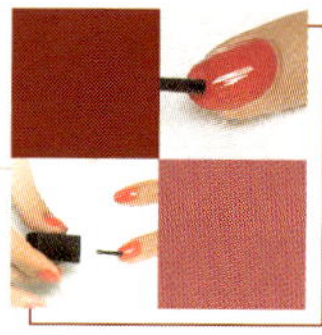

Un *kyste cutané* est une production pathologique constituée par une cavité contenant une substance liquide ou molle.

Une *macule* est une petite tache qui modifie la couleur de la peau. Certaines sont pathogènes.

Les *nodules* sont de petites tumeurs.

Une *papule* est une élévation circonscrite de la peau, caractérisée par une petite saillie ferme et l'absence de contenu liquidien.

Une *pustule* est un petit soulèvement de l'épiderme dont la base est enflammée et la tête purulente.

Les *squames* sont de petites lamelles épidermiques qui se détachent de la peau (comme les pellicules).

Un *tubercule* est une lésion volumineuse, de consistance ferme, plus grosse qu'une papule. Sa taille varie de celle d'un petit pois à celle d'une noix.

Une *tumeur* est une masse cellulaire anormale, de taille, forme et couleur variables.

Un *ulcère* est une perte de substance de la peau ou d'une muqueuse, sous forme d'une plaie qui ne cicatrise pas normalement (purulente).

Une *vésicule* est un petit soulèvement de l'épiderme contenant une sérosité transparente. Le sumac vénéneux entraîne l'éruption de vésicules.

LES INFLAMMATIONS

Il existe plusieurs types d'*inflammations* de la peau (dermites). En présence d'une zone enflammée, infectée, enflée ou entaillée, ne travaillez pas sur cette zone. Si vous travaillez sur la peau sensible d'un client affecté par une de ces affections, soyez très prudent, parce que l'emploi de produits chimiques risque d'aggraver son état.

L'*eczéma* est une affection cutanée chronique, durable, d'origine inconnue et caractérisée par

Proposer des services de luxe

Proposez à vos clients des services dignes des grandes stations thermales pour leur donner l'occasion de s'évader sans quitter le salon, et pour écarter la concurrence plus facilement. Voici quelques services à considérer :

- Aromathérapie. En plus des soins classiques aux ongles, effectuez un massage rapide avec des huiles aromatiques apaisantes pour un traitement reposant et revitalisant.
- Bains de paraffine pour les mains et les pieds. La peau sèche devient douce et souple quand on applique avec un pinceau de la paraffine (substance qui favorise l'hydratation de la peau) sur les mains et les pieds préalablement hydratés.
- Soins des pieds et réflexothérapie. Envisagez de suivre un stage intensif pour apprendre les techniques de massage. Le massage des pieds, service que tout pédicure devrait inclure dans son programme, permet d'enlever des tensions et d'aider les clients à se détendre.
- Manucurie anti-âge. Pour entretenir la jeunesse des mains, traitez-les avec des crèmes à base de AHA dont les propriétés sont connues pour adoucir les peaux gercées et atténuer les taches de vieillesse.

des démangeaisons, des sensations de brûlure, des vésicules suintantes et la formation de croûtes et de squames.

Le *psoriasis* est une inflammation chronique caractérisée par des taches rouges recouvertes de squames abondantes, blanchâtres et sèches, localisée surtout sur le cuir chevelu, les coudes, les genoux, la poitrine et sur le bas du dos, rarement sur le visage.

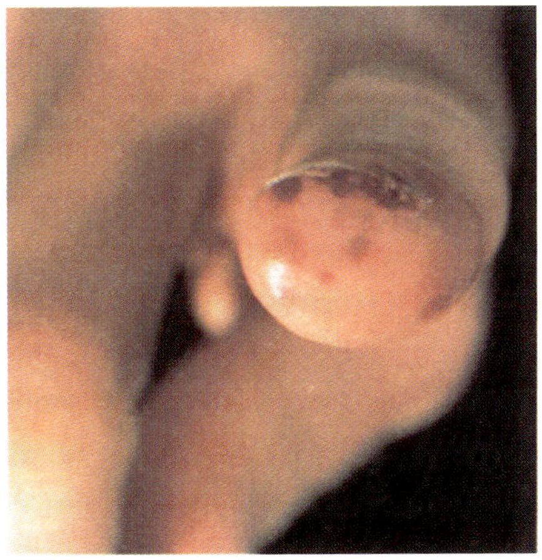

8.8. Herpès simplex.

LES INFECTIONS

Vous ne pouvez pas traiter les ongles d'un client dont la peau présente une infection fongique ou virale. Dans ce cas, conseillez-lui d'aller consulter un dermatologue.

L'*intertrigo des orteils* (pied d'athlète) est une infection fongique. Les symptômes sont de petites taches ou cloques rouges, et des démangeaisons autour des orteils et sur la plante d'un (ou des deux) pied(s). Dans des cas extrêmes, l'ongle peut s'infecter. Ne touchez pas cette affection très contagieuse (Fig. 8.7).

L'*herpès simplex*, infection cutanée fréquente chez les dentistes et ceux dont le métier est de soigner la bouche, peut commencer en paronychie douloureuse (voir chapitre VI). Il s'agit d'une infection virale grave qui peut survenir périodiquement (Fig. 8.8).

La *dermatophytose* de la main est une maladie très contagieuse provoquée par un champignon. Les symptômes principaux sont des lésions rouges qui se présentent sous la forme de taches ou d'anneaux sur les mains. Elle peut entraîner des démangeaisons légères ou graves (Fig. 8.9).

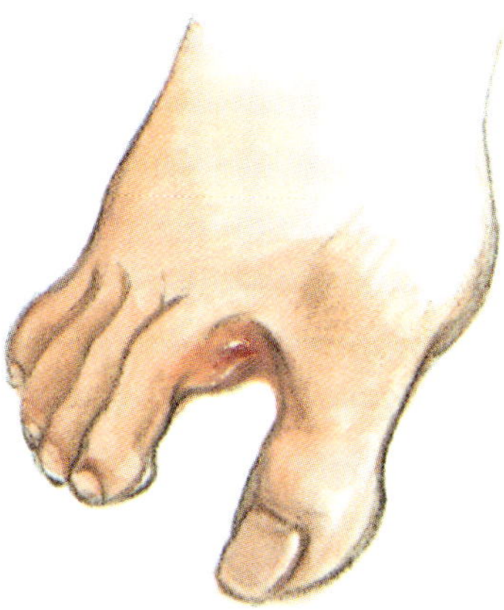

8.7. Intertrigo des orteils.

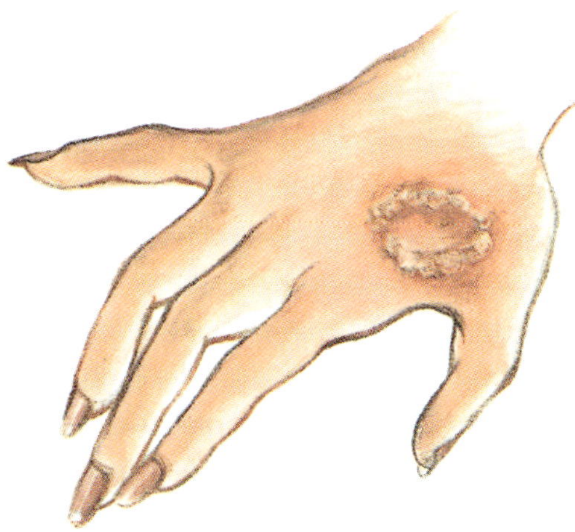

8.9. Dermatophytose de la main.

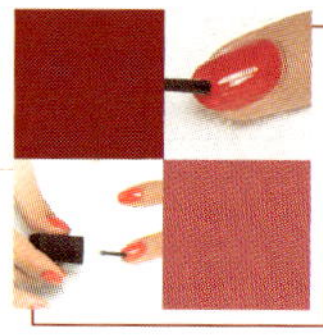

La pigmentation de la peau

La couleur de la peau est déterminée en partie par l'apport sanguin, mais surtout de mélanine (pigment de l'épiderme), à la peau. Les troubles de la pigmentation peuvent être dus à des facteurs internes ou externes. On sait aussi que certains médicaments entraînent des irrégularités pigmentaires qui n'empêchent pas de se faire traiter les ongles en institut.

L'*albinisme* est une absence congénitale de pigment (mélanine) dans la peau, le système pileux et les yeux. Les cheveux sont blancs et ou blond très pâle, et les yeux roses. La peau, rose pâle, ne bronze pas et vieillit prématurément. L'albinisme est une forme d'*achromie*, terme qui définit une absence de coloration normale de la pigmentation de la peau.

Le *chloasma* se présente sous la forme de taches brunes sur la peau, surtout sur le visage et les mains, que l'on appelle aussi masque de grossesse.

Les *éphélides* (taches de rousseur ou taches de son) sont de petites taches cutanées, jaunâtres ou brunâtres.

Une *tache de vin* ou *nævus vasculaire* ou *angiome* est une malformation de la peau due à des capillaires dilatés. Il peut s'agir d'une maladie congénitale.

Le *bronzage* est la couleur plus ou moins brune que prend la peau exposée aux rayons ultraviolets du soleil.

Le *vitiligo* est une forme acquise d'achromie qui affecte la peau ou les cheveux et nécessite de se protéger du soleil.

Les hypertrophies cutanées

Un *durillon* (cal), épaississement arrondi et légèrement saillant de l'épiderme, se développe à des endroits soumis à des pressions ou des frottements répétés (mains et pieds). Si l'épaississement pousse vers l'intérieur, on l'appelle un cor.

Un *grain de beauté* est une petite tache brune, de nature congénitale, sur la peau. Sa couleur varie du brun clair au marron ou au noir tirant sur le bleu. Certains, petits et plats, ressemblent à des taches de rousseur. D'autres sont saillants et plus foncés. Des poils poussent souvent dessus. **Ne touchez pas et n'enlevez pas les poils des grains de beauté.**

Le *nævo-carcinome* ou *mélanome malin* (mélanosarcome), cancer de la peau, commence avec l'excroissance d'un grain de beauté. Un médecin doit être consulté immédiatement en cas de changement de l'aspect d'un grain de beauté.

Questions de révision

1 Quelles sont les caractéristiques d'une peau saine ?

2 Quelles sont les cinq fonctions de la peau ?

3 Décrivez l'épiderme et le derme.

4 Comment la peau est-elle nourrie ?

5 Quelles sont les fonctions des glandes sudoripares ?

6 Citez cinq types de lésions.

7 Quelles sont les caractéristiques de l'eczéma et du psoriasis ?

CHAPITRE IX

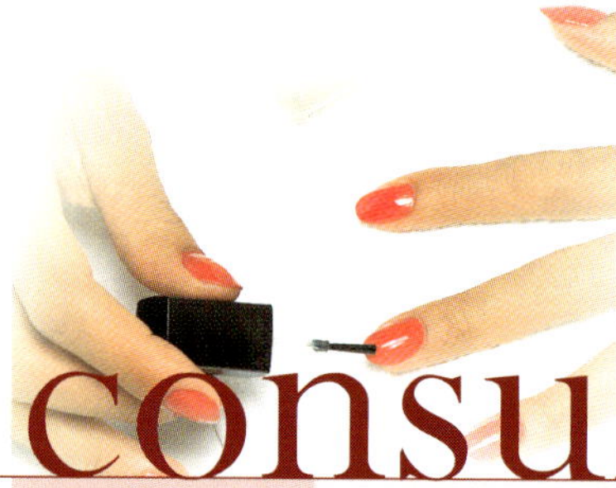

La consultation du client

Objectifs d'apprentissage

Après avoir étudié ce chapitre, vous devriez pouvoir :

1. Décrire l'aspect d'ongles sains.
2. Expliquer pourquoi le style de vie d'un client joue un rôle dans le choix des produits et des services.
3. Déterminer quand il est nécessaire de conseiller au client d'aller consulter un médecin.

Introduction

Avant d'effectuer des soins sur un client, prenez le temps de discuter avec lui et interrogez-le sur ses besoins, puis parlez-lui de vos prestations. Votre connaissance de la peau, des ongles et de chaque type de services vous permettra de l'aider à choisir celui qui lui conviendra le mieux.

Examiner les ongles et la peau

Le client a-t-il les ongles et la peau en bonne santé ? Regardez ses mains ou ses pieds (selon le service) pour vérifier l'absence d'inflammation, d'infection, d'œdème et d'entaille. Si vous trouvez un problème, il peut s'avérer nécessaire d'inciter le client à consulter son médecin. Ce type de situation exige une grande diplomatie (Fig. 9.1).

Le client souffre-t-il d'allergies ? Évitez toujours d'utiliser des produits qui risquent d'entraîner des réactions allergiques. Si votre client réagit mal à un produit, n'oubliez pas de le noter sur sa fiche.

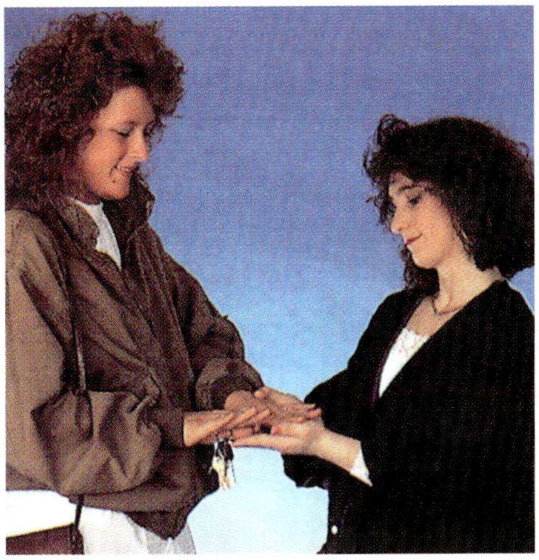

9.1. Les ongles et la peau du client sont-ils en bonne santé ?

Déterminer les besoins du client

Quels soins le client souhaite-t-il ? Si le client demande un service spécifique, parlez-lui de la procédure employée, des bienfaits et de l'entretien. Assurez-vous que ses objectifs sont réalistes. Quand vous l'interrogerez sur son style de vie, gardez en tête le service qu'il désire. Vous en connaissez peut-être un qui sera mieux adapté à ses besoins.

Quel est le style de vie du client ? Quel type de métier exerce-t-il ? Quels sont ses loisirs ? Ses mains sont-elles souvent en contact avec l'eau ? Marche-t-il beaucoup ? Les réponses à ce type de questions vous permettront de déterminer la meilleure longueur pour les ongles, etc. Le client jardine-t-il, est-il mannequin, joue-t-il de la guitare ou fait-il de la course à pied ? Un jardinier aura probablement besoin de garder les ongles courts parce qu'il est plus difficile d'enlever la terre introduite sous un ongle long et la terre qui

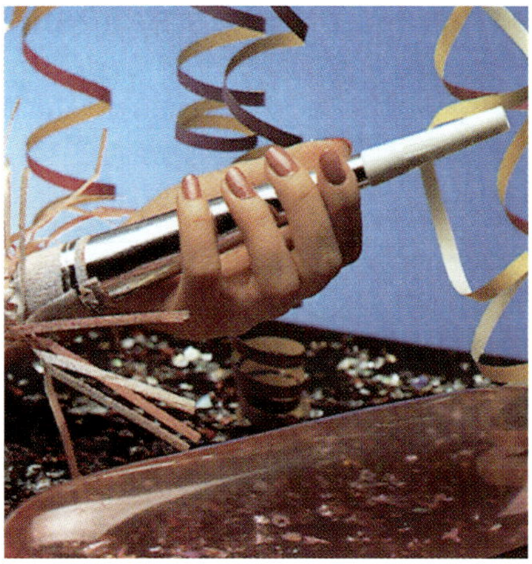

9.2. Un mannequin se doit d'avoir des ongles magnifiques.

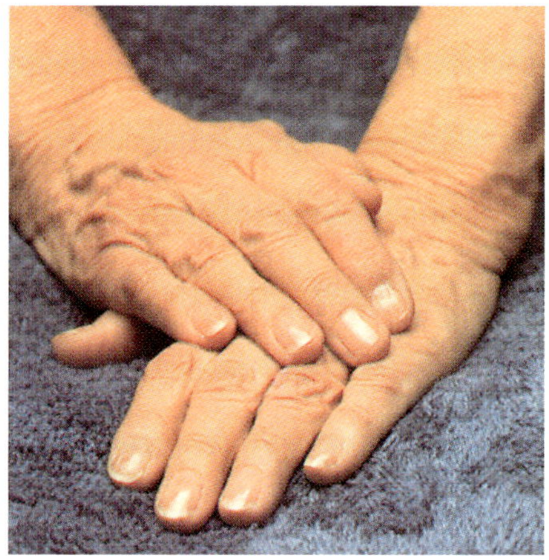

9.3. De nombreuses personnes préfèrent les ongles d'aspect naturel.

y reste risque d'entraîner une infection ou une cassure douloureuse. Un guitariste pourra demander à avoir les ongles de la main gauche plus courts que ceux la main droite. Les ongles et la peau d'un mannequin doivent être superbes (Fig. 9.2). Quand vous choisissez un service, tenez toujours compte de la personnalité et des activités du client (Fig. 9.3). Les exemples précédents montrent que des soins inadaptés risquent de mécontenter le client, et même de lui faire mal. En tant que professionnel, votre métier consiste à satisfaire le client si vous voulez qu'il revienne. Si vous lui proposez des soins différents de ceux qu'il demandait au départ, et que vous lui faites comprendre pourquoi ils sont mieux adaptés ses besoins, vous le fidéliserez à vie.

Satisfaire les besoins du client

Quelle est la décision finale du client quant aux soins proposés ? Après l'avoir interrogé sur ses besoins, ses attentes et la santé de ses ongles, confirmez son option ou recommandez-lui en une autre. À ce stade, expliquez-lui pourquoi ce service lui convient mieux, en quoi il consiste, et les résultats qu'il peut obtenir. Par exemple, ne le laissez pas croire que des pansements restent posés à vie et ne demandent aucun entretien, car il risquerait d'être très déçu quand le pansement commencera à s'enlever. C'est le moment idéal pour lui exposer toutes les précautions que vous prendrez pendant la procédure. Par exemple,

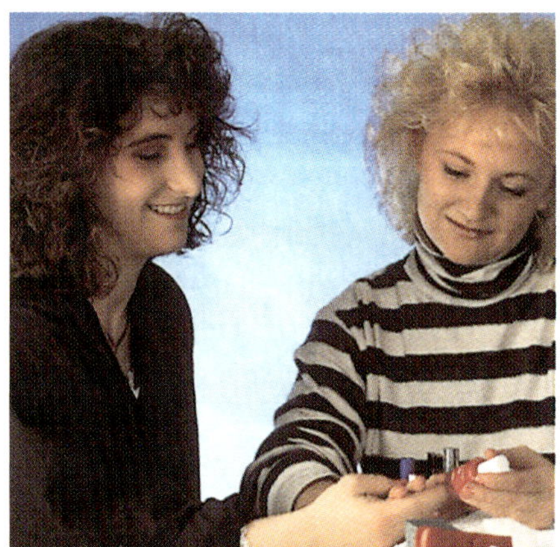

9.4. Expliquer au client en quoi une option particulière lui convient mieux.

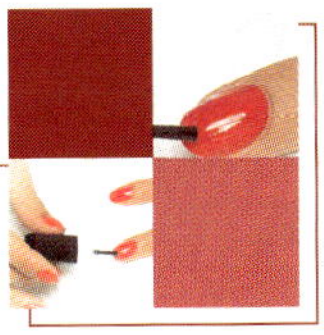

avant de poser des ongles acryliques, précisez pourquoi vous porterez des lunettes de protection en appliquant le primer, et proposez-lui d'en faire autant (Fig. 9.4).

Maintenant que le choix du service ne fait plus aucun doute, dans l'esprit du client et le vôtre, vous pouvez commencer la procédure. Vous ne ferez pas perdre de temps ni d'argent au client, car les soins ne seront pas en contradiction avec son style de vie et ils répondront à toutes ses attentes ; ainsi, le client, conscient de votre intérêt pour sa santé et sa sécurité, quittera le salon satisfait et reviendra régulièrement.

Récompenser la fidélité du client

Dans le climat de compétition qui règne aujourd'hui dans le commerce, votre succès dépend grandement de la fidélité de la clientèle. Par conséquent, il est crucial de montrer à vos clients que vous appréciez leur fidélité, en leur envoyant par exemple, des cartes pour des occasions spéciales (anniversaires), avec un bon de 10 % de réduction pour la séance suivante. Pensez aussi à leur envoyer régulièrement des prospectus pour les informer en avant-première des futures promotions, nouveaux produits ou services. Comme tout le monde aime faire la fête, organisez-en une ou deux par an ; invitez une vingtaine de vos clients réguliers et offrez-leur une boisson ainsi que des trousses d'échantillons pour les remercier de leur fidélité.

Remplir la fiche du client

Les fiches client varient d'un salon à l'autre. Rangez-les de façon à ce que chaque employé puisse les consulter facilement. Si le salon est informatisé, vous pouvez stocker ces renseignements dans l'ordinateur : il suffira de taper sur quelques touches pour y avoir accès.

Les fiches client comportent généralement deux rubriques importantes :

Les informations générales, qui incluent le nom, l'adresse et le numéro de téléphone du client, ainsi que les heures de rendez-vous qu'il préfère.

Le profil du client donne des renseignements sur le type de métier qu'il exerce et les activités de loisir qu'il pratique.

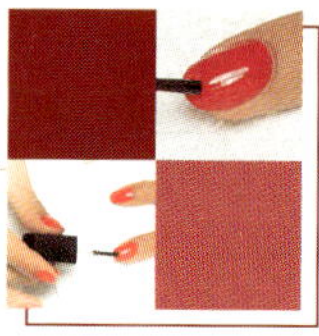

FICHE-CLIENT

Nom : ....

Adresse personnelle : ....
....

Adresse professionnelle : ....
....

Téléphone personnel : .... Téléphone professionnel : ....

Créneau idéal pour les rendez-vous : ....

Profil du client

1 Quel type de métier exercez-vous ?

....
....

2 Avez-vous des loisirs qui sollicitent les mains ?

....
....

3 Pratiquez-vous des activités sportives ? Si oui, lesquelles ?

....
....

4 Portez-vous des gants en caoutchouc pour faire le ménage ?

....
....

5 Combien de temps consacrez-vous chaque semaine à l'entretien de vos ongles ?

....
....

6 Avez-vous souvent recours aux services des professionnels de l'ongle ?

....
....

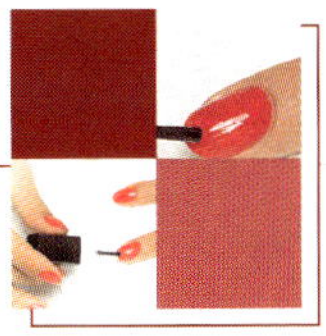

FICHE DE SOINS

Nom : . . . .

Adresse personnelle : . . . .

. . . .

Adresse du lieu de travail : . . . .

. . . .

Créneau idéal pour les rendez-vous : . . . .

Date	Soins	Observations	Prix

Date	Produits vendus	Prix

Quels types de services sont envisagés à l'avenir ?

. . . .

. . . .

. . . .

. . . .

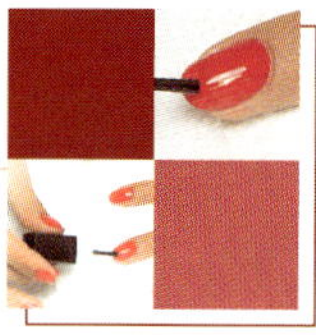

Mise à jour de la fiche de soins du client

À chaque fois qu'un client reçoit des soins dans le salon, il faut le noter sur sa fiche. En général, cette fiche comprend des informations sur les services fournis, les produits vendus et les soins envisagés à l'avenir.

La fiche de soins doit être mise à jour, au cas où le client viendrait un jour où la personne qui s'occupe de lui habituellement n'est pas disponible.

Les fiches client et les fiches de soins sont des outils de travail qui montrent à vos clients votre professionnalisme. Un professionnel doit se préoccuper de la santé, de la sécurité et de la qualité des services que ses clients reçoivent.

Questions de révision

1. Quel est l'objectif de la consultation du client ?
2. Quelles sont les caractéristiques d'ongles sains ?
3. Dans quels cas faut-il conseiller à un client d'aller consulter un médecin ?

PARTIE 3

Les procédures de base

CHAPITRE X

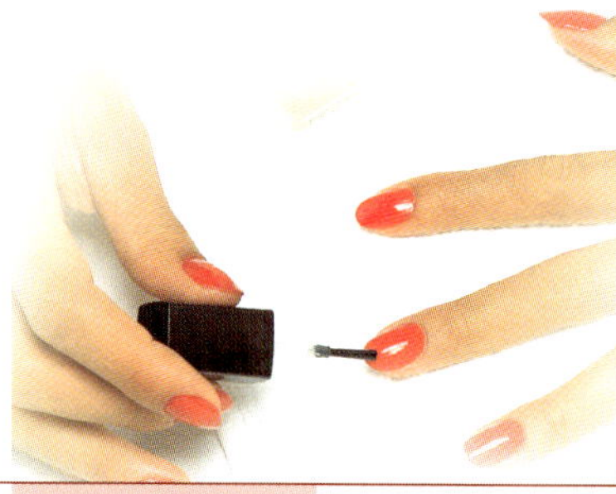

La manucurie

Objectifs d'apprentissage

Après avoir étudié ce chapitre, vous devriez pouvoir :

1 Identifier l'équipement, les instruments, les fournitures et les produits cosmétiques nécessaires à une manucure, et expliquer leur utilisation.

2 Décrire comment préparer la table de manucurie.

3 Décrire les quatre formes d'ongles.

4 Donner la liste des étapes à suivre avant une manucurie simple.

5 Expliquer la procédure à suivre et les précautions à prendre pour faire une manucurie simple.

6 Donner la liste des étapes à suivre après une manucurie simple.

7 Décrire les cinq types d'application de vernis.

8 Expliquer la procédure à suivre et les précautions à prendre pour la manucurie revitalisante avec bain d'huile chaud.

9 Décrire les étapes de la manucurie des ongles masculins.

10 Montrer les techniques de massage des mains et des bras.

Introduction

Les informations et les procédures que vous apprendrez dans ce chapitre vous permettront d'acquérir les connaissances fondamentales pour devenir un spécialiste de l'ongle. Après avoir maîtrisé les techniques de base, et avec un peu de pratique, vous gagnerez suffisamment en confiance et en efficacité pour fidéliser une clientèle. La première étape de ce processus d'apprentissage consiste à se familiariser avec les quatre types d'outils des métiers de l'ongle.

1. L'équipement
2. Les instruments
3. Les fournitures
4. Les produits cosmétiques

Les outils de travail

L'ÉQUIPEMENT

Nous définissons l'équipement comme les objets utilisables en permanence pour tous les soins et qu'on ne remplace qu'une fois qu'ils sont hors d'usage.

Table de manucurie avec lampe articulée. En général, la plupart des tables de manucurie comportent un tiroir (pour ranger les instruments désinfectés et les produits) et une lampe articulée, fixée sur le plateau. L'ampoule doit faire 40 watts. Au-delà de cette puissance, la chaleur produite par la lampe gêne les procédures de manucurie et de façonnage des ongles. Une puissance inférieure ne permet pas de réchauffer les ongles du client dans une pièce climatisée. La chaleur de l'ampoule vous aidera à maintenir la consistance des produits.

Fauteuil pour le client et chaise ou tabouret pour le prothésiste ongulaire.

Bol à manucurie. Il s'agit d'un bol en plastique, en porcelaine ou en verre, que l'on remplit d'eau chaude et de savon antibactérien pour y faire tremper les doigts du client. Certains modèles épousent la forme de la main (Fig. 10.1).

Bocal de désinfection. Récipient assez grand pour contenir les instruments à faire tremper dans la solution désinfectante. En général, un couvercle est fourni pour empêcher la contamination de la solution quand on ne l'utilise pas (Fig. 10.2).

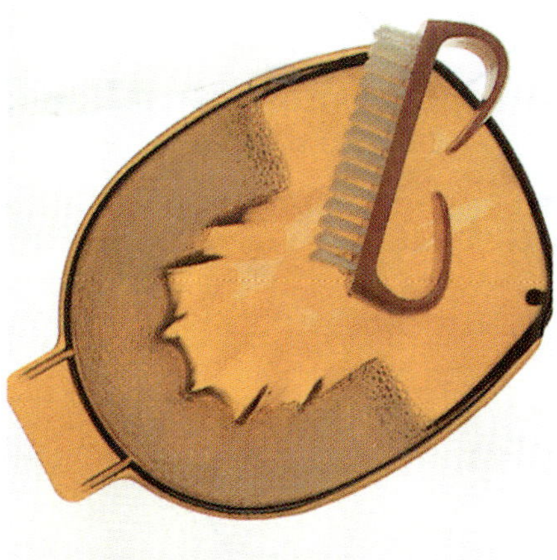

10.1. Bol à manucurie rempli d'eau chaude et de savon antibactérien, et brosse à ongles.

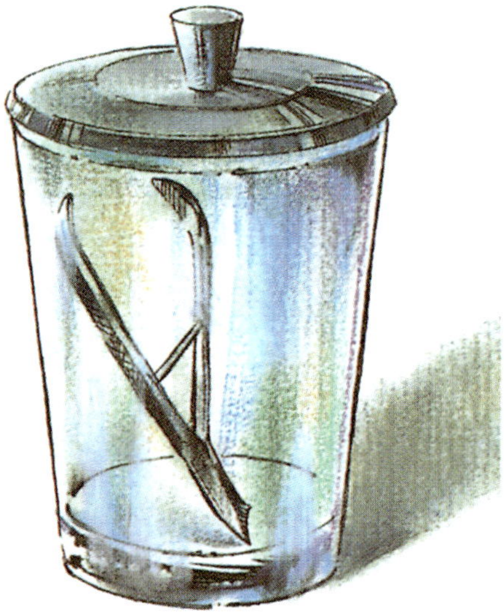

10.2. Bocal de désinfection.

Coussinet pour le client. Ce petit coussin, d'environ 20 x 30 cm, est spécialement conçu pour la manucurie ; vous pouvez aussi plier une serviette pour obtenir une surface d'appui similaire. Avant chaque rendez-vous, couvrez le coussinet ou la serviette pliée avec une serviette propre.

Boîtier pour lingettes de désinfection. Dans ce boîtier, vous rangerez des lingettes de désinfection en coton hydrophile, ou non pelucheuses.

Plateau à manucurie. Ce plateau permet de ranger des produits cosmétiques comme les vernis, les dissolvants et les crèmes.

Sèche-ongles électrique. Un sèche-ongles est un appareil optionnel pour réduire le temps de séchage des ongles.

Hygiène

Si vous laissez tomber un bâtonnet d'oranger sur le sol, jetez-le. Cet instrument jetable ne peut pas être désinfecté ni réutilisé.

LES INSTRUMENTS

Les instruments, outils qu'il faut désinfecter ou jeter après chaque client, sont suffisamment petits pour être placés dans un bocal de désinfection.

Bâtonnet d'oranger. Le bâtonnet d'oranger sert à assouplir la cuticule autour de la base de l'ongle ou à nettoyer sous le bord libre. Tenez-le comme un crayon. Quand vous l'utilisez pour appliquer un produit, enroulez un petit morceau de coton à l'extrémité. Comme on ne peut pas le désinfecter, donnez-le à votre client, ou cassez-le en deux et jetez-le après usage (Fig. 10.3).

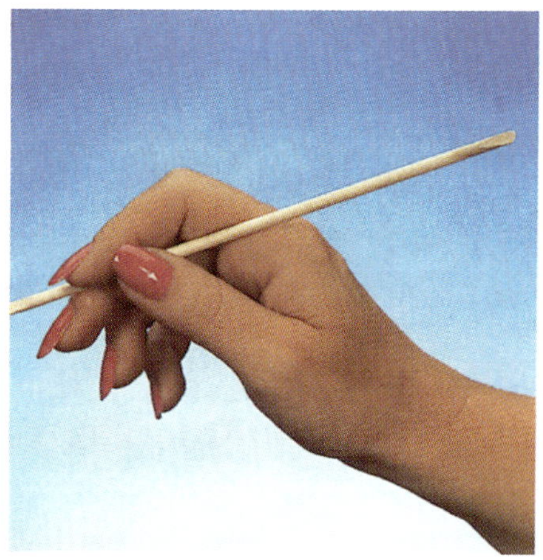

10.3. Bâtonnet d'oranger.

Hygiène

Changez le coton sur le bâtonnet d'oranger après chaque utilisation.

Repoussoir en métal. Cet instrument permet de repousser l'excès de cuticule. Tenez-le comme un crayon. La partie creuse s'utilise pour assouplir et repousser la cuticule. Si votre repoussoir a des bords rugueux ou tranchants, émoussez-les avec

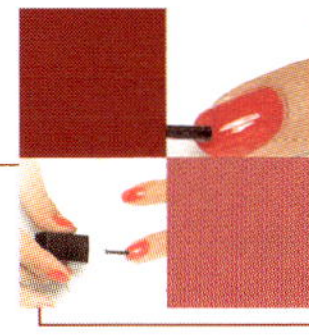

une lime émeri, pour ne pas risquer de les enfoncer dans la plaque de l'ongle (Fig. 10.4).

Lime métallique. Les limes métalliques servent à sculpter le bord libre des ongles durs ou artificiels. La plupart des professionnels choisissent des modèles de 18-20 cm, moins dangereux à manipuler. Comme elles sont réutilisables, désinfectez-les après chaque usage. Pour les tenir, placez le pouce d'un côté du manche et les autres doigts de l'autre côté (Fig. 10.5).

Lime émeri. De nombreux professionnels préfèrent les limes émeri parce que leur grain plus fin permet de limer des ongles mous ou fragiles. Elles comportent deux faces : une dure pour façonner le bord libre et une douce pour biseauter l'ongle ou polir le bord libre. Tenez-la comme une lime métallique, avec l'extrémité la plus large dans la main de façon à limer avec l'extrémité étroite. Pour biseauter, inclinez la lime à 45° et exercez une légère pression, sur le dessus ou le dessous de l'ongle. La plupart des professionnels utilisent des modèles de 17-20 cm. Comme on ne peut pas les désinfecter, donnez-les à vos clients, ou cassez-les en deux et jetez-les après chaque usage. Ne gardez pas la lime émeri d'un client dans un sac en plastique, car des bactéries peuvent se développer avant le rendez-vous suivant sur cet instrument non désinfecté (Fig. 10.6).

Pince à envies. Une pince à envies sert à retirer l'excès de cuticule à la base de l'ongle. Tenez-la dans la paume de la main, en dirigeant les lames

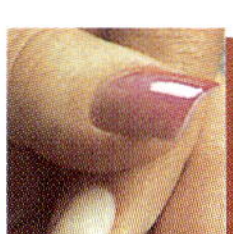

Hygiène

Si vous faites tomber une lime émeri par terre, jetez-la. Il s'agit d'un article jetable que l'on ne peut pas réutiliser ni désinfecter.

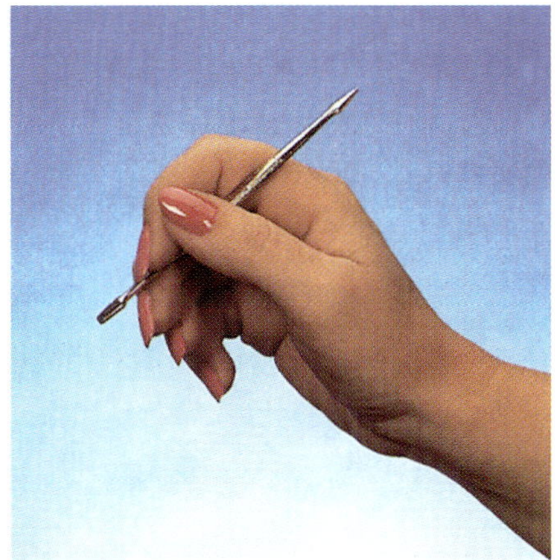

10.4. Repoussoir métallique.

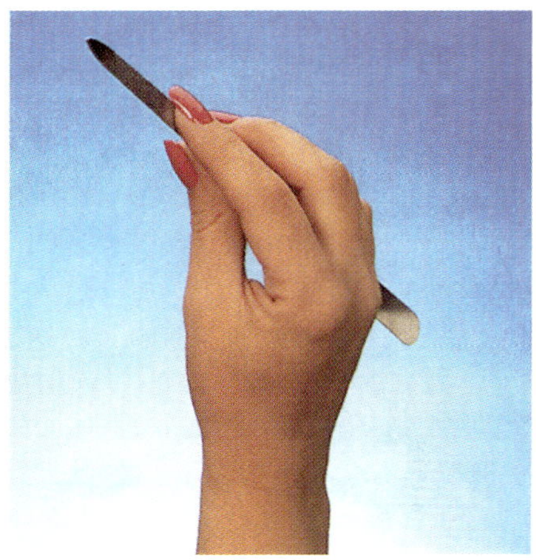

10.5. Lime métallique.

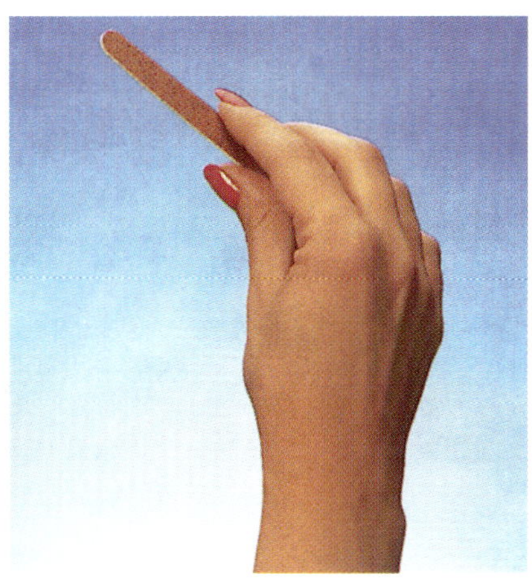

10.6. Lime émeri.

face à la cuticule. Placez le pouce sur une branche et trois doigts sur l'autre branche, avec l'index sur la vis pour guider la lame plus facilement autour de la cuticule (Fig. 10.7).

Pince à épiler. Utilisez une pince à épiler pour soulever des petits bouts de cuticule de l'ongle.

Brosse à ongles. Une brosse à ongles permet de nettoyer les ongles de la main et d'enlever les débris de cuticule avec de l'eau chaude savonneuse. Tenez la brosse les poils vers le bas et devant vous. Placez le pouce sur le côté de la monture qui se trouve face à vous, et les autres doigts de l'autre côté.

Polissoir chamois. Utilisez un polissoir recouvert de peau de chamois pour donner plus de brillant à l'ongle et faire disparaître les cannelures ou les arêtes de la surface. Il existe deux types de polissoirs chamois. Le premier présente un manche ouvert, le deuxième un manche fermé sur le dessus. Pour utiliser le premier, placez les doigts autour du manche avec le pouce d'un côté pour le guider plus facilement. Pour utiliser le deuxième, appuyez le pouce le long du bord de l'instrument. Une autre façon de tenir un polissoir chamois à manche fermé consiste à placer le majeur et l'annulaire dans la fente du manche (s'il en a une). Demandez conseil à votre professeur sur la façon de tenir un polissoir chamois (Fig. 10.8, 10.9).

Coupe-ongles. Un coupe-ongles s'utilise pour raccourcir les ongles. Si les ongles de votre client sont très longs, les couper réduira le temps de limage.

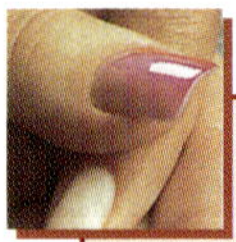

Hygiène

Utilisez un polissoir chamois dont vous pourrez changer la peau entre deux clients. N'oubliez pas de la jeter après chaque usage.

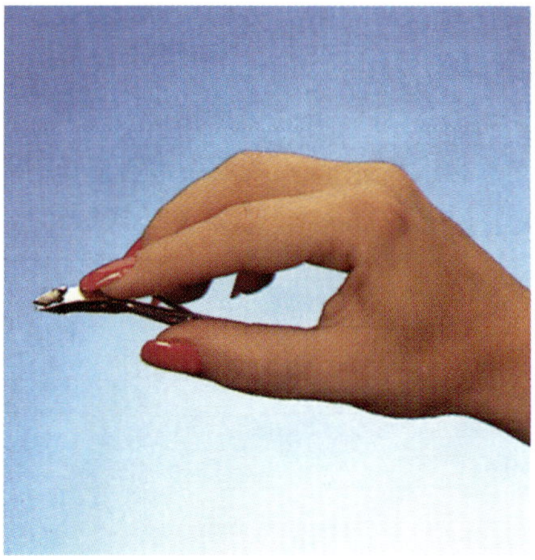

10.7. Pince à envies.

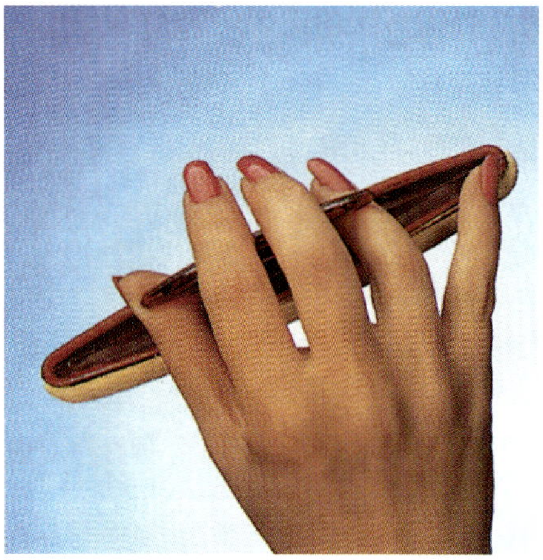

10.8. Tenir un polissoir.

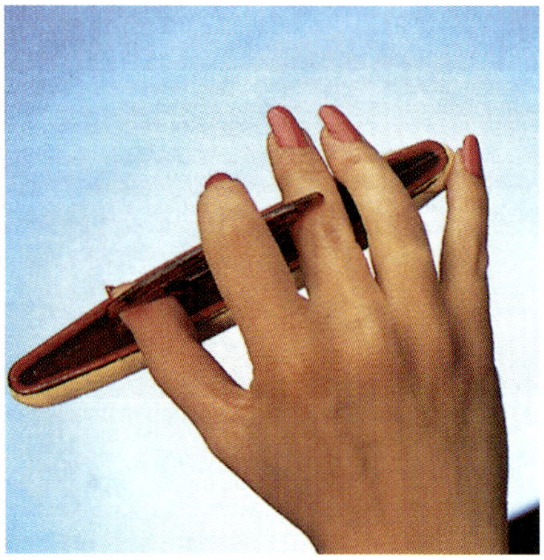

10.9. Autre façon de tenir un polissoir.

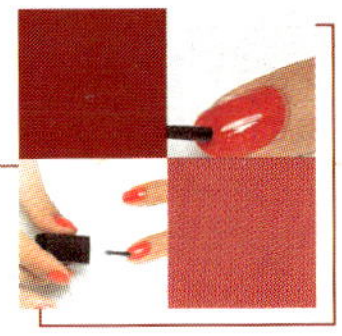

Propreté des instruments

Il est judicieux de posséder un double de tous les instruments en métal, afin d'en avoir toujours une série complètement désinfectée pour chaque client, et de ne pas devoir attendre entre les rendez-vous. Si vous ne disposez que d'une seule série, n'oubliez pas qu'il faut vingt minutes pour la désinfection après chaque usage. Quelques conseils d'hygiène sont fournis ci-dessous. Pour plus de détails, consultez les pages 24-34.

- Lavez tous les instruments à fond avec du savon et de l'eau chaude et rincez-les à l'eau claire pour enlever toutes les traces de savon. Essuyez-les bien avec une serviette propre.

- Les instruments en métal doivent être plongés dans un récipient de désinfection rempli d'une solution désinfectante autorisée. Suivez les instructions du fabricant pour le temps de trempage. Lorsque vous retirez les instruments du bocal de désinfection, rincez-les et séchez-les avec une serviette propre.

- Respectez le règlement en vigueur concernant le stockage des instruments de manucurie désinfectés. Placez-les dans des récipients ou des sacs en plastique fermés hermétiquement, ou dans un appareil de désinfection jusqu'à ce qu'ils soient prêts à être réutilisés.

LES FOURNITURES

Les fournitures sont les articles utilisés pendant une manucurie et qu'il faut remplacer entre deux clients.

Serviettes jetables ou serviettes-éponges. Placez une serviette-éponge propre sur le coussinet du client avant chaque manucure. Utilisez une autre serviette propre pour sécher les mains du client après les avoir trempées dans le bol à manucurie. Prenez d'autres serviettes-éponges ou des serviettes jetables qui ne peluchent pas pour essuyer le liquide au cas où il se renverserait autour du bol.

Coton hydrophile. Utilisez du coton hydrophile pour retirer le vernis, envelopper l'extrémité du bâtonnet d'oranger et appliquer des produits cosmétiques sur les ongles. Certains professionnels préfèrent les petits carrés non fibreux car ils ne laissent pas de fibres de coton sur les ongles et ne gênent pas l'application de vernis.

Spatule en plastique. La spatule sert à enlever les produits cosmétiques des récipients. Utilisez toujours une spatule en plastique, et non vos doigts, pour retirer un produit. Un récipient fermé contenant des produits cosmétiques est l'endroit idéal pour que les bactéries présentes sur vos doigts s'y développent.

Sacs en plastique. Sur le côté de la table de manucurie, attachez un sac (avec, par exemple, du ruban adhésif) dans lequel vous jetterez le matériel usagé pendant les soins. Placez-en un dans chaque poubelle. Assurez-vous d'en avoir suffisamment en réserve pour les changer régulièrement dans la journée.

Alun en poudre, ou poudre styptique. L'alun en poudre, ou la poudre styptique, s'utilise pour cicatriser les éventuelles petites coupures. Déposez la poudre sur la coupure avec un bâtonnet d'oranger garni de ouate à son extrémité.

LES PRODUITS COSMÉTIQUES

En tant que spécialiste de l'ongle, vous devez connaître le mode d'emploi et la composition de chaque produit cosmétique. Il faut aussi savoir comment appliquer ces produits, et éviter d'en utiliser un s'il entraîne une allergie ou une autre réaction chez le client. Cette section présente les principaux produits de base, dont vous apprendrez la fonction et la composition.

Savon antibactérien. Ce savon, mélangé à de l'eau chaude, s'utilise dans le bol à manucurie. Il contient un détergent et un agent antibactérien pour désinfecter les mains du client. Il en existe quatre formes : paillettes, poudre, pain et liquide.

Dissolvant. Le dissolvant s'emploie pour ôter le vernis à ongles. En général, il contient des solvants organiques et de l'acétone, et parfois de l'huile pour compenser l'effet desséchant de cette dernière. Utilisez du dissolvant sans acétone pour les clients qui ont des ongles américains, parce que l'acétone fragilise ou dissout les capsules, les colles pour pansement et les produits de façonnage.

Crème pour les cuticules. Cette crème s'utilise pour lubrifier et ramollir les cuticules sèches et les ongles cassants. Elle contient des corps gras et des cires, comme de la lanoline, du beurre de cacao, du pétrole et de la cire d'abeille.

Huile pour les cuticules. Cette huile maintient la souplesse des cuticules et contribue à prévenir la formation d'envies ou de cuticules rugueuses. Elle donne une touche supplémentaire à la finition d'une manucure. Elle contient de l'huile végétale, de la vitamine E, de l'huile de paraffine, du jojoba et de l'huile de palme. Suggérez à vos clients de l'utiliser avant de se coucher pour maintenir la souplesse de leurs cuticules.

Gel émollient. Le gel émollient ramollit les cuticules afin de mieux repousser les peaux et de limiter le plus possible le travail de coupe. Il contient entre 2 et 5 % d'hydroxyde de sodium ou de potassium, et de la glycérine.

STOP

Sécurité

Veillez à ne pas mettre d'eau de Javel sur les cuticules ou la peau parce que cela peut provoquer des irritations.

Décolorant pour ongles. Appliquez le décolorant sur la plaque de l'ongle et sous le bord libre pour enlever les taches jaunes. Il contient de l'eau oxygénée. Si vous ne trouvez pas de décolorant pour ongles dans le commerce, utilisez de l'eau oxygénée à vingt volumes (6 %).

Produit pour blanchir les ongles. Les produits pour blanchir les ongles s'appliquent sous le bord libre. Ils contiennent de l'oxyde de zinc ou du dioxyde de titane. On les trouve en pâte, en crème, en stick, et en crayon.

Produits de polissage à sec. Les poudres à polir, comme la poudre de ponce, s'utilisent avec le polissoir chamois pour donner plus de brillant à l'ongle. Certains clients préfèrent ce polissage à sec. Ces poudres, d'oxyde d'étain, de talc, de silice ou de kaolin, contiennent des grains légèrement abrasifs, destinés à lisser ou à polir l'ongle. Elles existent aussi en crème.

Vernis à ongles. Les vernis s'utilisent pour colorer et faire briller les ongles. En général, on les applique en deux couches. Ils contiennent une solution de nitrocellulose dans un solvant volatil, comme l'acétate d'amyle, et s'évaporent facilement. Les fabricants ajoutent de l'huile de ricin pour éviter qu'ils sèchent trop vite.

Base pour ongles. La base, vernis transparent, s'applique sur l'ongle naturel avant le vernis de couleur. Elle empêche les vernis rouges ou opaques de jaunir ou de tâcher la plaque de l'ongle. L'application de la base constitue la première étape dans la pose du vernis, à moins d'utiliser un durcisseur. La base, qui contient davantage de résine que le vernis, protège l'ongle de l'action déshydratante du vernis dont elle facilite l'adhésion. Elle contient de l'acétate d'éthyle, un solvant, de l'alcool isopropylique, de l'acétate butylique, de la nitrocellulose, de la résine, et parfois du formaldéhyde.

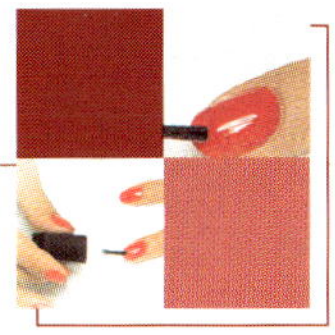

Durcisseur. Le durcisseur, appliqué sur l'ongle naturel avant la base, empêche l'ongle de se fissurer ou se dédoubler. Il existe trois types de durcisseur :

Le *durcisseur protéiné* associe un vernis transparent et une protéine, comme le collagène.

La *fibre de nylon* combine un vernis transparent et des fibres de nylon. On l'applique d'abord verticalement, puis horizontalement sur la plaque de l'ongle. Elle peut être difficile à recouvrir parce que les fibres sont visibles sur l'ongle

Le durcisseur à base de formaldéhyde en contient 5 %.

Fixateur. Le fixateur, vernis transparent, s'applique sur le vernis de couleur pour empêcher qu'il s'écaille et pour donner à l'ongle un superbe brillant final. Il contient de la nitrocellulose, du toluène, un solvant, de l'alcool isopropylique et des résines de polyester.

Activateur de séchage. L'activateur de séchage s'utilise pour empêcher le vernis de former des taches. Il contribue à accélérer le séchage du vernis en lui évitant de devenir poisseux et de perdre son éclat. Il comporte une base d'alcool et existe en flacon avec pinceau ou en spray.

STOP

Sécurité

Tous les vernis à ongles sont inflammables.

Crème et lotion pour les mains. La lotion et la crème pour les mains permettent de mettre la dernière touche à une manucure. Elles adoucissent et lissent la peau des mains pour donner une finition parfaite. La crème, plus épaisse que la lotion, est composée d'émollients et d'hydratants (glycérine, beurre de cacao, lécithine et gommes). Elle hydrate la peau des mains et l'empêche de sécher, de se gercer et de se rider. Comme la lotion contient plus d'huile, sa texture est plus fine que celle de la crème. Elle contient aussi de l'acide stéarique, de l'eau, un agent cicatrisant (gomme arabique de coing), de la lanoline, de la glycérine et de la gomme. On peut utiliser la crème ou la lotion pour les mains à la place de l'huile pour un bain revitalisant chaud.

La *crème revitalisante pour les ongles* contient des agents hydratants. On l'applique avant de se coucher pour prévenir les ongles cassants et les cuticules sèches.

Préparation de la table de manucurie

Il est important que la table de manucurie soit propre et pourvue des instruments, fournitures et produits cosmétiques nécessaires. Tout ce dont vous avez besoin pour faire les soins doit être à portée de main. Une table bien rangée vous permettra de travailler avec plus d'assurance et de mettre le client en confiance. La procédure ci-dessous représente un exemple pour préparer la table.

1 Nettoyez la table de manucurie avec un désinfectant efficace et autorisé.

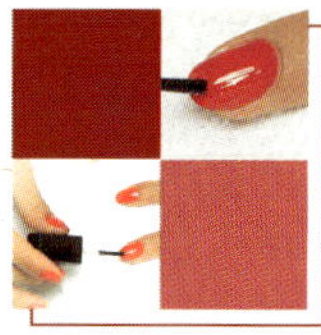

2 Entourez le coussinet du client avec une serviette propre, en tissu-éponge ou jetable. Posez-le au milieu de la table, vers le client, en plaçant l'extrémité de la serviette devant vous.

> ***Ne placez jamais de matériel* usagé *dans le tiroir***

3 Vingt minutes avant la première manucure de la journée, remplissez le bocal de désinfection avec un désinfectant de classe hospitalière autorisé, et plongez tous les instruments en métal dedans. Placez le bocal à votre droite si vous êtes droitier (inversement si vous êtes gaucher).

4 Placez les produits cosmétiques (sauf les vernis) à droite (à gauche si vous êtes gaucher), derrière le bocal de désinfection.

5 Placez les limes émeri sur le polissoir chamois à droite sur la table (à gauche si vous êtes gaucher).

6 Posez le bol à manucurie et la brosse au milieu ou à gauche, vers le client. Ne déplacez pas le bol ou l'appareil pour les bains d'huile chauds d'un côté à l'autre de la table ; laissez-le où vous l'avez mis pendant toute la durée de la manucure. Si vous faites un bain d'huile revitalisant chaud, remplacez le bol et la brosse par l'appareil.

7 Attachez, avec du ruban adhésif ou un autre système, un sac en plastique sur le côté droit (gauche pour les gauchers) de la table. Vous y jetterez le matériel usagé pendant la manucure.

8 Placez les vernis à gauche (à droite si vous êtes gaucher).

9 Vous pouvez utiliser le tiroir pour placer les objets suivants : coton hydrophile dans son emballage d'origine ou dans un sac en plastique propre, pierre ponce ou poudre à polir, peau de chamois de rechange pour le polissoir, activateur de séchage ou d'autres articles. Avant de mettre des objets dans le tiroir, n'oubliez pas de le nettoyer avec un désinfectant de classe hospitalière autorisé.

Ne placez jamais de matériel usagé dans le tiroir, mais seulement des instruments complètement désinfectés (dans des récipients fermés hermétiquement) et des fournitures ou des produits cosmétiques supplémentaires. Veillez à ce qu'il soit toujours propre (Fig. 10.10).

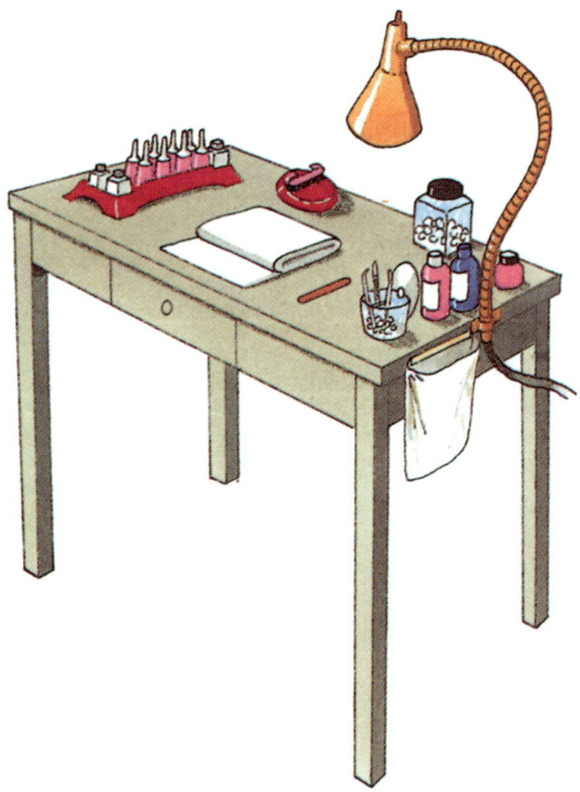

10.10. Exemple de préparation de base de la table.

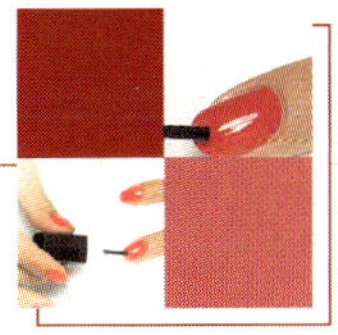

Donner une forme à l'ongle

Après la consultation avec le client, vous discuterez de la forme et de la couleur qu'il souhaite pour ses ongles. Gardez les points suivants en tête : la forme des mains, la longueur des doigts, la forme des cuticules et le type de travail du client. La fig. 10.11 ci-dessous montre les quatre formes que l'on peut donner à l'ongle.

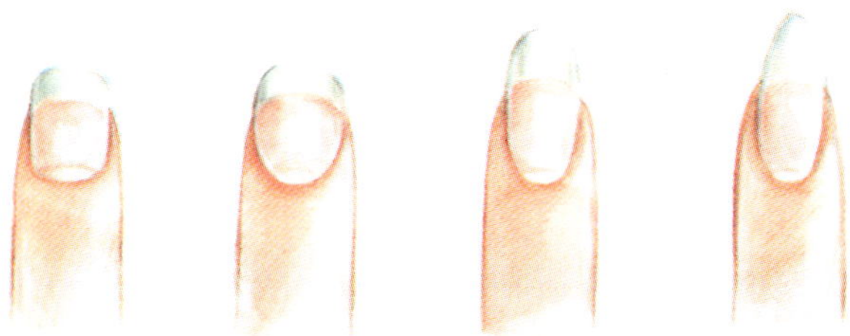

10.11. Les quatre formes de base pour l'ongle : rectangulaire, ronde, ovale et pointue.

• L'*ongle rectangulaire* ou *carré* doit légèrement dépasser le bout du doigt avec le bord libre arrondi. Cet ongle est solide parce que la largeur du bord libre reste la même que celle de l'ongle. Les clients qui travaillent avec les mains (sur un ordinateur ou dans une chaîne de montage) auront besoin d'ongles courts et carrés.

• L'*ongle rond* doit être légèrement effilé et dépasser juste un peu le bout du doigt. Les ongles ronds sont le plus souvent choisis par les hommes car il s'agit d'une forme naturelle.

• L'*ongle ovale*, ongle carré aux coins légèrement arrondis, séduit la plupart des femmes. Celles dont les mains sont exposées dans leurs métiers (femmes d'affaires, enseignantes ou vendeuses) souhaiteront probablement des ongles ovales plus longs.

• L'*ongle pointu* convient aux mains fines avec des lits étroits. Effilé un peu plus que la normale pour accentuer la finesse des mains, cet ongle est fragile et se casse facilement.

La manucurie simple

Quel que soit le service, tout professionnel de l'ongle doit suivre une procédure en trois parties. Tout d'abord, avant le service, vous procéderez aux opérations de désinfection, saluerez le client et vous entretiendrez avec lui de ce qu'il attend. Ensuite, vous effectuerez les étapes des soins en question, puis vous donnerez un autre rendez-vous au client, lui vendrez des produits que vous lui aurez conseillés pendant le service, et désinfecterez à nouveau la table et les instruments.

AVANT LA MANUCURIE SIMPLE

1 **Suivre la procédure d'hygiène requise** (voir pages 31-32).
2 **Préparer la table de manucurie.**
3 **Saluer le client** (Fig. 10.12).
4 **Laver les mains du client.** Demandez au client de se laver les mains avec un savon antibactérien. Essuyez-lui bien les mains et les ongles avec une serviette propre.

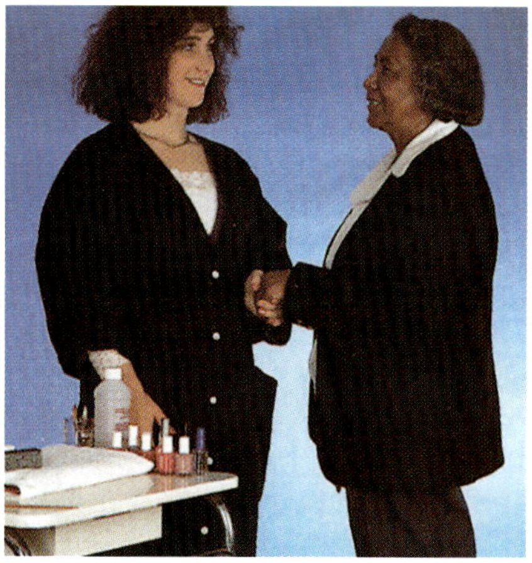

10.12. Accueil du client.

5 **Consulter le client.** Notez les réponses et les remarques sur la fiche-client. Observez ses ongles pour repérer d'éventuelles contre-indications aux soins. Si vous ne pouvez pas vous en occuper, expliquez-lui pourquoi et conseillez-lui d'aller consulter un médecin. Si vous ne constatez pas de problème, parlez-lui du service qu'il désire.

6 **Commencer la manucure.** Commencez avec la main que le client utilise le moins, car l'autre main trempera plus longtemps. Si le client est gaucher, commencez avec sa main droite (inversement s'il est droitier).

PROCÉDURE DE LA MANUCURIE SIMPLE

Pendant la manucure, parlez avec votre client des produits et des techniques que vous utilisez. Conseillez-lui des produits dont il aura besoin pour entretenir ses ongles entre les séances au salon. Vous pouvez lui recommander un vernis, une lotion, un fixateur et des limes émeri.

NOTE : la procédure suivante s'applique à un client droitier.

1 **Enlever le vernis.** Commencez avec l'auriculaire de la main gauche du client. Imbibez modérément de dissolvant un carré de coton. Si le client porte des faux ongles, utilisez un dissolvant sans acétone pour éviter de les abîmer. Appuyez le coton sur l'ongle et comptez mentalement jusqu'à dix. Retirez l'ancien vernis en essuyant l'ongle d'un mouvement tournant vers le bord libre. S'il reste des traces de vernis, répétez l'opération. Éventuellement, nettoyez la zone des cuticules

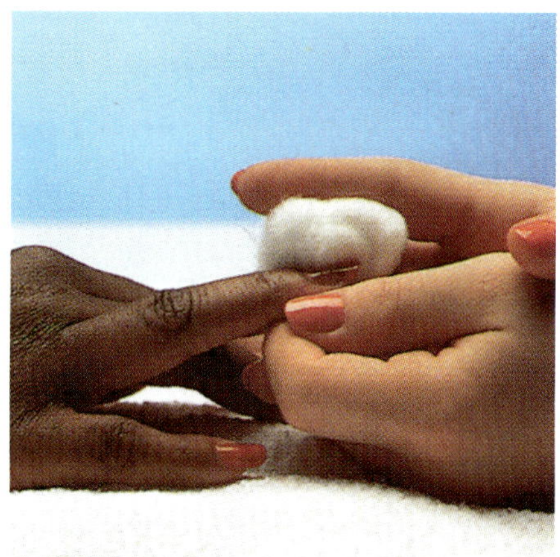

10.13. Enlever le vernis.

Conseil de procédure

Roulez le morceau de coton entre vos mains avant de l'utiliser, afin que les fibres ne collent pas sur l'ongle ou le doigt. Une autre façon d'ôter le vernis consiste à imbiber de dissolvant de petits disques de coton que vous placerez sur tous les ongles en même temps. Ces disques, très absorbants, ne laissent aucune trace de vernis sur les cuticules.

avec un bâtonnet d'oranger garni de ouate. Recommencez la procédure sur chaque doigt (Fig. 10.13).

2 **Donner une forme à l'ongle.** Avec une lime émeri ou en métal, donnez aux ongles la forme convenue avec le client, en commençant par l'auriculaire de la main gauche, que vous tiendrez entre le pouce et l'index. Utilisez la face dure de la lime émeri. Limez vers le centre du bord libre, alternativement depuis la droite et la gauche (Fig. 10.14). Ne limez pas dans les coins de l'ongle (Fig. 10.15). Limez chaque main de l'auriculaire au pouce.

3 **Ramollir les cuticules.** Après avoir limé les ongles de la main gauche, faites-la tremper dans un bain d'eau savonneuse pour assouplir les cuticules pendant que vous limez les ongles de la main droite.

4 **Nettoyer les ongles.** Brossez les ongles et les mains pour nettoyer les doigts et enlever les morceaux de cuticule. Retirez la main gauche du bol à manucurie et passez la brosse sur les doigts en effectuant des mouvements vers le bas, de la première phalange vers le bord libre (Fig. 10.16).

5 **Sécher la main.** Essuyez la main avec le coin d'une serviette propre. Essuyez bien entre les doigts. Simultanément, repoussez doucement les cuticules (Fig. 10.17).

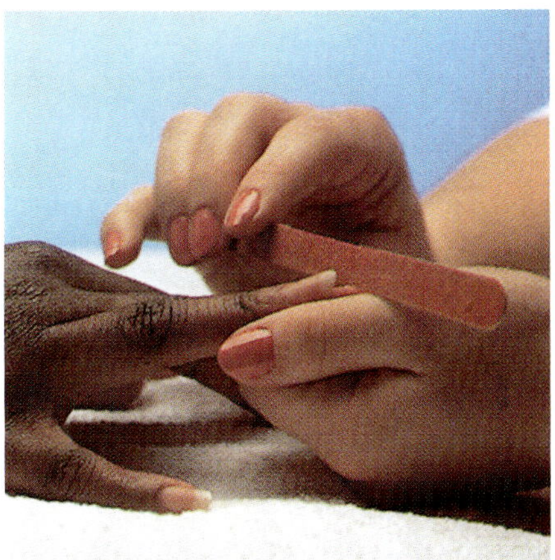
10.14. Donner une forme aux ongles.

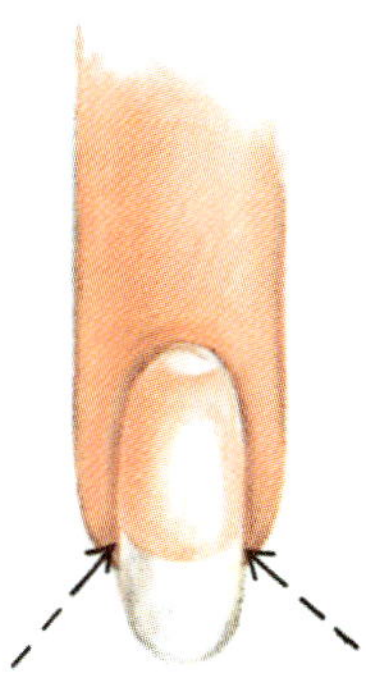
10.15. Ne pas limer dans les coins de l'ongle.

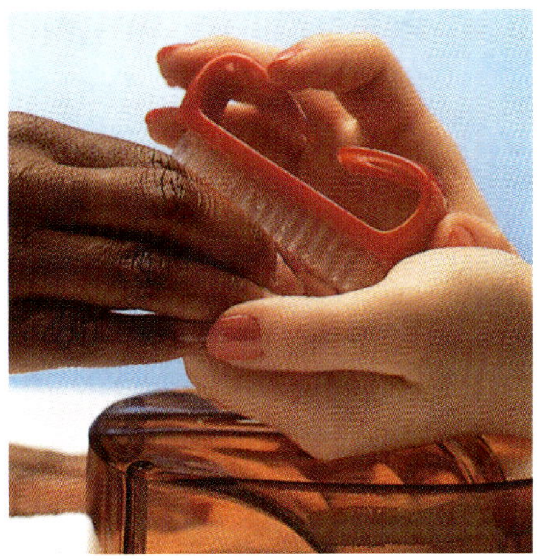
10.16. Nettoyer les ongles.

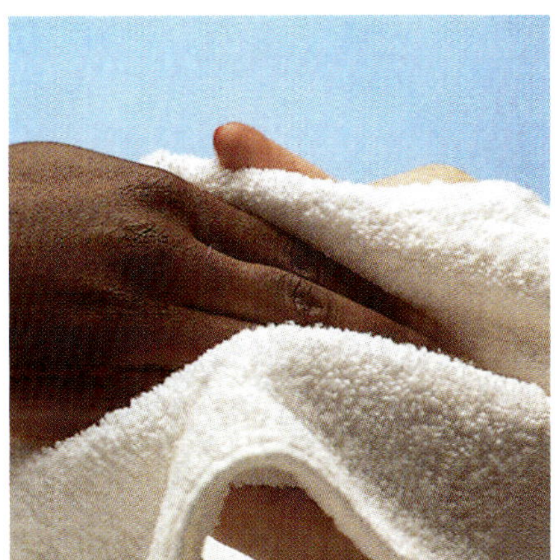
10.17. Sécher la main.

6 **Appliquer le gel émollient.** Utilisez un bâtonnet d'oranger garni de ouate pour appliquer le gel émollient sur la cuticule de chaque ongle de la main que vous venez de brosser (Fig. 10.18). Imbibez le coton de gel émollient et étalez-le en couche généreuse autour des cuticules et sous le bord libre de chaque doigt, afin d'assouplir et d'enlever la cuticule qui reste après le brossage. À présent, placez la main droite du client dans le bol à manucurie en continuant à travailler sur sa main gauche (Fig. 10.19).

7 **Assouplir les cuticules.** Avec le bâtonnet d'oranger et/ou la partie creuse du repoussoir métallique, repoussez et soulevez doucement la cuticule des ongles de la main gauche, en effectuant un mouvement circulaire pour soulever plus facilement celles qui adhèrent à la plaque. Le repoussoir devrait vous permettre d'en enlever suffisamment et de ne pas avoir besoin d'en couper (Fig. 10.20).

8 **Couper l'excès de cuticule.** Utilisez la pince à envies pour couper tout excès de cuticule ou les envies. Essayez de couper en une seule

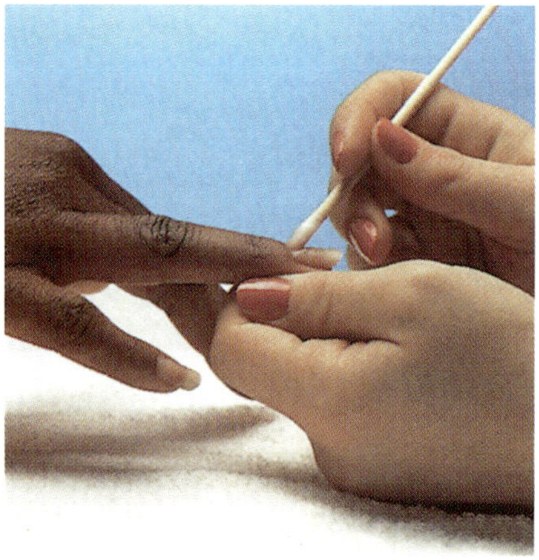

10.18. Appliquer le gel émollient.

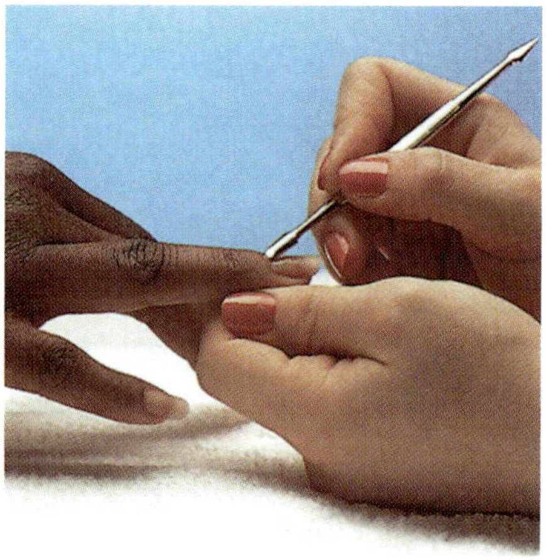

10.20. Assouplir la cuticule.

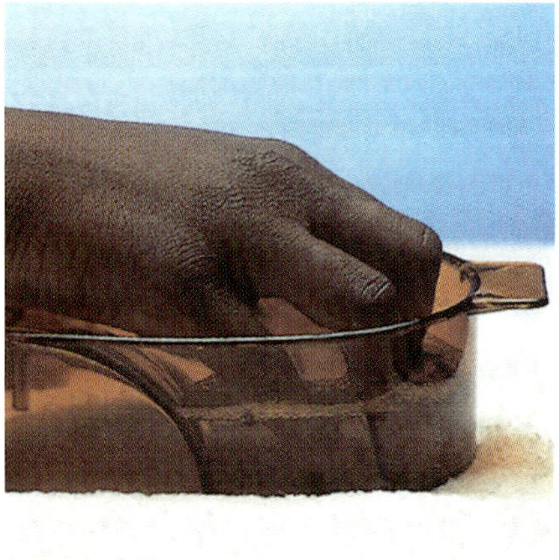

10.19. Faire tremper la main.

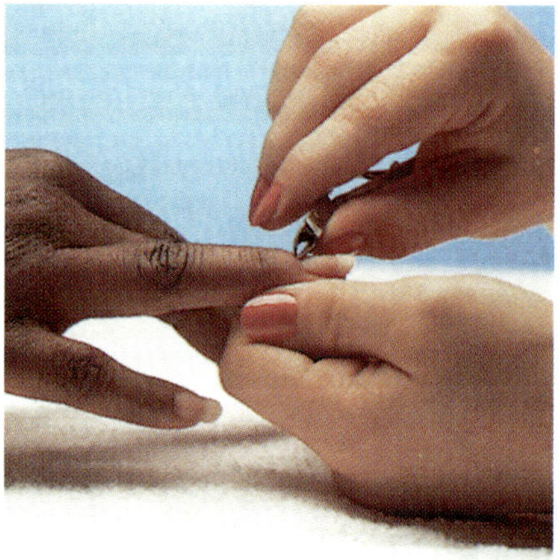

10.21. Couper l'excès de cuticule.

fois. Vous devrez parfois essuyer l'excès de gel émollient pour bien voir la cuticule. Veillez à ne pas couper le repli proximal, sinon vous blesserez le client (Fig. 10.21).

9 **Nettoyer sous le bord libre.** Nettoyez sous le bord libre avec un bâtonnet d'oranger garni de ouate. Retirez la main droite du bol à manucurie. Placez la main gauche au-dessus du bol et brossez-la une dernière fois pour enlever les débris de cuticule et les traces de gel émollient. Ensuite, laissez le client poser la main gauche sur la serviette propre (Fig. 10.22).

10 **Répéter les étapes 4 à 9 sur la main droite.**

11 **Blanchir les ongles (facultatif).** Après les étapes du limage et du nettoyage, si les ongles du client sont jaunes, vous pouvez les blanchir avec un produit spécial ou de l'eau oxygénée à 20 volumes (6 %). Avec un bâtonnet d'oranger garni de ouate, appliquez l'agent de blanchiment sur l'ongle jauni. Veillez à ne pas déborder sur la peau ou la cuticule, afin de ne pas provoquer d'irritation. Recommencez plusieurs fois si les ongles sont très jaunes. Vous devrez parfois répéter l'opération aux manucures suivantes jusqu'à disparition complète du jaune. Dans ce cas, prévoyez ce service au rendez-vous suivant.

12 **Polir avec un polissoir chamois (facultatif).** Appliquez un peu de poudre à polir sur l'ongle avec le bâtonnet d'oranger. Passez le polissoir en diagonale de la base de l'ongle au bord libre (Fig. 10.23). Passez-le vers le bas, de gauche à droite, puis de droite à gauche, de façon à former un « X » (Fig. 10.24). Simultanément, soulevez l'arrière du polissoir pour ne pas échauffer la plaque de l'ongle. Après le

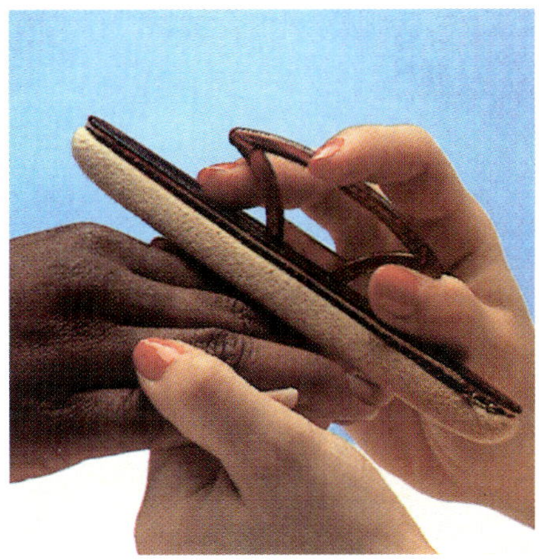

10.23. Polir l'ongle.

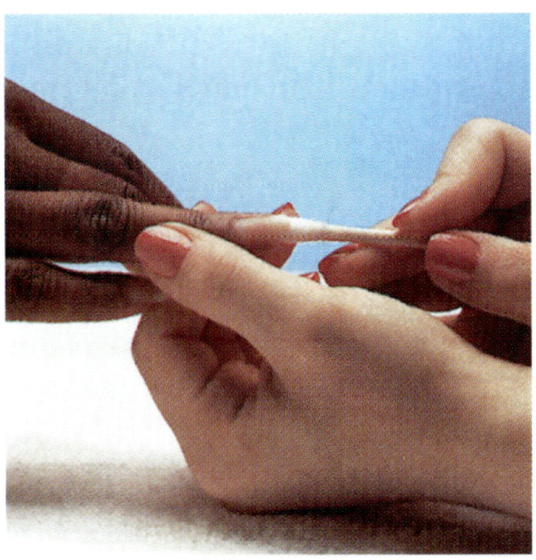

10.22. Nettoyer sous le bord libre.

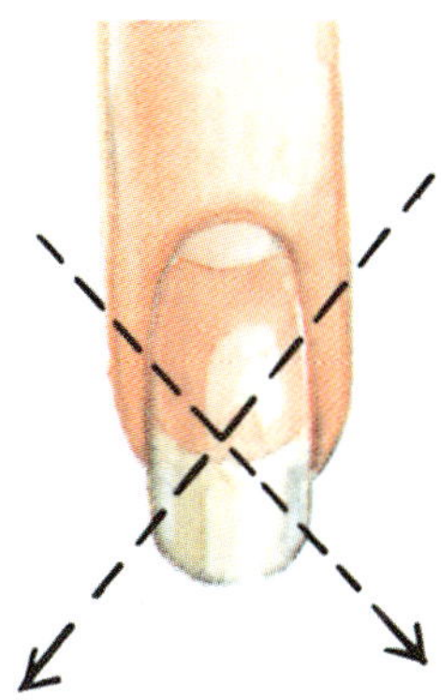

10.24. Polir l'ongle en effectuant des mouvements vers le bas de façon à former un « X ».

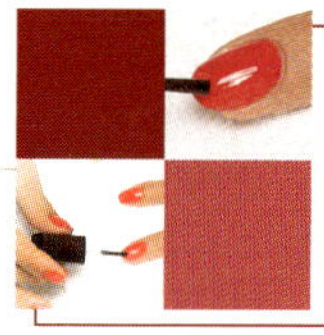

Conseil de procédure

Pour réduire l'échauffement dû au polissage, vaporisez avant un peu d'eau sur l'ongle.

polissage, demandez au client de se laver les mains pour enlever toutes les traces d'abrasif ou de poudre. Le polissoir chamois peut aussi s'utiliser pour faire disparaître les arêtes ou les cannelures.

13 **Appliquer l'huile pour les cuticules.** Avec un bâtonnet d'oranger garni de ouate, appliquez l'huile sur chaque ongle. Commencez par l'auriculaire de la main gauche et faites-la pénétrer dans chaque cuticule d'un mouvement circulaire (Fig. 10.25).

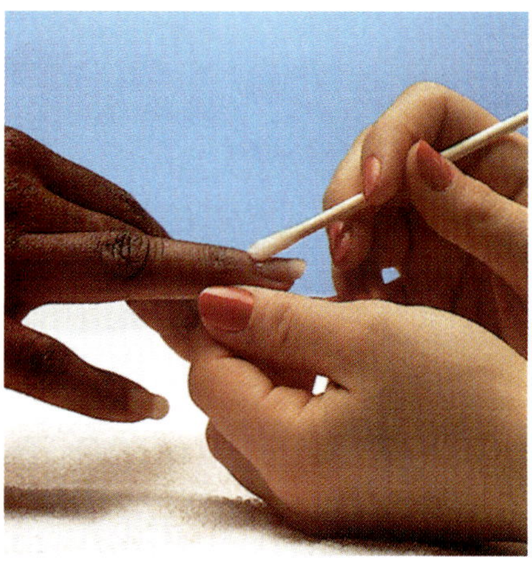

10.25. Appliquer l'huile pour les cuticules.

Sécurité

Lorsqu'il est difficile de repousser la cuticule, n'exercez pas trop de pression sur la base de l'ongle, afin de ne pas abîmer la matrice.

14 **Biseauter les ongles.** Pour biseauter le dessous du bord libre, inclinez la lime émeri à 45° et limez vers le haut, afin d'enlever les rugosités ou les particules de cuticule (Fig. 10.26).

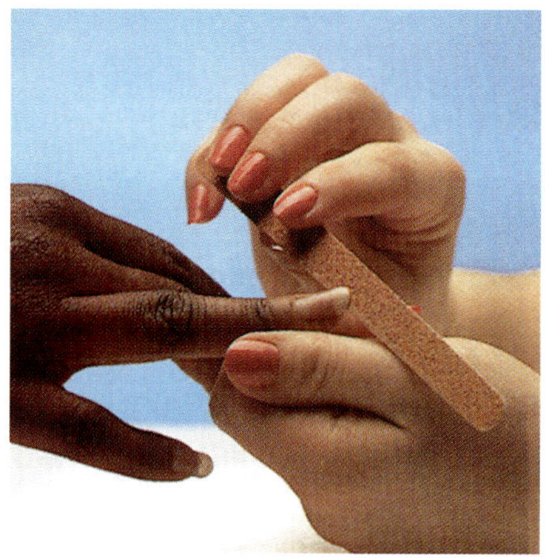

10.26. Biseauter l'ongle.

15 **Appliquer la lotion pour les mains et masser la main et l'avant-bras.** Avant d'appliquer le vernis, offrez un moment de détente au client en lui massant les mains. Avec une spatule propre, appliquez la lotion ou la crème sur la main et l'avant-bras. (Suivez la procédure décrite aux pages 138-141).

16 **Enlever les traces d'huile.** Pour améliorer l'adhésion du vernis, retirez les traces d'huile en essuyant l'ongle avec un petit morceau de coton imbibé d'alcool ou de dissolvant.

17 **Choisir une couleur.** Si le client ne sait pas quelle couleur choisir, aidez-le. Proposez-lui une nuance qui s'harmonise avec son teint. S'il vient se faire manucurer et vernir les mains pour une occasion particulière, optez pour une couleur assortie à ses vêtements. En général, les tons foncés sont appropriés en automne et en hiver, et les tons clairs au printemps et en été. Ayez toujours à disposition une gamme de plusieurs coloris. Vous pouvez demander au client de payer, de remettre son pull ou sa veste et de sortir ses clés de voiture avant d'appliquer le vernis, afin d'éviter les taches.

18 Appliquer le vernis. On applique le vernis en quatre couches. La première, la base, est suivie de deux couches de couleur et d'une de fixateur (Fig. 10.27). Roulez le flacon dans vos paumes pour en mélanger le contenu ; ne le secouez jamais afin d'empêcher la formation de bulles d'air et de faciliter l'application.

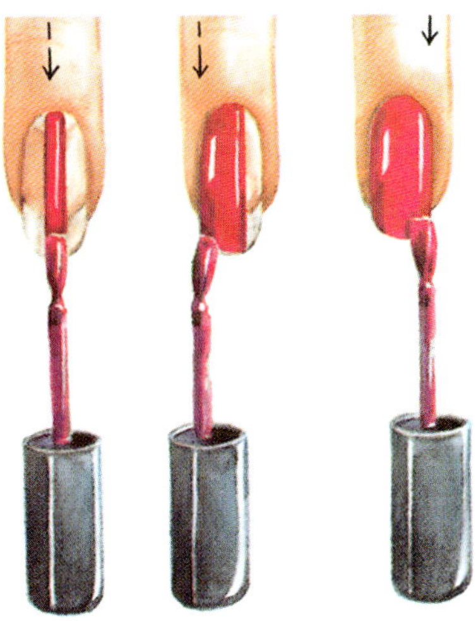

10.27. Appliquer le vernis.

- **Base.** L'application préalable de la base améliore l'adhésion et l'uniformisation du vernis sur les ongles. La couche de base garde un aspect visqueux. Pour l'appliquer, sortez le pinceau en l'essuyant sur le col du flacon de façon à laisser juste une gouttelette de produit à l'extrémité du pinceau. Commencez par le centre de l'ongle, placez le pinceau à 1,5 mm de la cuticule et passez-le jusqu'au bord libre. Utilisez la même technique pour faire le côté gauche, puis le droit. Vous ne devriez pas avoir besoin de reprendre de produit car la quantité initiale sur le pinceau suffit pour donner ces trois coups. Si vous revenez par petites touches sur des endroits oubliés, le vernis n'aura pas un aspect lisse. Plus vous donnerez de coups de pinceau, plus il y aura de lignes ou de granulations sur l'ongle du client. Si vous laissez une petite zone sans vernis lors de la première couche, vous pourrez la couvrir avec la deuxième.

- **Vernis.** Appliquez deux couches de vernis avec la technique décrite pour la base. Appliquez la première couche sur les deux mains avant de commencer la deuxième. Si vous déposez du vernis sur la cuticule, enlevez-le en l'essuyant avec un bâtonnet d'oranger garni de coton imbibé de dissolvant. N'utilisez jamais de stylo correcteur de vernis parce que cela n'est pas hygiénique.

- **Fixateur.** Appliquez une couche de fixateur pour empêcher le vernis de s'écailler et donner aux ongles un superbe brillant.

Conseil de procédure

Si vous utilisez un sèche-ongles électrique, placez une des mains du client dedans pendant que vous vernissez l'autre main. Réglez l'appareil sur frais afin de faciliter le séchage du vernis et de réduire le risque de tacher les ongles.

Conseil de procédure

En cas de taches, appliquez du dissolvant dessus avant de remettre du vernis.

- **Activateur de séchage (facultatif).** Après le fixateur, appliquez un activateur de séchage sur chaque ongle pour accélérer le séchage du vernis et éviter qu'il forme des taches et perde de son éclat.

Cinq types d'application du vernis

Vous avez appris comment appliquer le vernis correctement sur un ongle de la main. Vous aurez le choix entre les cinq types d'application présentés ci-dessous :

1 **Couverture complète.** Il s'agit de vernir toute la plaque de l'ongle.

2 **Bord libre exclu.** On n'applique pas de vernis sur le bord libre pour mieux éviter que le vernis ne s'écaille.

3 **Extrémité de l'ongle exclue.** Appliquez le vernis sur la plaque de l'ongle et arrêtez-vous à 1,5 mm du bord libre pour l'empêcher de s'écailler.

4 **Marge sur les côtés.** Laissez une marge de 1,5 mm de chaque côté de la plaque de l'ongle, afin de donner une apparence plus longue à un ongle large.

5 **Lunule exclue.** La lunule, qui forme une demi-lune à la base de l'ongle, n'est pas recouverte.

APRÈS LA MANUCURIE SIMPLE

Une fois la manucurie simple terminée, suivez la procédure décrite ci-dessous (Fig. 10.29).

1 **Fixer un autre rendez-vous.** Donnez un autre rendez-vous au client pour entretenir la manucure ou effectuer un autre service.

2 **Vendre des produits.** Proposez au client d'acheter les produits que vous lui avez conseillés pendant la manucure. Un vernis, une lotion, un fixateur, etc., sont des outils précieux pour entretenir ses ongles entre deux visites au salon.

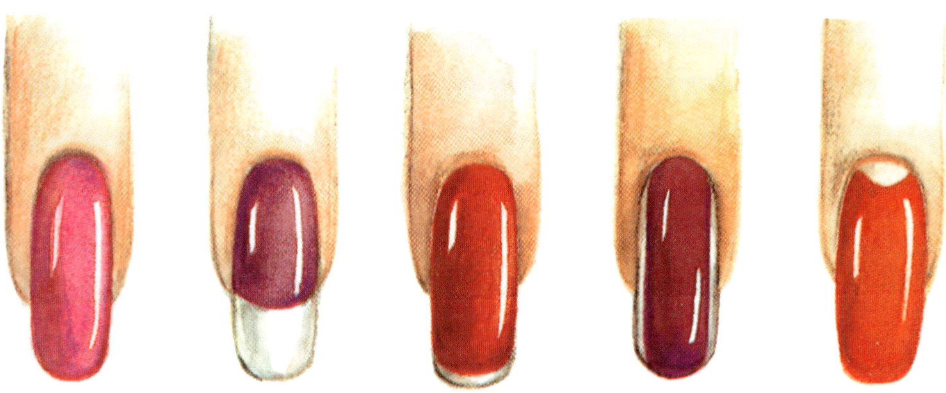

10.28. Cinq possibilités de vernir les ongles : couverture complète, bord libre exclu, extrémité de l'ongle exclue, marge sur les côtés, lunule exclue.

3 **Ranger la table.** Prenez le temps de ranger la table de manucurie.

4 **Jeter le matériel usagé.** Placez tout le matériel usagé dans le sac en plastique fixé sur le côté de la table. S'il est plein ou contient des fournitures pour faux ongles, jetez-le dans une poubelle fermée.

5 **Désinfecter la table et les instruments.** Recommencez toute la procédure d'hygiène à effectuer avant les soins. Désinfectez les instruments pendant vingt minutes avant de les réutiliser sur le client suivant.

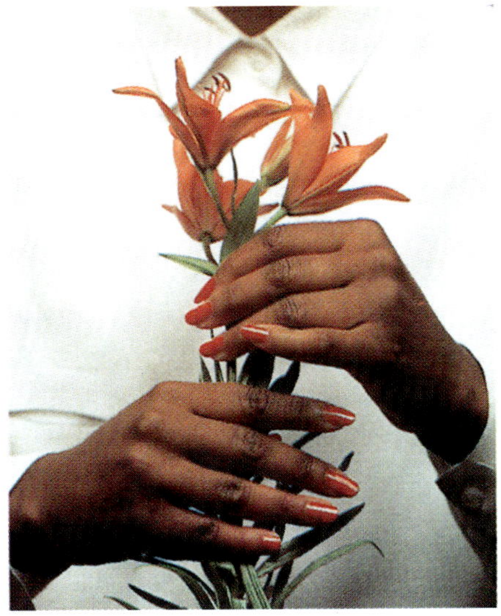

10.29. Manucurie simple terminée.

La « french manucure »

La « french manucure » est une application de vernis naturel très populaire en été et pour les mariages. Il s'agit aussi d'une excellente base pour décorer les ongles, à partir de laquelle on peut créer d'innombrables motifs artistiques avec des perles, des strass et des bandes autocollantes en argent.

1 **Appliquer la base.** Suivez la procédure de la manucurie simple pour appliquer la base. Vous pouvez aussi l'appliquer sous le bord libre.

2 **Appliquer le vernis blanc.** Appliquez le vernis blanc sur le bord libre, en suivant une dia-

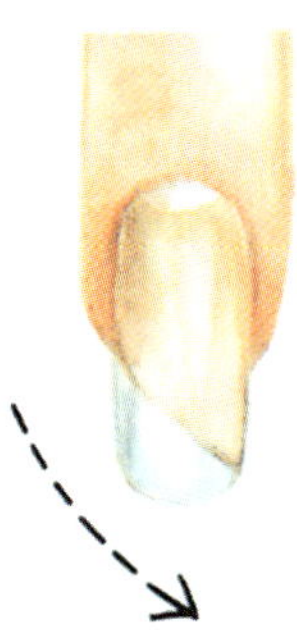

10.30. Appliquer le vernis sur le bord libre du côté gauche de l'ongle vers le centre.

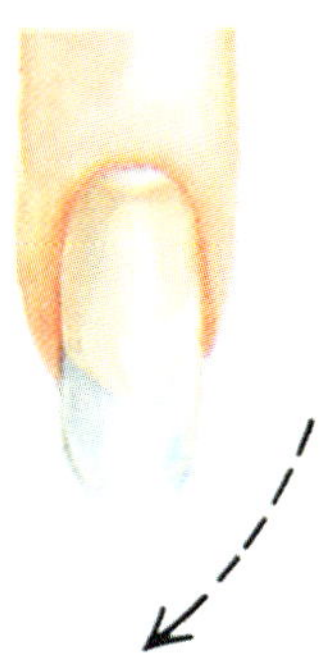

10.31. Appliquer le vernis blanc sur le bord libre du côté droit de l'ongle vers le centre.

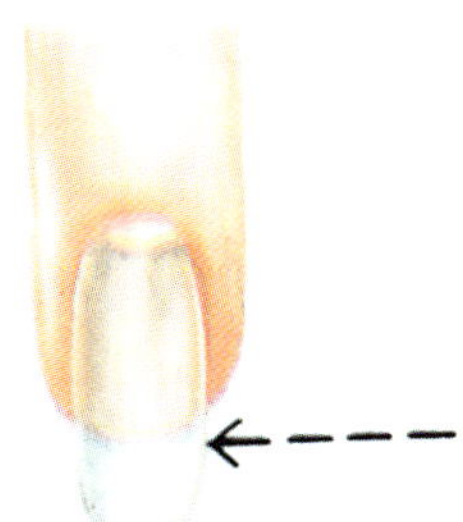

10.32. Recouvrir la base du « V » avec le vernis blanc.

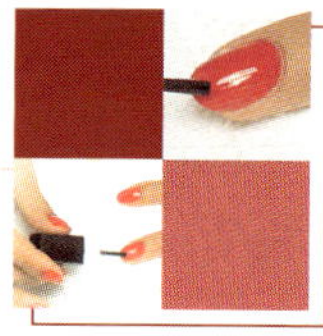

gonale, d'un côté (en général le gauche) de l'ongle jusqu'au centre du bord libre. Répétez l'opération sur le côté droit de l'ongle, de façon à former un « V ». Certains clients aiment cette forme. D'autres préfèrent que vous recouvriez la base du « V », de façon à obtenir une ligne identique au contour du bord libre. Le blanc peut être appliqué sous le bord libre (Fig. 10.30, 10.31, 10.32).

3 **Appliquer un vernis blanc rosé, naturel ou pêche.** Appliquez un vernis blanc rosé, naturel ou pêche de la base de l'ongle jusqu'au bord libre. Veillez à ne pas en mettre sur la cuticule. La plupart des clients préfèrent les tons rosés, mais choisissez la couleur en fonction du teint du client et de ce qu'il souhaite.

4 **Appliquer le fixateur.** Appliquez une couche de fixateur sur toute la plaque de l'ongle et sous le bord libre si vous avez choisi d'y appliquer du vernis précédemment (Fig. 10.33).

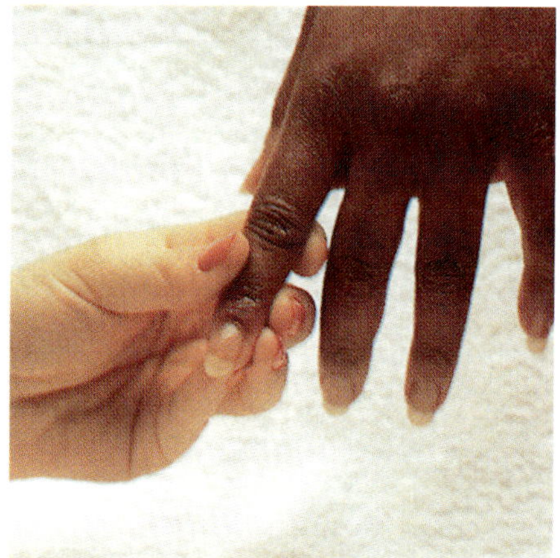

10.33. French manucure terminée.

Manucurie revitalisante avec bain d'huile chaud

La manucurie revitalisante avec bain d'huile chaud apporte beaucoup de bienfaits aux clients dont les ongles sont cassants, striés, ou dont les cuticules sont sèches. Elle permet aussi d'adoucir la peau des mains. Il est recommandé de faire un bain d'huile chaud une fois par semaine, afin d'hydrater davantage la peau et les ongles. Cette manucurie tiède, destinée à assouplir les cuticules, est surtout conseillée à ceux qui se rongent les ongles.

LE MATÉRIEL

En plus du matériel standard, vous aurez besoin des articles suivants :

1 **Appareil à bain d'huile.** Il s'agit d'un appareil électrique que l'on utilise pour faire tremper les doigts du client dans de l'huile ou de la crème chaude.

2 **Coupelles en plastique à mettre dans l'appareil.** La plupart de ces appareils sont conçus pour recevoir une coupelle jetable ronde ou pyramidale, que l'on remplit de lotion, de crème ou d'huile. Jetez-la après chaque manucure. Ces coupelles en plastique sont le plus souvent vendues par paquet.

3 **Huile pour l'appareil.** En général, les professionnels de l'ongle utilisent une huile ou une crème spécialement préparée pour l'appareil à bain d'huile. L'huile d'olive et la lotion pour les mains conviennent également. Dans cette procédure, nous utilisons la lotion.

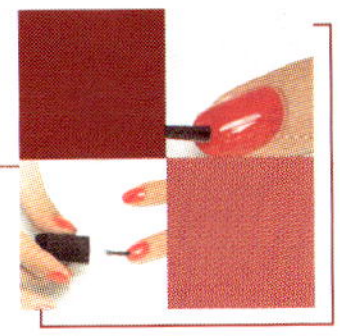

AVANT UN BAIN D'HUILE REVITALISANT CHAUD

1 **Effectuer la procédure d'hygiène.**

2 **Préparer la table.** Préparez la table de manucurie comme d'habitude, et ajoutez l'appareil à bain d'huile avec une coupelle en plastique et la lotion.

3 **Préparer l'appareil.** Versez la lotion dans une coupelle jetable que vous placerez dans l'appareil.

4 **Préchauffer la lotion.** Préchauffez la lotion entre 10 et 15 minutes avant de faire asseoir le client pour commencer la manucure.

5 **Saluer le client.**

6 **Laver les mains du client.** Demandez au client de se laver les mains avec un savon antibactérien. Séchez-lui bien les mains avec une serviette propre.

7 **Consulter le client.**

8 **Commencer la manucure.** Occupez-vous d'abord de la main que le client utilise le moins.

PROCÉDURE DU BAIN D'HUILE REVITALISANT CHAUD

Pendant cette procédure, informez le client des produits dont il aura besoin pour entretenir la beauté de ses mains entre les visites au salon.

1 **Enlever l'ancien vernis.**

2 **Donner une forme aux ongles.** Limez les ongles de la main que le client utilise le moins pour leur donner la forme convenue.

3 **Placer les phalangettes dans la lotion tiédie.** Faites tremper dans la lotion tiédie les ongles que vous venez de limer, et limez l'autre main (Fig. 10.34).

4 **Étaler la lotion.** Quand vous enlevez une main de la coupelle, placez l'autre dedans. Étalez la lotion sur la main et l'avant-bras, de façon à en avoir suffisamment pour le massage. Si vous n'en avez pas assez, prenez-en dans la coupelle avec une spatule afin d'en appliquer là où il en manque.

5 **Masser la main et l'avant-bras.** Suivez la procédure décrite aux pages 138-141.

6 **Assouplir les cuticules.** Repoussez doucement les cuticules avec le bâtonnet d'oranger.

7 **Couper les envies.** Coupez l'excès de cuticule avec la pince à envies. Posez la main du client sur la serviette propre.

8 **Répéter l'opération sur l'autre main.** Étalez la lotion sur l'autre main et recommencez les étapes 5 à 7.

9 **Essuyer ou laver les mains.** Si nécessaire, essuyez l'excédent de lotion avec une serviette-éponge chaude, ou demandez au client de se laver les mains.

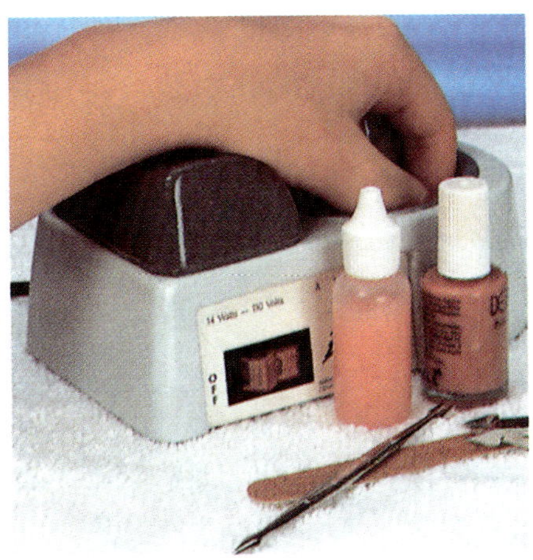

10.34. Faire tremper les phalangettes dans la lotion tiédie.

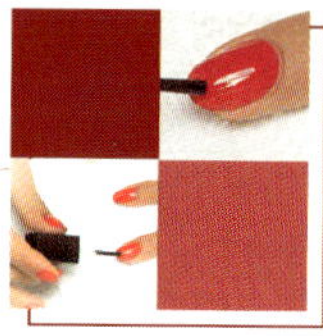

10 **Appliquer une serviette froide.** Resserrez les pores de la main et de l'avant-bras en les enveloppant d'une serviette froide sur laquelle vous appuierez doucement.

11 **Enlever les traces d'huile.** Essuyez les traces d'huile sur les ongles avec un morceau de coton imbibé d'alcool ou de dissolvant.

12 **Appliquer le vernis.**

13 **Effectuer la procédure qui suit la manucurie.** Retirez la coupelle en plastique de l'appareil à bain d'huile et jetez-la.

14 **Désinfecter l'appareil.** Utilisez de l'alcool pour préparer l'appareil à bain d'huile pour le client suivant.

La manucurie des ongles masculins

Dans l'ensemble, la manucurie des ongles masculins est identique à celle des ongles féminins, excepté que l'on n'utilise pas de vernis de couleur. Certains hommes apprécient les vernis transparents, d'autres le polissage à sec avec le polissoir chamois. L'emploi de crème ou de lotion pour les mains est facultatif (Fig. 10.35).

PROCÉDURE

Pendant la procédure, parlez au client des produits qui l'aideront à entretenir la beauté de ses mains entre les visites au salon. Conseillez-lui du vernis transparent et de la crème pour les mains.

1 **Effectuer la procédure qui précède la manucure.**

2 **Enlever l'ancien vernis.** Si du vernis transparent a été appliqué sur les ongles du client lors de sa précédente manucure, retirez-le. Commencez par l'auriculaire de sa main gauche.

3 **Limer les ongles.** Utilisez une lime émeri ou métallique pour donner une forme aux ongles. Commencez par l'auriculaire de la

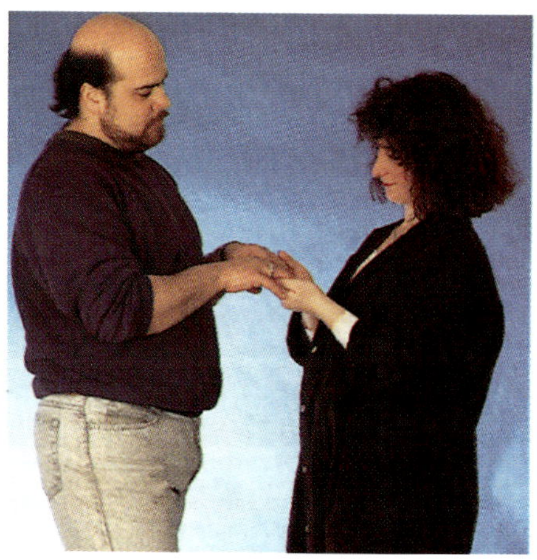

10.35. Accueillir le client.

Conseil de procédure

Ne limez jamais les ongles après les avoir fait tremper. Comme le trempage les ramollit, vous risqueriez de les casser ou de les fissurer en les limant après.

main gauche, en le tenant entre le pouce et l'index. Comme la plupart des hommes gardent les ongles courts, le limage sera rapide à effectuer. Si les ongles sont longs, coupez-les avec un coupe-ongles avant de les limer (Fig. 10.36).

4 **Assouplir les cuticules.** Après avoir limé les ongles de la main gauche, faites-la tremper dans le bol à manucurie rempli d'eau savonneuse, afin d'assouplir les cuticules pendant que vous limez les ongles de la main droite (Fig. 10.37).

5 **Brosser les ongles et les mains.** Utilisez la brosse pour nettoyer les doigts et enlever les débris de cuticule. Retirez la main gauche du bol de trempage et brossez les doigts vers le bas, de la première phalange vers le bord libre (Fig. 10.38).

6 **Essuyer la main.** Séchez la main avec l'extrémité de la serviette qui entoure le coussinet, en veillant à bien essuyer les espaces interdigitaux. Simultanément, repoussez doucement les cuticules (Fig. 10.39).

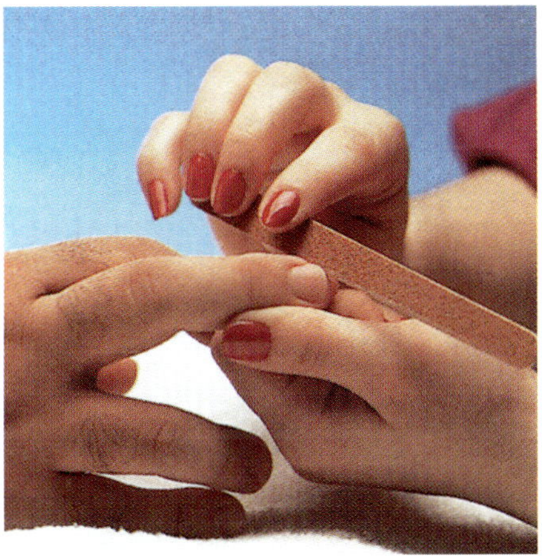

10.36. Limer les ongles.

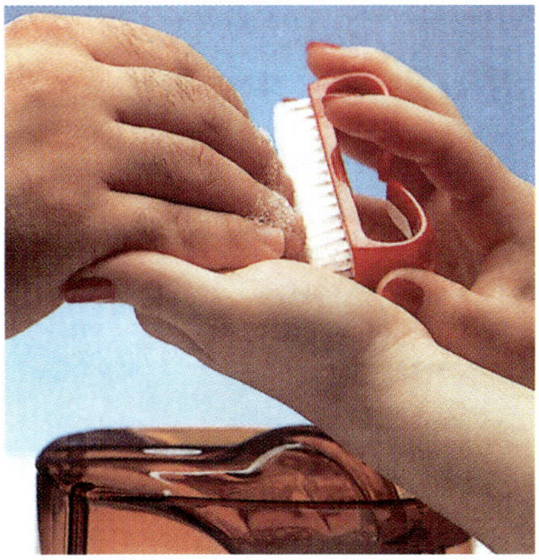

10.38. Brosser les ongles.

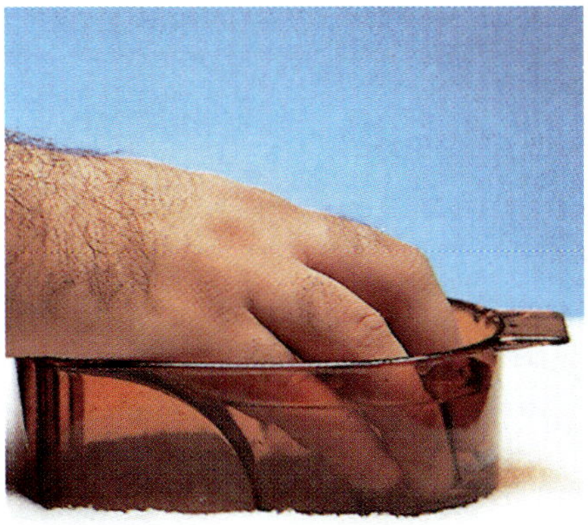

10.37. Assouplir les cuticules.

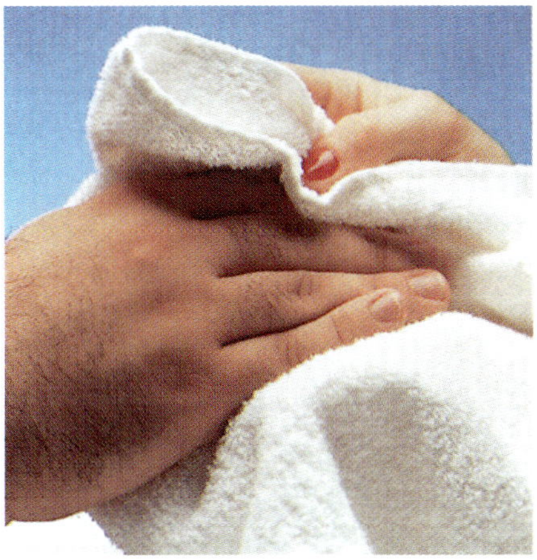

10.39. Essuyer la main.

7 **Appliquer le gel émollient.** Avec un bâtonnet d'oranger garni de ouate, appliquez du gel émollient sur la moitié inférieure de chaque ongle de la main que vous venez de brosser. Ensuite, placez la main droite dans le bol de trempage en continuant à travailler sur la main gauche du client (Fig. 10.40).

8 **Repousser les cuticules.** Les cuticules de la plupart des hommes, plus développées que celles des femmes, demandent davantage de travail. Contrairement aux femmes, les hommes ont tendance à ne pas repousser eux-mêmes leurs cuticules entre les rendez-vous. Avec le repoussoir, repoussez délicatement les cuticules des ongles de la main gauche (Fig. 10.41).

9 **Couper l'excès de cuticule.** Si vous devez couper un excès de cuticule ou une petite peau, efforcez-vous de le faire en un seul coup de pince (Fig. 10.42).

10 **Nettoyer sous le bord libre.** Nettoyez sous le bord libre avec un bâtonnet d'oranger garni de ouate. Tenez la main gauche au-dessus du bol de trempage et brossez-la une dernière fois pour éliminer les traces de produits et les débris de cuticule. Ensuite, posez la main gauche du client sur une serviette propre (Fig. 10.43).

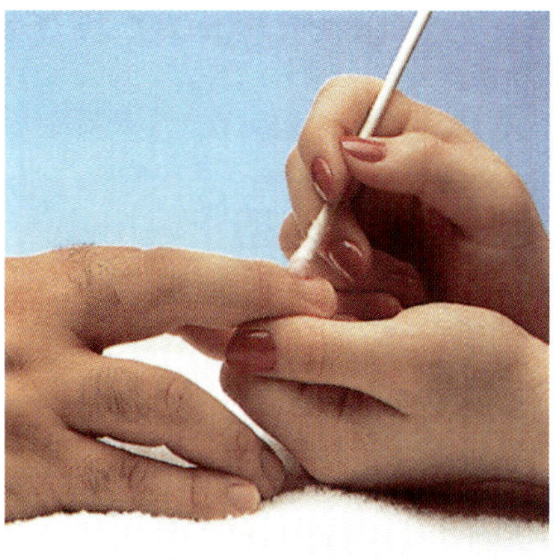

10.40. Appliquer le gel émollient.

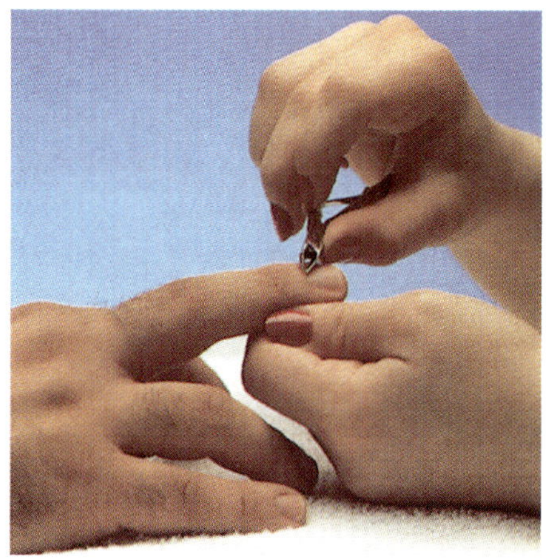

10.42. Couper l'excès de cuticule.

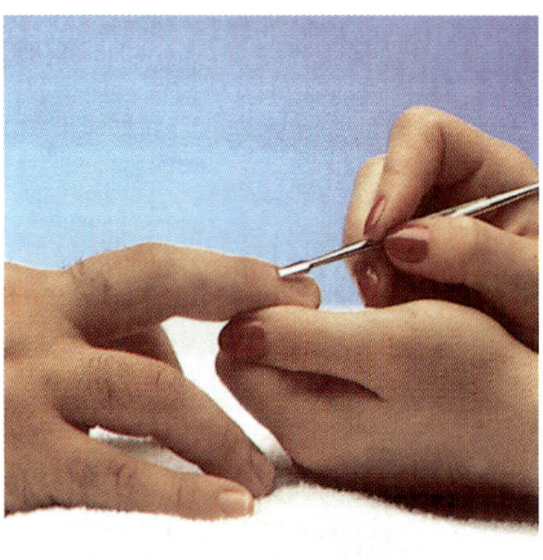

10.41. Repousser les cuticules.

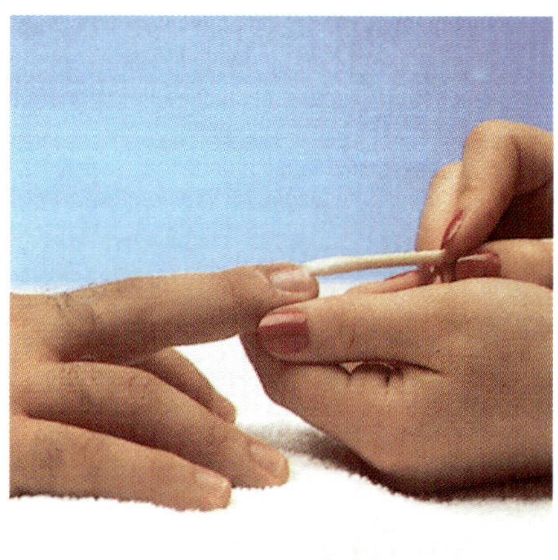

10.43. Nettoyer sous le bord libre.

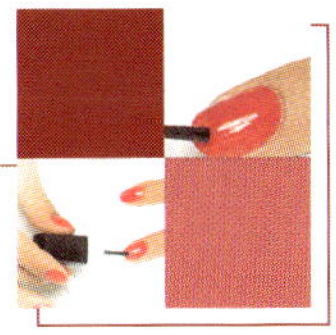

11 **Répéter les étapes 5 à 10 sur la main droite.**

12 **Blanchir les ongles (facultatif).** Si les ongles du client sont jaunes, vous pouvez les blanchir en appliquant un produit spécial ou de l'eau oxygénée à vingt volumes (6 %).

13 **Polir les ongles avec le polissoir chamois.** À ce stade, si votre client le souhaite, vous pouvez lui polir les ongles. Pour les faire briller, appliquez dessus avec le bâtonnet d'oranger, un produit de polissage à sec, en effectuant un mouvement diagonal de la base de l'ongle vers le bord libre. Polissez toujours vers le bas, de gauche à droite, puis de droite à gauche, de façon à former un « X ». Soulevez l'arrière du polissoir pour empêcher qu'une friction trop importante ne donne une sensation de brûlure au client. Ensuite, demandez au client de se laver les mains afin d'éliminer toute trace de produit de polissage. Vous pouvez aussi utiliser le polissoir chamois pour faire disparaître les petites rugosités ou les cannelures, en appliquant sur l'ongle un abrasif, comme de la poudre de ponce, avec un bâtonnet d'oranger (Fig. 10.44).

14 **Appliquer l'huile pour les cuticules.** Avec un bâtonnet d'oranger garni de ouate, appliquez l'huile sur chaque ongle. Commencez par l'auriculaire de la main gauche et faites-la pénétrer dans chaque cuticule d'un mouvement circulaire (Fig. 10.45).

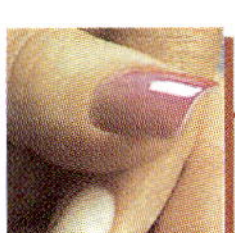

Hygiène

Changez le coton du bâtonnet d'oranger après chaque emploi.

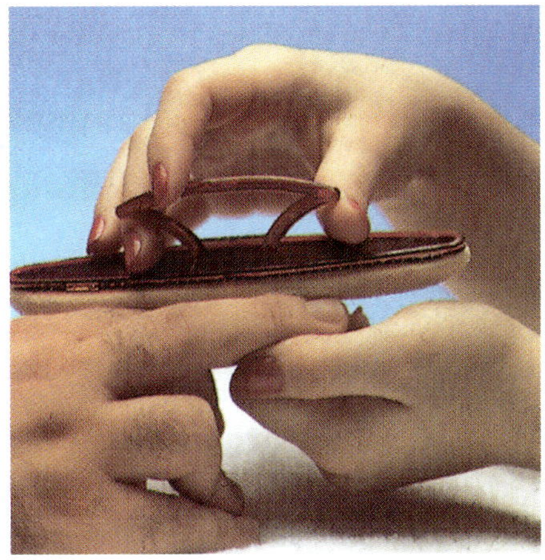

10.44. Polir les ongles avec le polissoir chamois.

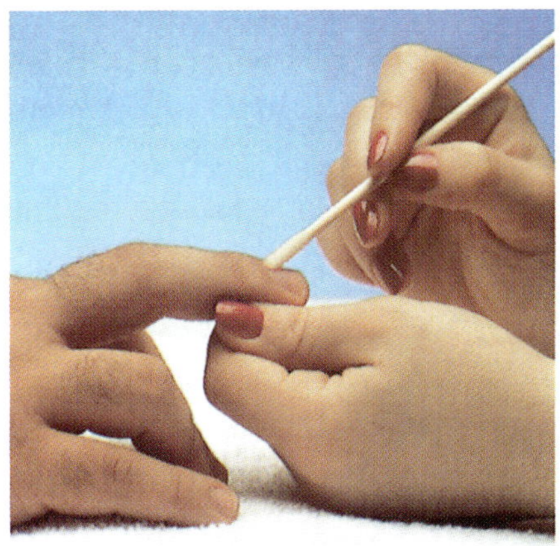

10.45. Appliquer l'huile pour les cuticules.

15 **Biseauter les ongles.** Pour biseauter le dessous du bord libre, inclinez la lime émeri à 45°, et passez-la vers le haut pour supprimer les petites rugosités ou les débris de cuticule.

16 **Appliquer la lotion pour les mains et masser la main et l'avant-bras (facultatif).** Avant d'appliquer le vernis, proposez au client un massage pour lui prodiguer un moment de détente. Avec une spatule propre, appliquez la lotion ou la crème sur la main et l'avant-bras. (Suivez la procédure décrite aux pages 138-141) ; (Fig. 10.46).

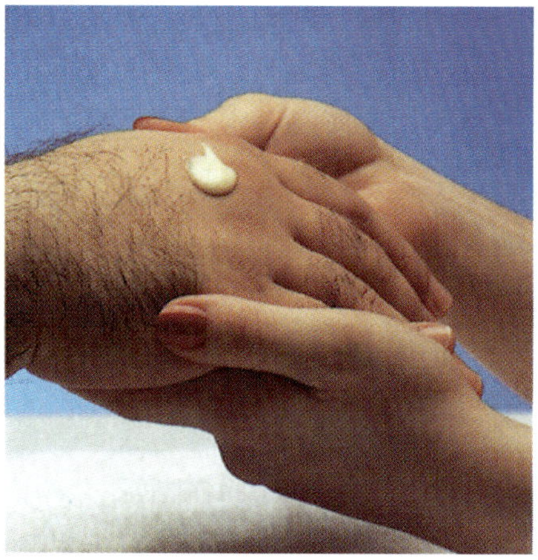

10.46. Appliquer la lotion pour les mains.

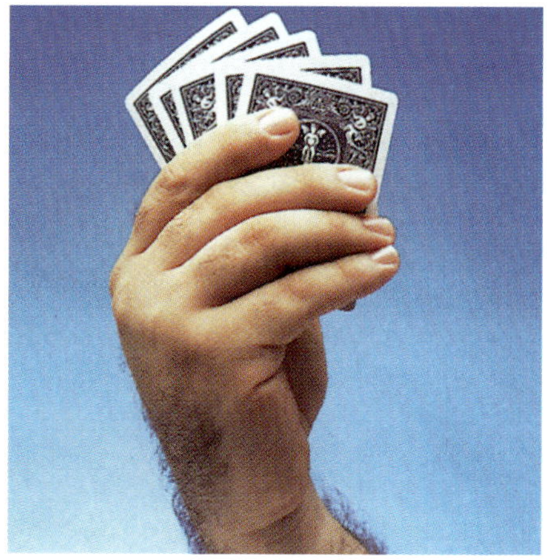

10.47. Manucurie des ongles masculins terminée.

17 Enlever les traces d'huile. Enlevez les traces d'huile avec un petit morceau de coton imbibé d'alcool ou de dissolvant. Essuyez bien l'ongle pour améliorer l'adhésion du vernis.

18 Vernir les ongles. Si le client le souhaite, appliquez une base et un vernis transparent, puis un activateur de séchage (Fig. 10.47).

19 Effectuer la procédure qui suit la manucurie.

L'ongle masculin

Aujourd'hui, avec l'importance de l'apparence, de plus en plus d'hommes s'intéressent aux soins de leurs mains, mais ils restent malgré tout minoritaires. Attirez leur attention sur vos services en faisant paraître des encarts publicitaires dans les pages économiques et sportives des journaux locaux. Comme la plupart des hommes connaissent mal la manucurie, n'oubliez pas d'inclure une brève description des services et une liste des bienfaits qu'ils pourront en tirer. Vous pouvez aussi distribuer des prospectus dans les clubs de gym, les magasins de sport et autres endroits de votre ville où les hommes se retrouvent. Une autre possibilité consiste à vendre à la cliente un bon pour une séance de manucurie qu'elle pourra offrir à son mari ou à son petit ami. Pour que les hommes se sentent plus à l'aise dans votre salon, placez-y des magazines qu'ils apprécient et veillez à ce que le décor soit unisexe. Pour permettre aux personnes qui travaillent dans la journée de prendre rendez-vous plus facilement, n'hésitez pas à ouvrir le salon plus tôt et à le fermer plus tard.

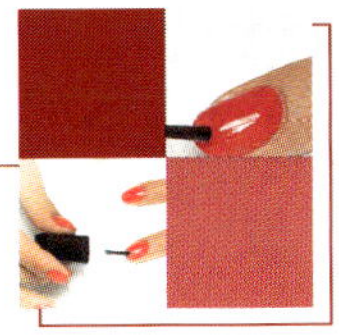

La manucurie électrique

La manucurie électrique se pratique avec une petite machine portative comportant un moteur. Différents accessoires (fraise, repoussoir, brosse et disque de polissage) s'adaptent sur cet outil qui ressemble à une perceuse électroportative.

Avant d'utiliser ce type de machine, lisez attentivement les instructions du fabricant.

L'emploi des accessoires demande de la prudence. N'exercez pas trop de pression sur la base de l'ongle avec le repoussoir et le polissoir électriques. Ne les maintenez pas sur un endroit de l'ongle afin de ne pas entraîner de sensation de brûlure. Le repoussoir électrique, tout comme celui à main, permet de repousser l'excès de cuticule. La brosse à ongles électrique remplit les mêmes fonctions que la brosse simple, c'est-à-dire éliminer les débris de cuticule et nettoyer l'ongle. Le disque de polissage, comme le polissoir chamois, s'utilise pour faire disparaître les cannelures et faire briller l'ongle. N'exercez pas trop de pression avec le polissoir, afin de pas échauffer l'ongle jusqu'à la sensation de brûlure. Pour éviter ce désagrément, soulevez régulièrement le polissoir, ou vaporisez de l'eau sur l'ongle avant de le polir.

Les bains de paraffine

La paraffine, utilisée jadis par les médecins comme substance thérapeutique, retient la chaleur et l'eau, et dilate les pores de la peau. Chaude, elle active la circulation sanguine vers la peau, ce qui en réduit la rugosité et la sécheresse, en donnant une sensation de fraîcheur, de douceur et de bien-être.

La paraffine, dérivé du pétrole, est connue pour son pouvoir calorifuge. Pour faire fondre de la paraffine solide, on la place dans un appareil spécial qui la maintient à une température comprise entre 50 et 55°. Quel que soit l'appareil, n'oubliez pas de respecter le mode d'emploi. De plus, si vous proposez ce service, choisissez un matériel spécialement destiné à cet usage. N'essayez pas de chauffer la paraffine autrement que dans un bac à paraffine avec thermostat.

Le bain de paraffine, idéal pour les mains et les pieds, est particulièrement salutaire aux personnes âgées et à celles qui souffrent d'arthrite, mais tout le monde peut en apprécier les bienfaits.

Si vous suivez les bonnes procédures, la paraffine n'affectera pas les ongles acryliques, les pansements, les capsules, les gels ou les ongles naturels. Vérifiez seulement que tout le travail de réparation des ongles a bien été effectué avant le bain de paraffine, pas après.

STOP

Sécurité

Lisez et suivez toutes les instructions du mode d'emploi. En général, il faut éviter les bains de paraffine chez les personnes qui souffrent de problèmes de circulation ou qui ont des irritations de la peau (coupures, brûlures, rougeurs, verrues, eczéma ou varices).

Massez les mains (ou les pieds) avec un émollient riche et introduisez chaque main (ou pied) plusieurs fois dans le bain de paraffine, en attendant quelques secondes entre chaque immersion, jusqu'à ce qu'une couche suffisante de paraffine les recouvre, pour une meilleure action de la lotion. Après les avoir introduits cinq à sept fois, mettez les mains (ou les pieds) dans un sachet en plastique, recouvrez-les d'une moufle en éponge, et demandez au client de se détendre. Laissez agir dix minutes avant de détacher la paraffine de la peau, en enlevant la moufle en éponge puis le sachet en plastique. Le client retrouvera une peau douce et hydratée.

Le massage des mains et des avant-bras

Le massage, service que l'on peut proposer avec tout type de manucure, stimule la circulation sanguine et détend le client.

TECHNIQUES DE MASSAGE DES MAINS

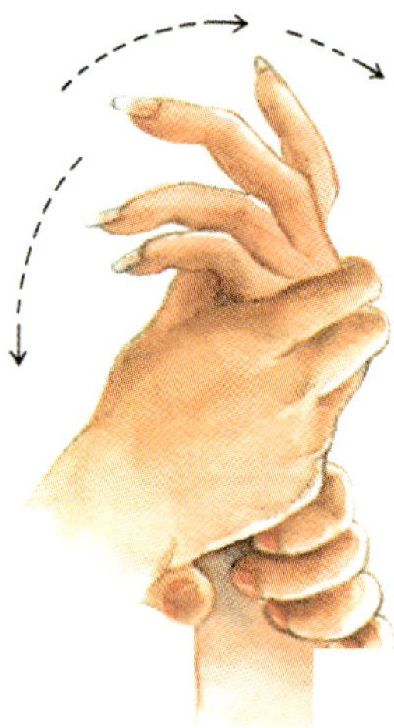

10.48. Assouplissement du poignet.

1 **Assouplissement du poignet.** Il s'agit de mobiliser et d'assouplir les articulations du poignet. Après avoir appliqué de la crème ou de la lotion pour les mains, placez le coude du client sur le coussinet. Soutenez-lui l'avant-bras avec une main, et avec l'autre, tenez-lui le poignet que vous plierez lentement de l'avant vers l'arrière, entre cinq et dix fois, jusqu'à ce qu'il se soit détendu (Fig. 10.48).

2 **Assouplissement des doigts.** Amenez le bras du client vers le bas et soutenez-le de la main gauche. Avec la main droite, commencez par saisir l'auriculaire à la base de l'ongle et tournez-le doucement en formant des cercles. Continuez ainsi jusqu'au pouce, en tournant chaque doigt entre trois et cinq fois (Fig. 10.49).

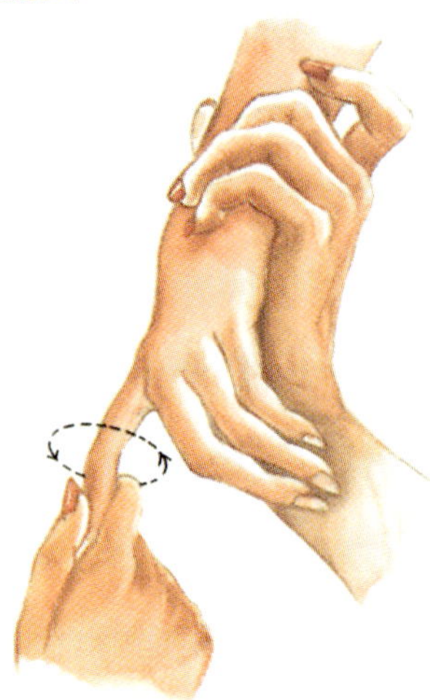

10.49. Assouplissement des doigts.

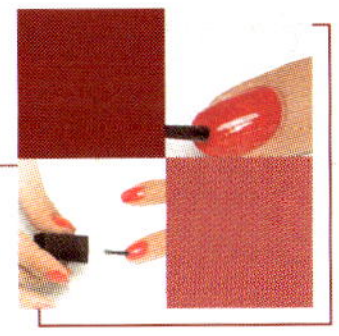

3 Effleurage de la paume de la main. L'effleurage consiste à masser légèrement pour agir sur les tissus superficiels. Posez le coude du client sur le coussinet, placez vos pouces sur la paume de sa main et tournez-les dans des directions opposées (Fig. 10.50).

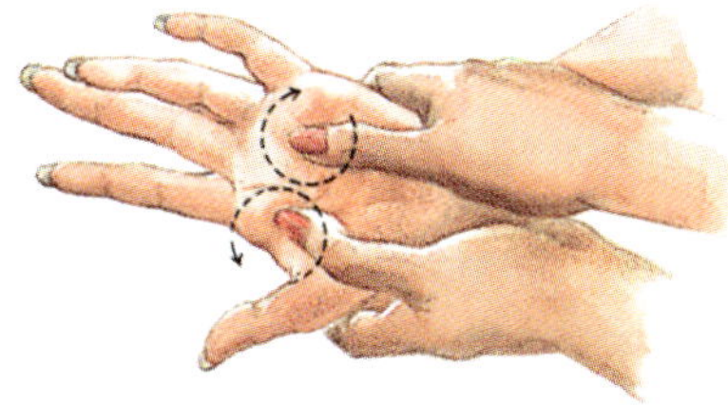

10.50. Effleurage (mouvement circulaire).

4 Effleurage du poignet. Avec vos deux mains, tenez la main du client en plaçant les pouces au-dessus et les autres doigts en dessous. Faites tourner vos pouces dans des directions opposées en descendant du poignet du client jusqu'à la racine des doigts. Remontez vers le poignet et recommencez ce mouvement entre trois et cinq fois. Lorsque vous aurez terminé, saisissez le poignet du client avec les deux mains pour effectuer lentement un mouvement de friction dans les deux sens. Cette forme de massage, très stimulante, favorise grandement la pénétration du produit préalablement appliqué (Fig. 10.51).

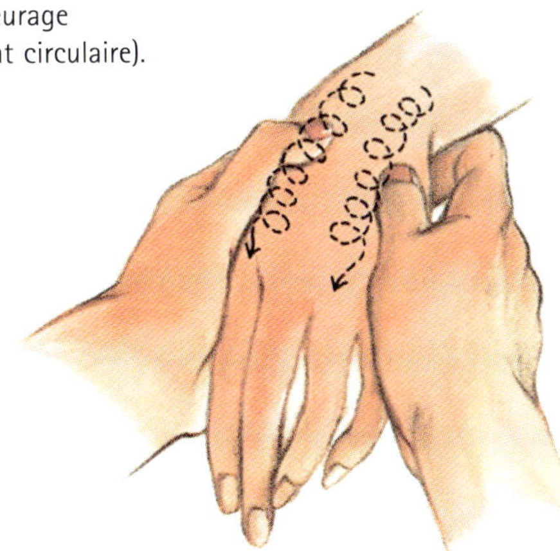

10.51. Effleurage du poignet.

5 Effleurage de la face externe des doigts. Massez la face externe des doigts du client en faisant tourner la pulpe des deux pouces. Commencez par l'auriculaire et le pouce, et appuyez légèrement quand vous arrivez à l'extrémité des doigts.
Remontez vers la racine et recommencez avec l'annulaire et l'index. Terminez par le majeur, sans oublier de le serrer un peu à l'extrémité. Ce massage permet de rétablir une bonne circulation sanguine (Fig. 10.52).

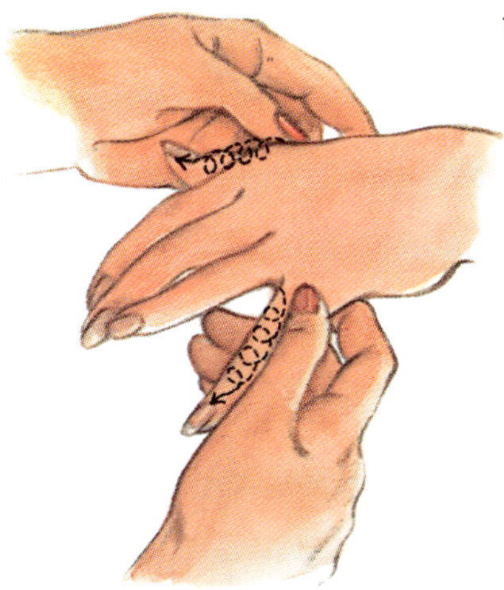

10.52. Effleurage de la face externe des doigts.

STOP

Sécurité

N'effectuez pas de massage si le client fait de l'hypertension, souffre du cœur ou a eu une attaque. Le massage augmente la circulation et peut faire du mal à ce type de client. Demandez-lui d'aller d'abord consulter un médecin. N'exercez pas de forte pression sur les articulations d'un client qui souffre d'arthrite. Parlez-lui pendant le massage et ajustez votre toucher à ses besoins.

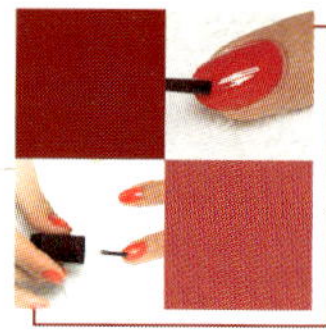

TECHNIQUES DE MASSAGE DES AVANT-BRAS

1. **Étaler la crème ou la lotion.** Appliquez une petite quantité de crème sur l'avant-bras du client et faites-la pénétrer du poignet jusqu'au coude. Effectuez le dernier mouvement du coude vers le poignet, puis serrez l'extrémité des doigts comme pour le massage des mains. Appliquez plus de crème si nécessaire.

2. **Effleurage de l'avant-bras.** Posez l'avant-bras du client sur la table et saisissez-le avec vos mains. Tenez sa main en dirigeant la paume vers vous. Placez vos pouces côte à côte dans sa paume, et vos autres doigts sous sa main. Tournez les pouces dans des directions opposées, du poignet jusqu'au coude. Ensuite, revenez jusqu'au poignet et recommencez ce mouvement entre trois et cinq fois. Tournez le bras du client et répétez le massage sur le dessus de l'avant-bras (Fig. 10.53).

3. **Friction de l'avant-bras.** Cette manœuvre de massage consiste à frotter vigoureusement l'avant-bras jusqu'aux muscles. Pliez le coude du client de façon à placer son avant-bras à l'horizontale devant vous et le dos de sa main vers le haut. Entourez l'avant-bras avec vos mains, en dirigeant les doigts le long de l'avant-bras, et tournez les mains dans des directions opposées en serrant doucement l'avant-bras comme si vous tordiez une serviette pour l'essorer. Effectuez ce mouvement du poignet jusqu'au coude, puis du coude jusqu'au poignet, entre trois et cinq fois (Fig. 10.54).

4. **Pétrissage de l'avant-bras.** Ce mode de massage consiste à comprimer profondément les tissus pour activer la circulation sanguine. Placez les mains sur le dessus de l'avant-bras du client, pouces à l'horizontale. Déplacez-les dans des directions opposées, du poignet au coude, et du coude au poignet. Ce mouvement de pression permet de remuer la chair qui recouvre les os et de stimuler les tissus de l'avant-bras. Effectuez ce mouvement entre trois et cinq fois (Fig. 10.55).

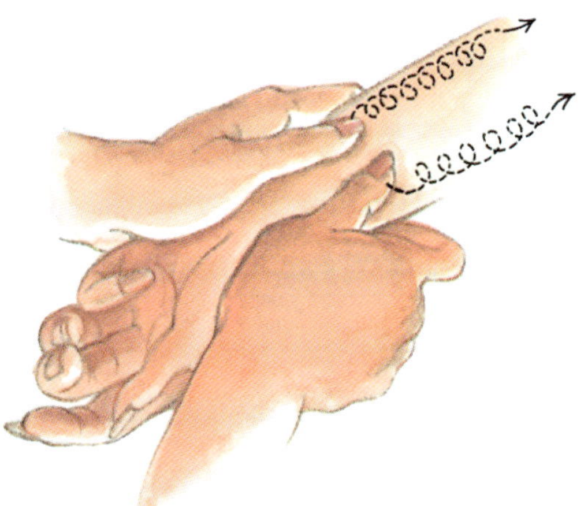

10.53. Effleurage de l'avant-bras.

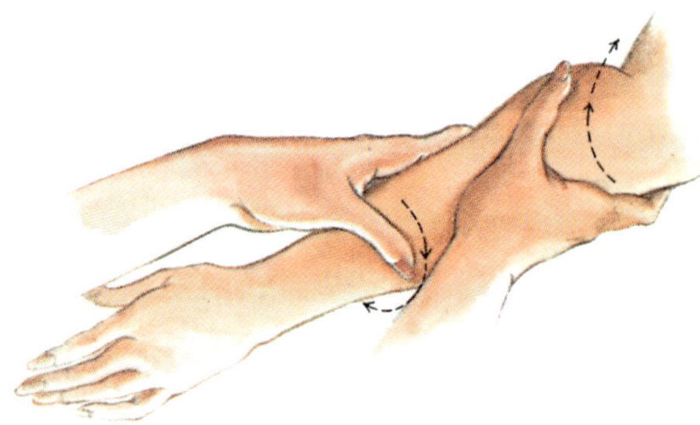

10.54. Friction de l'avant-bras.

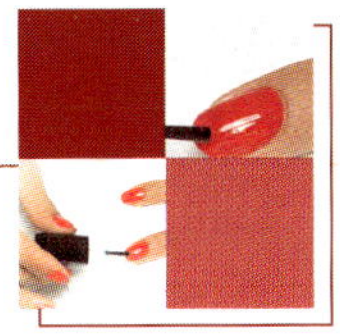

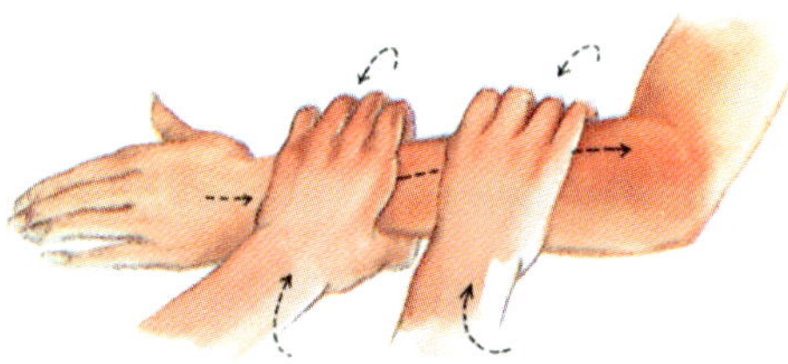
10.55. Pétrissage de l'avant-bras.

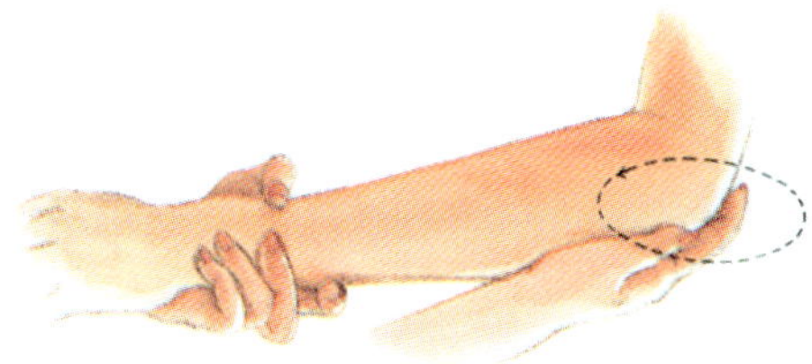
10.56. Rotation du coude.

5 Rotation du coude (friction). Entourez le bras du client avec votre main gauche et appliquez de la crème sur le coude avec un bâtonnet d'oranger garni de ouate. Placez le coude dans la paume de votre main droite que vous tournerez pour le masser. Effectuez entre trois et cinq rotations de la main. Pour terminer le massage, amenez la main gauche jusqu'au coude et glissez doucement les deux mains le long de l'avant-bras jusqu'au bout des doigts, comme pour grimper à une corde. Répétez ce mouvement entre trois et cinq fois (Fig. 10.56).

Questions de révision

1. Pour faire une manucure, vous avez besoin d'équipement, d'instruments, de fournitures et de produits cosmétiques. Donnez trois exemples dans chacune de ces catégories.
2. Donnez deux raisons pour lesquelles la table de manucurie doit être propre et correctement équipée.
3. Décrivez les quatre formes de base que l'on peut donner à l'ongle.
4. Quelles sont les six étapes à suivre avant la manucurie simple ?
5. Décrivez brièvement la procédure de la manucurie simple.
6. Citez les cinq types d'application de vernis.
7. Quelles sont les cinq étapes à suivre après la manucurie simple ?
8. Quelles sont les quatre étapes de la « french manucure » ?
9. Quels sont les trois bienfaits de la manucurie revitalisante avec bain d'huile chaud ? À quelle fréquence doit-on la donner aux clients ?
10. Quel type d'application de vernis est inclus dans la manucurie des ongles masculins ?
11. Citez cinq techniques de massage des mains et cinq techniques de massage des avant-bras.
12. Quelles sont les deux règles de sécurité à observer pour le massage des mains et des avant-bras ?

CHAPITRE XI

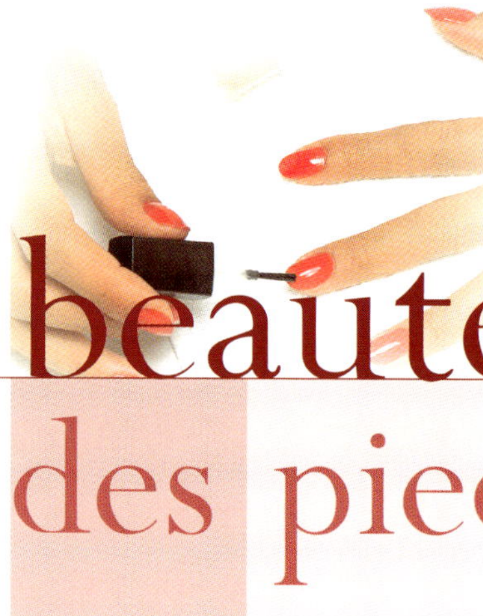

La beauté des pieds

Objectifs d'apprentissage

Après avoir étudié ce chapitre, vous devriez pouvoir :

1 Identifier l'équipement et les fournitures nécessaires à la beauté des pieds, et expliquer leur utilisation.

2 Donner la liste des étapes à suivre avant une « beauté des pieds ».

3 Expliquer les procédures à suivre et les précautions à prendre pour faire une « beauté des pieds ».

4 Décrire la technique de limage des ongles des pieds.

5 Montrer comment masser les pieds correctement.

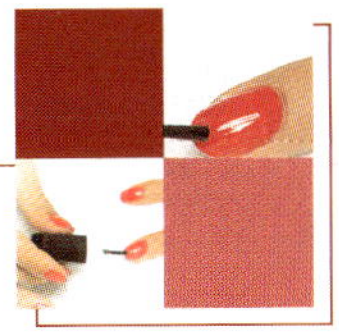

Introduction

Les renseignements fournis dans ce chapitre vous apprendront les techniques de « beauté des pieds » dont vous aurez besoin pour soigner les doigts et les ongles des pieds de vos clients. Une « **beauté des pieds** » consiste à limer et à vernir les ongles des pieds, mais aussi à masser les pieds. Il s'agit d'un service fréquent qui contribue à la bonne santé des pieds, et que les clients apprécient particulièrement avant de partir en vacances à la plage. Une « beauté des pieds » améliore à la fois l'aspect et le confort des pieds.

Les outils de travail

Pour faire une « beauté des pieds », en plus du matériel standard de manucurie, vous aurez besoin des articles suivants (Fig. 11.1, 11.2) :

Station de travail. Fauteuil et repose-pieds pour le client, et tabouret pour l'employé. Il existe des stations de « beauté des pieds » qui combinent tous ces articles en un seul bloc.

Tabouret et repose-pieds. Le tabouret de « beauté des pieds » vous permettra de vous occuper plus facilement des pieds du client. Certains tabourets sont munis d'un repose-pieds pour le client, mais vous pouvez utiliser un repose-pieds séparé si vous le souhaitez.

Fauteuil pour le client. Ce fauteuil doit être confortable.

Bassines pour les pieds. On remplit ces bassines d'eau chaude et de savon antibactérien pour y faire tremper les pieds du client. Elles doivent être assez grandes pour les immerger. Il vous en faudra deux : une pour l'eau chaude avec du sa-

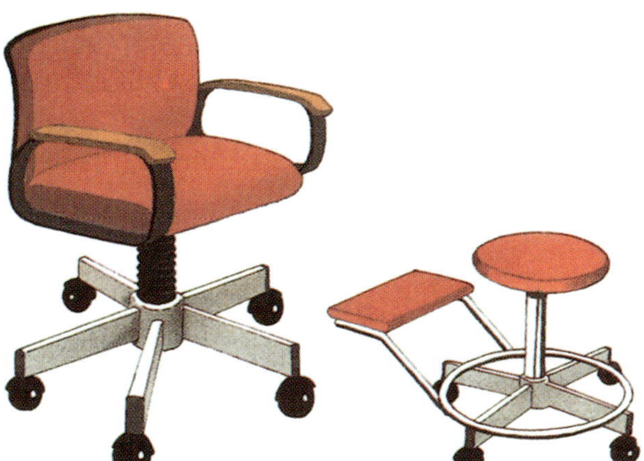

11.1. Station de travail comprenant un fauteuil pour le client et un repose-pieds fixé sur le tabouret de l'employé.

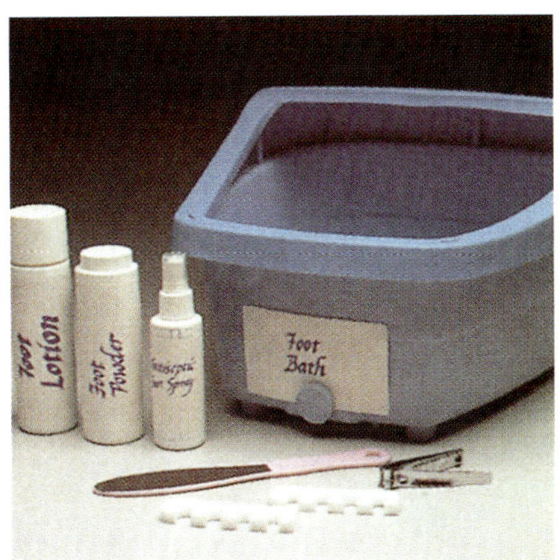

11.2. Articles de « beauté des pieds ».

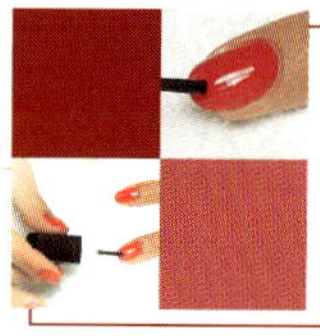

von (ou un autre détersif) et un agent antibactérien, et l'autre pour rincer les pieds.

Écarteurs pour les orteils. Les écarteurs pour les orteils, en caoutchouc mousse ou en coton, permettent de poser le vernis sans l'abîmer.

Lime pour les pieds. On l'utilise pour enlever les peaux mortes ou les **callosités**.

Coupe-ongles pour les pieds ou pince à ongles durs.

Spray antiseptique pour les pieds. Contient un agent antifongique ainsi qu'un antiseptique doux.

Savon antibactérien. Ce savon contient un agent détersif, un agent antifongique et un agent antibactérien.

Lotion pour les pieds. Utilisée pour le massage des pieds. Peut être remplacée par une lotion pour les mains.

Poudre pour les pieds. Contient un agent **antifongique** pour que les pieds restent secs après les soins.

Chaussons de « beauté des pieds ». Ces chaussons en plastique ou en papier sont facultatifs. Ceux en papier sont jetables.

La beauté des pieds

Comme d'autres procédures, une « beauté des pieds » implique trois parties qui regroupent les étapes à suivre avant, pendant et après le service. Avant de commencer, désinfectez les instruments, saluez le client et posez-lui les questions habituelles. Ensuite, vous procéderez aux soins, après quoi vous fixerez un autre rendez-vous au client, vous lui proposerez d'acheter les produits dont vous lui avez parlé pendant le service, et vous désinfecterez à nouveau les instruments.

AVANT LA « BEAUTÉ DES PIEDS »

L'espace consacré à la « beauté des pieds » doit se trouver près d'un lavabo, de façon à pouvoir remplir facilement les bassines d'eau.

1 Effectuez la procédure d'hygiène qui précède le service. (Cette procédure est décrite aux pages 31-32).

2 L'installation doit inclure un tabouret pour l'employé, et un fauteuil et un repose-pieds pour le client.

3 Placez une serviette-éponge sur le sol devant le fauteuil du client pour qu'il puisse poser les pieds dessus pendant les soins. Placez-en une autre sur le tabouret pour sécher les pieds.

4 Dans l'espace de travail, installez le matériel couramment utilisé pour la manucurie. Ajoutez des écarteurs pour les orteils, un coupe-ongles et une lime pour les pieds, un spray antiseptique et antifongique, un savon antibactérien, une lotion et de la poudre pour les pieds, et des chaussons de « beauté des pieds ».

5 Remplissez les deux bassines d'eau chaude. Versez une dose précise de savon antibactérien dans l'eau (suivez les instructions du fabricant). Ajoutez quelques gouttes d'antiseptique dans l'autre bassine destinée au rinçage. Placez les bassines devant la serviette sur le sol.

6 Saluez le client.

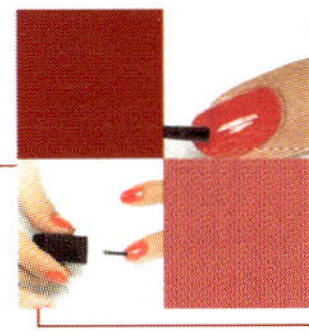

7 Consultez le client. Notez les réponses et les remarques sur la fiche-client. Vérifiez que ses ongles sont en bonne santé afin de décider si vous pouvez vous en occuper en toute sécurité. En cas d'infection ou d'inflammation, demandez-lui de consulter son médecin. Si vous repérez un pied d'athlète, vous ne lui ferez probablement pas de « beauté des pieds ».

PROCÉDURE POUR UNE « BEAUTÉ DES PIEDS »

Pendant cette procédure, informez le client des produits dont il aura besoin pour maintenir les soins entre ses visites au salon. Vous pouvez lui conseiller un vernis, un fixateur, une lotion et de la poudre pour les pieds.

1 **Enlever les chaussures et les chaussettes.** Demandez au client de retirer ses chaussures et ses chaussettes (ou ses collants ou ses bas s'il s'agit d'une femme), et de retrousser son pantalon jusqu'aux genoux.

2 **Vaporiser les pieds.** Vaporisez les pieds avec le spray ou essuyez-les avec un antiseptique (Fig. 11.3).

3 **Faire tremper les pieds.** Placez les pieds du client entre cinq et dix minutes dans la bassine remplie d'eau savonneuse afin de les nettoyer avant de commencer la « beauté des pieds » (Fig. 11.4).

4 **Rincer les pieds.** Enlevez les pieds de la bassine et rincez-les dans l'autre bassine.

5 **Sécher les pieds.** Retirez un pied de la bassine de rinçage et essuyez-le en veillant à bien passer la serviette entre les orteils. Recommencez avec l'autre pied puis demandez au client de poser les pieds sur la serviette placée au sol (Fig. 11.5).

Sécurité

STOP Veillez à ce que le sol autour de la zone de travail soit sec, parce que les sols mouillés sont glissants et risquent de vous faire tomber, vous ou vos clients. Si vous renversez de l'eau, essuyez-la immédiatement.

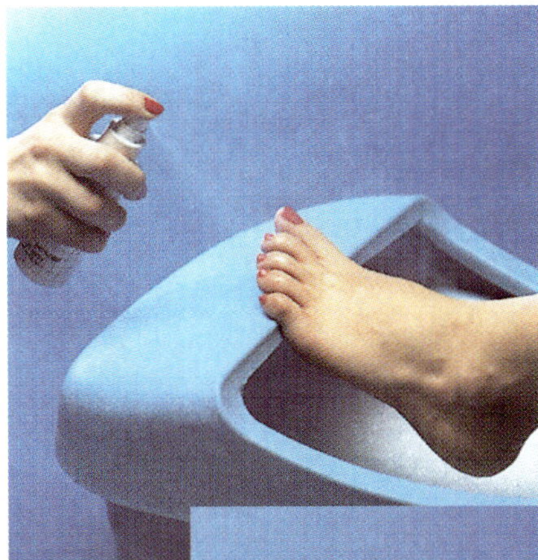

11.3. Vaporiser les pieds.

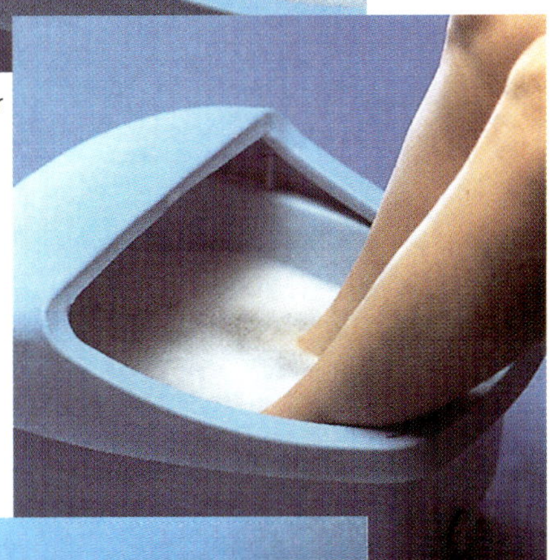

11.4. Faire tremper les pieds.

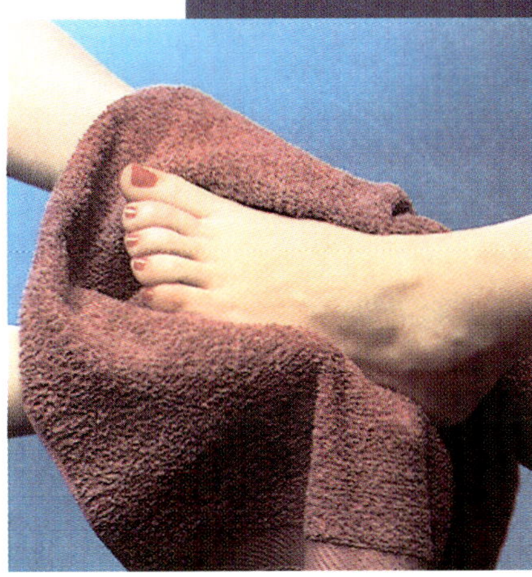

11.5. Sécher les pieds.

6 **Enlever le vernis.** Ôtez l'ancien vernis du pied gauche, du petit orteil vers le gros. Répétez l'opération sur le pied droit (Fig. 11.6).

7 **Couper les ongles.** Coupez les ongles du pied gauche de façon à ce qu'ils ne dépassent plus l'extrémité des orteils (Fig. 11.7).

8 **Insérer les écarteurs d'orteils.** Avec les deux mains, insérez soigneusement les écarteurs ou le coton entre les orteils du pied gauche (Fig. 11.8).

9 **Limer les ongles.** Commencez par les ongles du pied gauche, en limant droit, à longs coups de lime émeri. Arrondissez légèrement les coins de façon à ce qu'ils épousent la forme des orteils. Pour éviter les ongles incarnés, ne limez pas dans les coins. Faites disparaître les petites aspérités avec le côté fin de la lime (Fig. 11.9).

10 **Utiliser la lime pour les pieds.** Râpez les peaux mortes et les callosités en passant la lime pour les pieds sur le talon et la partie antérieure de la plante du pied. N'insistez pas

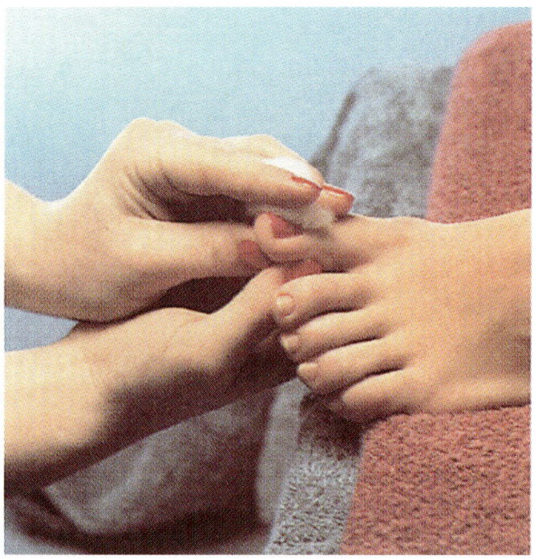

11.6. Enlever le vernis.

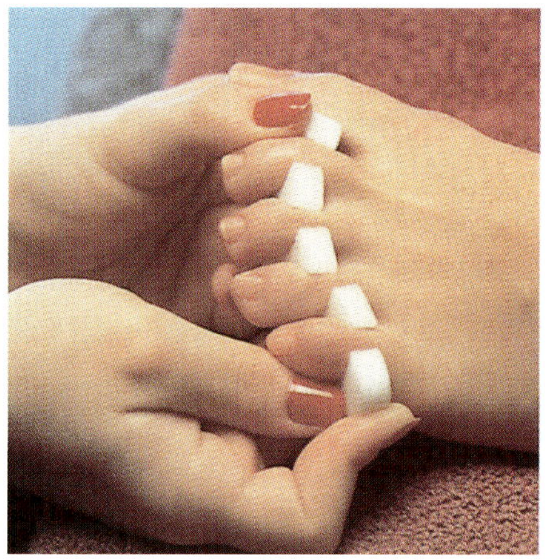

11.8. Insérer les écarteurs d'orteils.

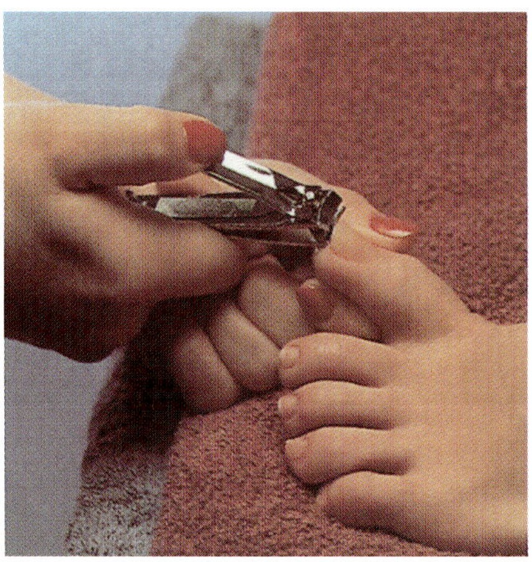

11.7. Couper les ongles des pieds.

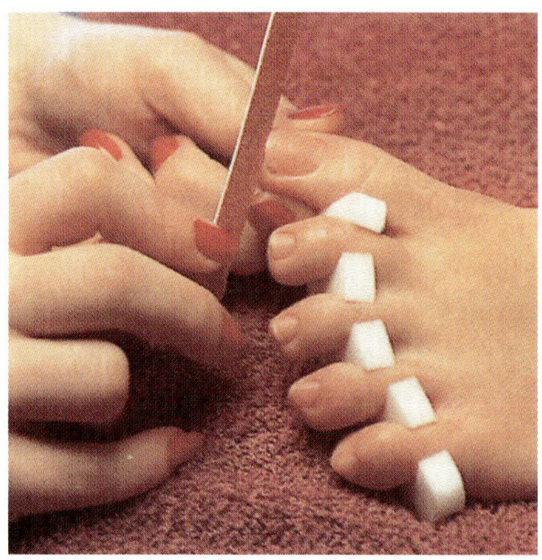

11.9. Limer les ongles.

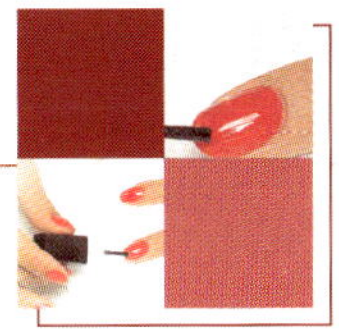

trop, afin de ne pas provoquer d'irritation ni de saignement (Fig. 11.10).

11 **Rincer le pied.** Retirez les écarteurs d'orteils et placez le pied gauche dans la bassine.

12 **Répéter les étapes 7 à 11 sur le pied droit.**

13 **Brosser les ongles.** Enlevez le pied gauche de la bassine et nettoyez les ongles avec la brosse. Rincez le pied dans l'autre bassine et essuyez-le à fond. Insérez les écarteurs ou le coton entre les orteils (Fig. 11.11).

14 **Appliquer le gel émollient.** Avec un bâtonnet d'oranger garni de ouate, appliquez le gel émollient sur les ongles du pied gauche, du petit orteil vers le gros. Vous pouvez aussi en appliquer sous le bord libre pour ramollir l'excès de peau qui s'y trouve (Fig. 11.12).

15 **Repousser les cuticules.** Avec le bâtonnet d'oranger, repoussez doucement les cuticules du pied gauche. Coupez l'excès de cuticule avec une pince à envies (Fig. 11.13).

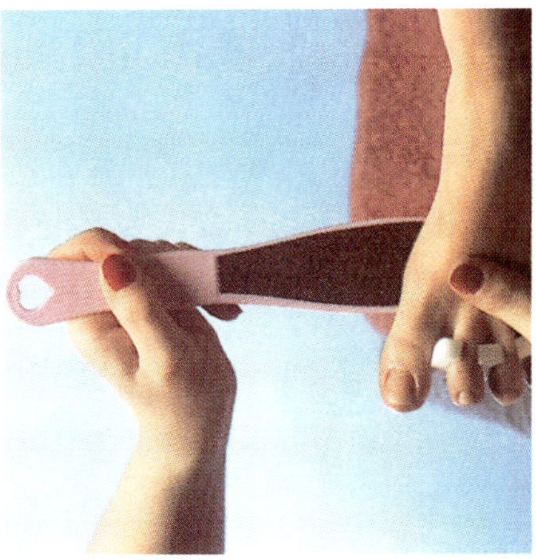

11.10. Utiliser la lime pour les pieds.

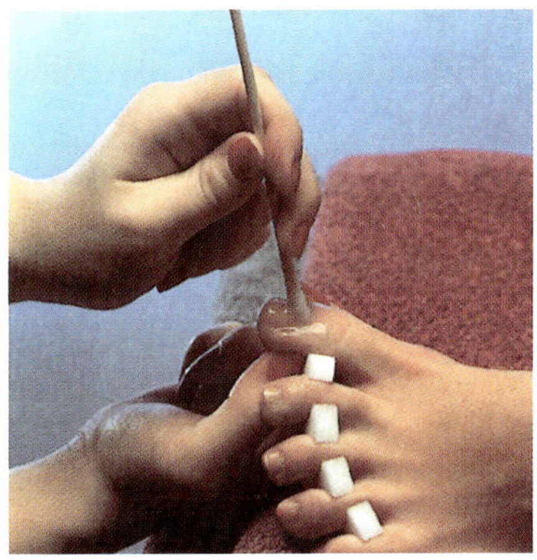

11.12. Appliquer le gel émollient.

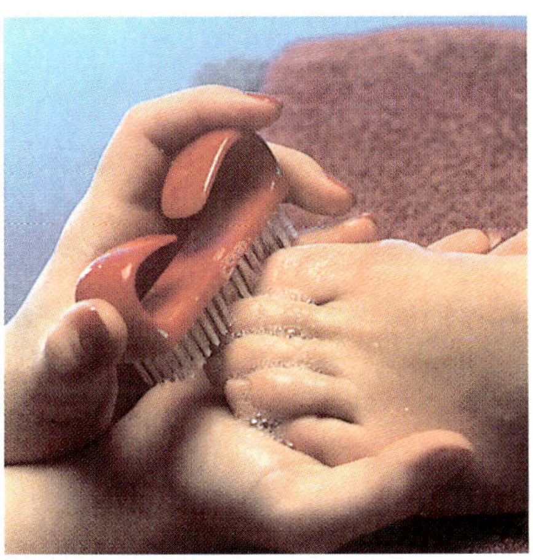

11.11. Brosser les ongles.

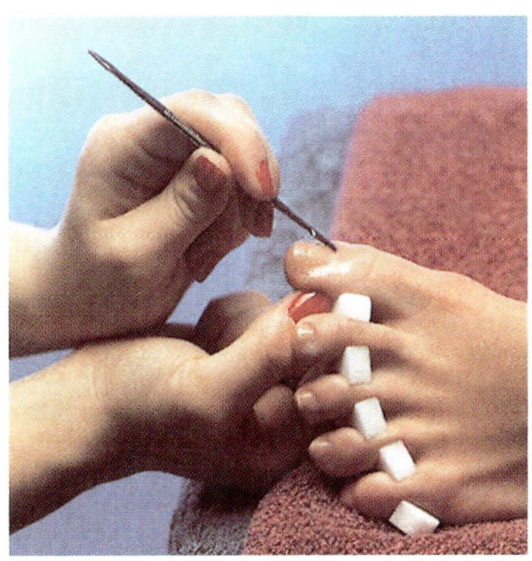

11.13. Repousser les cuticules.

16 Brosser le pied. Enlevez les écarteurs d'orteils. Demandez au client de plonger le pied gauche dans la bassine d'eau savonneuse. Maintenez le pied gauche au-dessus de la bassine et brossez-le pour éliminer les débris de cuticule et les traces de gel. Rincez le pied dans l'autre bassine, essuyez-le à fond et placez-le sur la serviette.

17 Appliquer la lotion. Appliquez la lotion fermement sur le pied du client pour éviter de le chatouiller (Fig. 11.14).

18 Masser le pied. Massez le pied gauche que vous placerez ensuite sur une serviette propre au sol. (Voir les techniques de massage aux pages 149-152.)

19 Répéter les étapes 13 à 19 sur le pied droit.

20 Éliminer les traces de lotion. Retirez les traces de lotion sur les orteils des deux pieds avec un petit bout de coton imbibé de dissolvant.

21 Appliquer le vernis. Réinsérez les écarteurs d'orteils. Appliquez la base, les deux couches de couleur et le fixateur. Vaporisez un activateur de séchage. Placez les pieds sur une serviette et laissez le vernis sécher.

22 Poudrer les pieds. Une fois le vernis sec, poudrez les pieds du client avant qu'il remette ses chaussures.

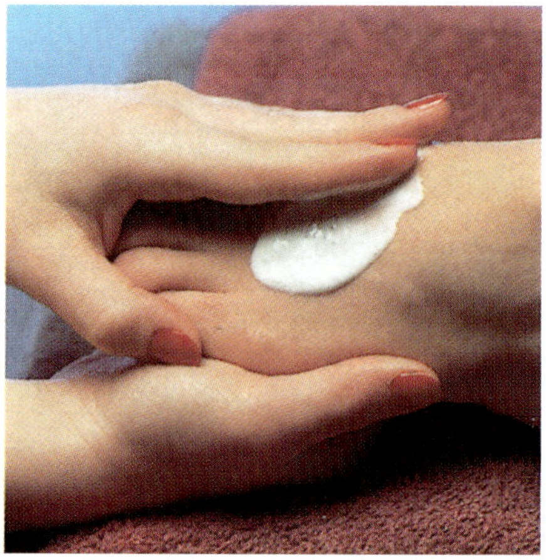

11.14. Appliquer la lotion.

APRÈS UNE « BEAUTÉ DES PIEDS »

Pour terminer une « beauté des pieds », suivez la procédure décrite ci-dessous (Fig. 11.15).

1 Fixer un autre rendez-vous. Donnez un autre rendez-vous pour une « beauté des pieds » au client.

2 Conseiller le client. Conseillez le client sur la façon d'entretenir la beauté de ses pieds. Rappelez-lui que les chaussures serrées ou les talons très hauts peuvent entraîner des ongles incarnés.

3 Vendre des produits. Suggérez au client d'acheter les produits dont vous lui avez

Promouvoir les « beautés des pieds » pendant l'hiver

Une « beauté des pieds » suscite davantage d'engouement en été. Lorsqu'il fait chaud, les femmes aiment montrer des pieds superbes, qu'elles soient pieds nus ou en sandales. Mais en hiver, comme leurs pieds sont emmitouflés dans des chaussettes plus épaisses et des chaussures en cuir, on ne pense pas souvent à en rehausser la beauté. Pour vendre des « beautés des pieds » en hiver, insistez sur le plaisir et le luxe d'un tel service. Serrés dans des bottines qui ne protègent pas bien de l'humidité, les pieds peuvent souffrir de sécheresse, de gerçures, de fatigue et de crampes. Pour adoucir et délasser les pieds, rien ne vaut une « beauté des pieds ». Le client sera dorloté et s'en ira avec des pieds plus beaux.

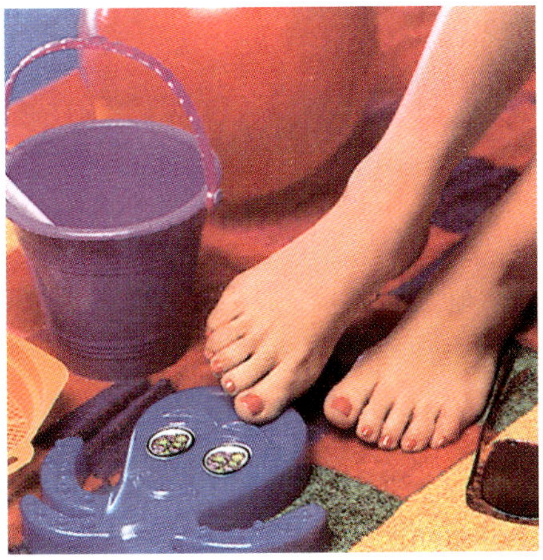

11.15. « Beauté des pieds » terminée.

vanté les mérites pendant les soins. Un vernis, une lotion et un fixateur lui permettront d'entretenir la beauté de ses pieds.

4 **Nettoyer la zone de travail.** Videz les bassines, nettoyez-les avec un désinfectant de classe hospitalière, essuyez-les et rangez-les. Nettoyez la table et le repose-pieds avec le même type de désinfectant.

5 **Jeter les fournitures usagées.** Placez toutes les fournitures usagées dans le sac en plastique sur le côté de la table. Quand le sac est plein, jetez-le dans une poubelle munie d'un couvercle.

6 **Désinfecter la table et les instruments.** Effectuez toutes les étapes de la procédure d'hygiène à suivre avant un service. Comptez une vingtaine de minutes pour préparer les instruments pour le client suivant. Rangez la table comme au début.

Le massage des pieds

Pendant une « beauté des pieds », le massage des pieds stimule la circulation sanguine et détend le client. Les techniques illustrées ci-après montrent comment masser le pied gauche.

TECHNIQUES DE MASSAGE DES PIEDS

1 **Assouplissement des articulations du pied.** Placez le pied du client sur le repose-pieds ou le tabouret. Soutenez-lui la jambe en la prenant juste au-dessus de la cheville avec votre main gauche. Tenez le pied gauche juste audessous des orteils avec votre main droite, et tournez-le plusieurs fois (Fig. 11.16).

2 **Effleurage du dessus du pied.** Placez les deux pouces sur le cou-de-pied et tournez-les dans des directions opposées en descendant lentement jusqu'aux orteils. Gardez une main en contact avec le pied ou la jambe, remontez les mains, une par une, vers le cou-de-pied en appuyant fermement, et redescendez jusqu'aux orteils. Il s'agit d'un mouvement destiné à détendre le client. Répétez-le entre trois et cinq fois (Fig. 11.17).

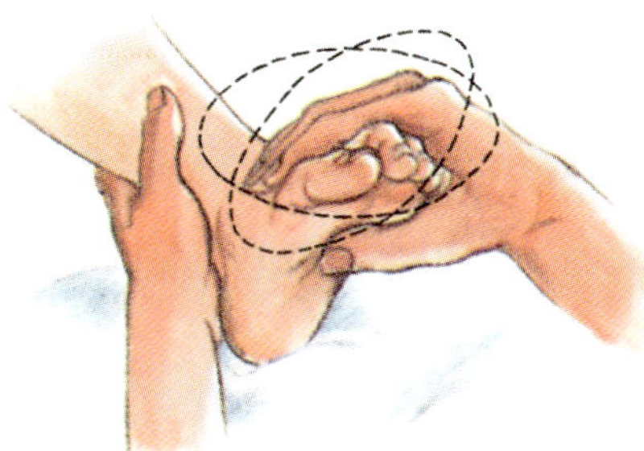

11.16. Assouplissement des articulations du pied.

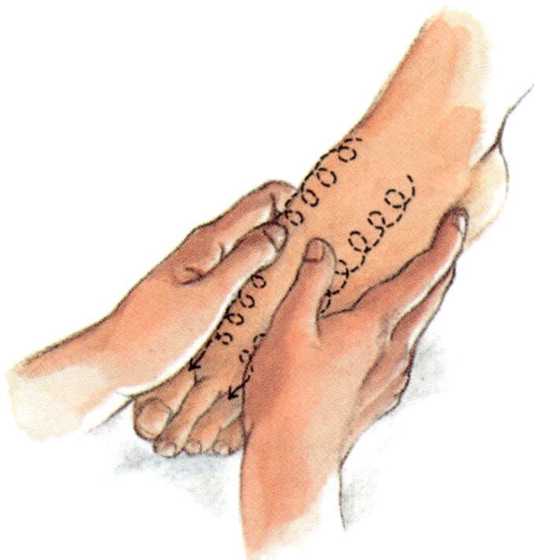

11.17. Effleurage du dessus des pieds.

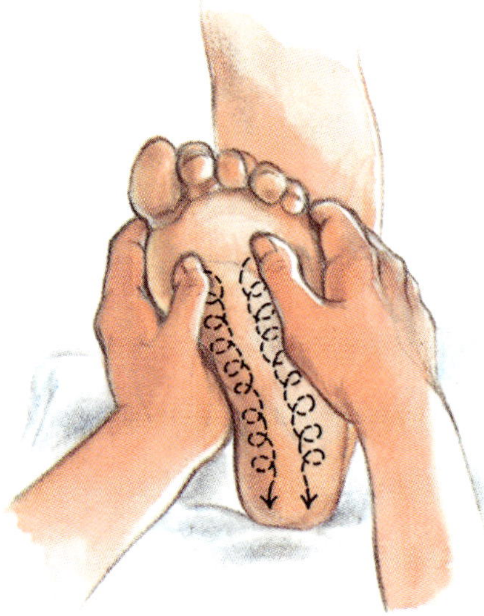

11.18. Effleurage du dessous des pieds.

3 Effleurage du talon (dessous du pied). Utilisez la même technique avec les pouces pour masser le dessous du pied, de la base des orteils au talon, en passant par la plante. Tournez les pouces dans des directions opposées. Glissez à nouveau les mains vers le haut. Il s'agit d'un mouvement destiné à détendre le client. Répétez-le entre trois et cinq fois (Fig. 11.18).

4 Effleurage des orteils. Commencez par le petit orteil, en plaçant le pouce sur le dessus et l'index sur le dessous. Tenez l'orteil et effectuez un mouvement circulaire avec le pouce, de la base de l'orteil jusqu'à l'extrémité. Ce massage détend et apaise. Répétez-le entre trois et cinq fois sur chaque orteil (Fig. 11.19).

5 Assouplissement des orteils. Commencez par le petit orteil et tournez-le de façon à former un huit. Répétez le mouvement entre trois et cinq fois sur chaque orteil (Fig. 11.20).

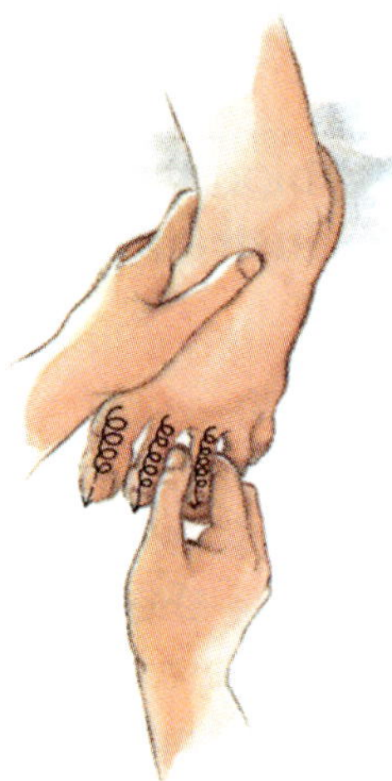

11.19. Effleurage des orteils.

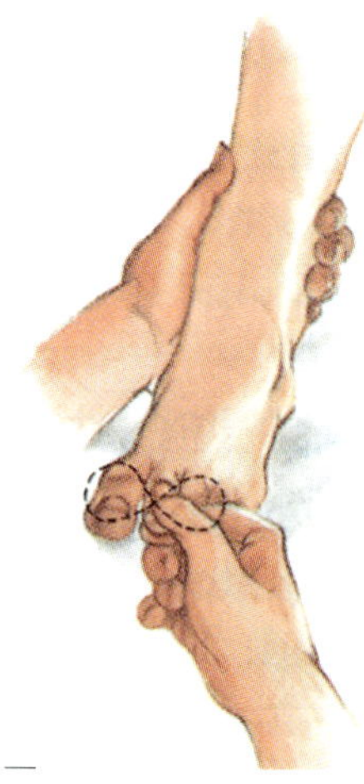

11.20. Assouplissement des orteils.

6 **Friction avec le pouce.** Formez un poing avec vos doigts, en gardant le pouce à l'extérieur. Exercez une pression ferme avec le pouce en déplaçant le poing du talon à la plante du pied. Commencez par le côté gauche du pied et revenez à la position de départ par le côté droit. Pendant le massage de la plante du pied, si vous sentez des nodules ou des bosses, diminuez la pression pour éviter de faire mal au client. Ce mouvement active la circulation sanguine (Fig. 11.21).

7 **Pétrissage des métatarsiens.** Placez les pouces sur le dessous du pied et les autres doigts sur le dessus, le long des os du tarse. Pétrissez de haut en bas le long de chaque os en levant les pouces et en baissant les autres doigts pour exercer la pression. Ce type de massage développe la souplesse et stimule la circulation sanguine. Répétez-le entre trois et cinq fois (Fig. 11.22).

8 **Friction avec le poing.** Placez la main gauche sur le dessus du pied et formez un poing avec la main droite. Tournez le poing sur le dessous du pied en exerçant une pression avec la main gauche. Ce massage contribue à stimuler la circulation sanguine. Répétez-le entre trois et cinq fois (Fig. 11.23).

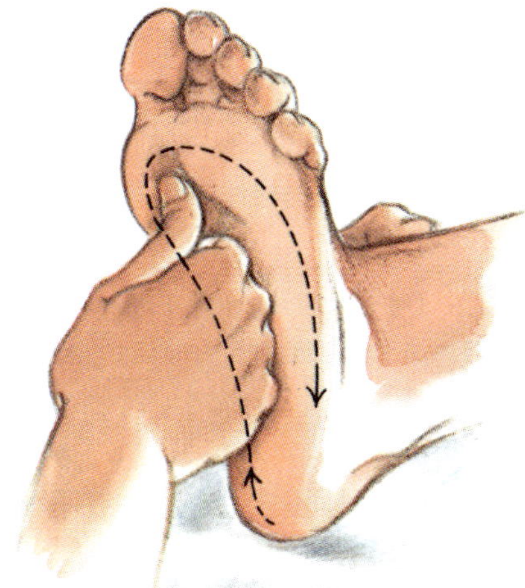

11.21. Friction avec le pouce.

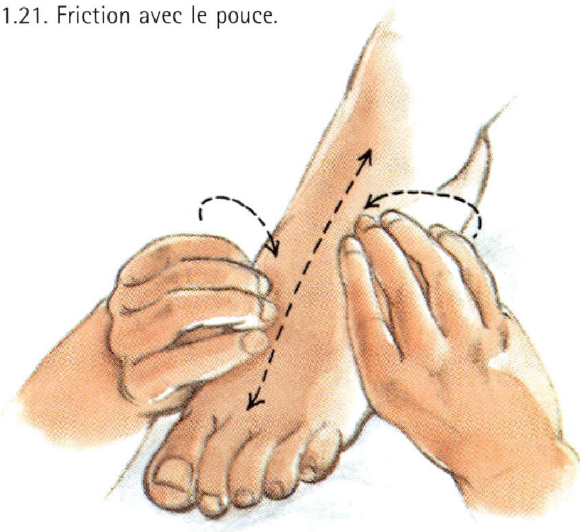

11.22. Pétrissage des métatarsiens.

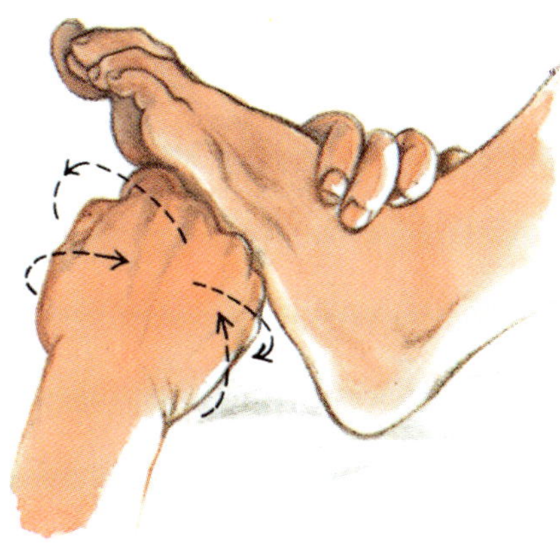

11.23. Friction avec le poing.

STOP

Sécurité

Si le client s'est fait enlever une verrue plantaire, chimiquement ou par excision, par un pédicure, n'exercez pas de pression avec le pouce sur cette zone.

Le massage des pieds
stimule *la circulation sanguine*

9 **Effleurage de la cambrure.** Placez les doigts sur la plante du pied et déplacez-les en effectuant des mouvements circulaires dans des directions opposées. Massez chaque orteil jusqu'au bout en serrant doucement l'extrémité (Fig. 11.24).

10 **Tapotement.** Pour réduire la circulation sanguine et terminer le massage, massez l'ensemble du pied par petits coups légers à l'aide des doigts.

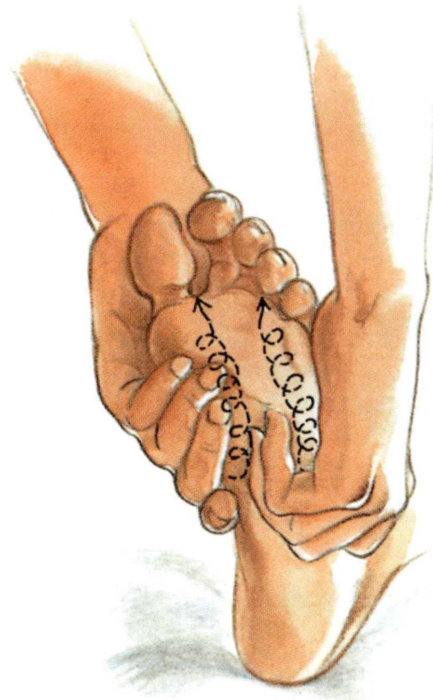

11.24. Effleurage de la cambrure.

Questions de révision

1. Citez cinq articles de « beauté des pieds ».
2. Donnez la liste des sept étapes à suivre avant une « beauté des pieds ».
3. Décrivez brièvement la procédure de « beauté des pieds ».
4. Décrivez la technique de limage des ongles des pieds.
5. Donnez la liste des six étapes à suivre après une « beauté des pieds ».
6. Citez six techniques de massage des pieds.

PARTIE 4

LES TECHNIQUES DE PROTHÉSIE ONGULAIRE

CHAPITRE XII

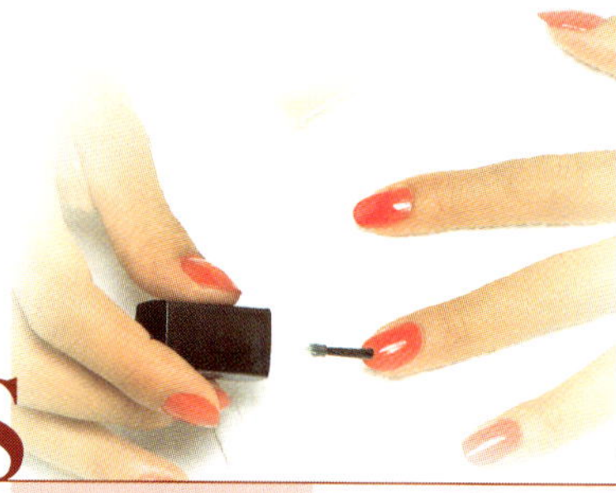

Les capsules

Objectifs d'apprentissage

Après avoir étudié ce chapitre, vous devriez pouvoir :

1 Identifier les articles nécessaires à la pose de capsules, et expliquer leur utilisation.
2 Identifier les deux types de capsules.
3 Expliquer la procédure à suivre et les précautions à prendre pour poser des capsules.
4 Décrire l'entretien des capsules.
5 Expliquer comment retirer des capsules.

Introduction

Pour augmenter la longueur des ongles naturels, on colle dessus des capsules, ongles artificiels en plastique, en nylon ou en acétate, que l'on consolide généralement avec des produits de façonnage (pansements, résines acryliques ou gel). Le port de capsules sans recouvrement est plus adapté à des situations occasionnelles.

Matériel pour la pose de capsules

Pour poser des capsules, en plus du matériel de base disposé sur la table de manucurie, vous aurez besoin des articles suivants (Fig. 12.1).

Abrasif. Surface dure utilisée pour façonner les capsules, les niveler et les dépolir (enlever le brillant), qui ressemble souvent à un gros disque ou à une grosse lime émeri, mais qui se trouve en fait de toutes les formes et couleurs.

Bloc de polissage. Bloc rectangulaire, léger et abrasif, pour polir les ongles.

Colle pour ongles. Colle utilisée pour fixer la capsule sur l'ongle naturel. Elle est généralement en tube avec un embout (extension pointue) ou un compte-gouttes. Introduire une infime quantité de colle dans les yeux peut être très dangereux et entraîner la cécité. Lorsqu'un professionnel utilise et manipule des colles, il doit toujours porter des lunettes de protection et en proposer au client.

Capsules. Toutes les capsules ont une cavité qui sert de point de contact avec la plaque de l'ongle. Les points de rupture correspondent à la partie que l'on pose sur la plaque de l'ongle avant le collage. La cavité, partielle ou complète, ne doit jamais recouvrir plus de la moitié de la plaque de l'ongle

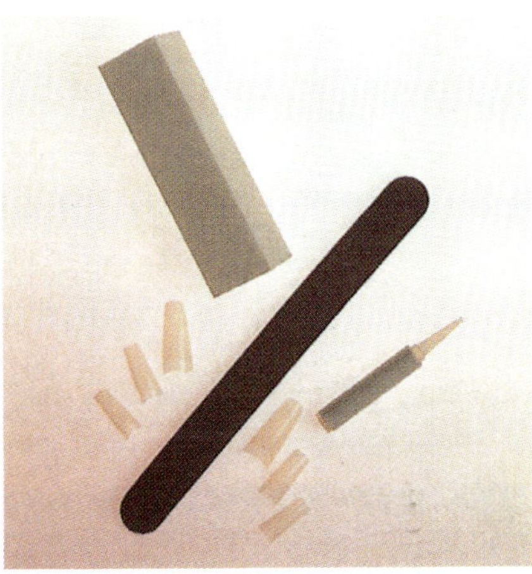

12.1. Articles nécessaires à la pose de capsules.

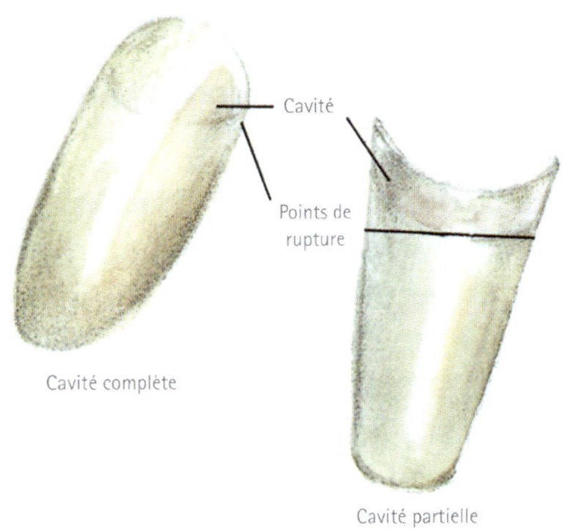

12.2. Capsule avec cavité complète et capsule avec cavité partielle.

naturel (Fig. 12.2). Les capsules sont disponibles en sachets contenant des modèles de plusieurs tailles. Certains professionnels préfèrent s'en acheter chez différents fabricants, car les tailles et les formes varient légèrement d'un fournisseur à l'autre. Avec une gamme variée, il est plus facile de trouver la capsule qui s'adaptera parfaitement à la forme de l'ongle naturel de chaque client.

La pose des capsules

AVANT LA POSE

1 Effectuez la procédure d'hygiène qui précède le service. (Cette procédure est décrite aux pages 31-32.)

2 Préparez la table de manucurie comme d'habitude. Ajoutez des abrasifs, des blocs de polissage, de la colle et des capsules.

3 Saluez le client et demandez-lui de se laver les mains avec du savon antibactérien. Essuyez-lui les mains avec une serviette propre.

4 Interrogez le client, et notez les réponses et les observations sur sa fiche. Vérifiez la bonne santé de ses ongles. Si vous êtes amené à refuser de vous en occuper, expliquez-lui les raisons et conseillez-lui d'aller consulter un médecin.

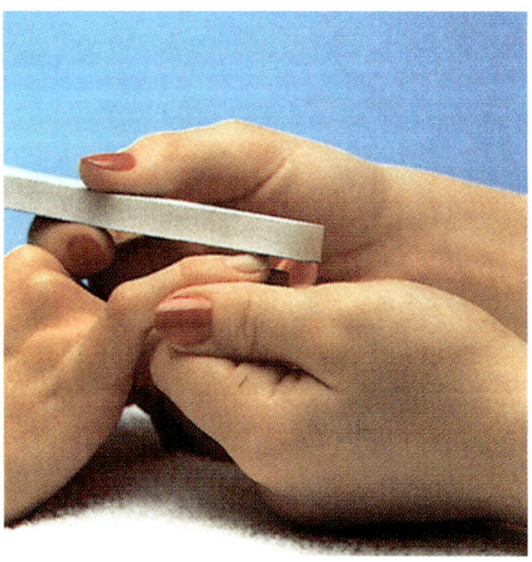

12.3. Dépolir les ongles.

PROCÉDURE DE POSE DES CAPSULES

Pendant cette procédure, parlez au client des produits (vernis, fixateur et lotion) qui l'aideront à entretenir la beauté de ses ongles entre ses visites au salon.

1 **Retirer l'ancien vernis.** Commencez par la main gauche du client, de l'auriculaire au pouce. Répétez l'opération sur la main droite.

2 **Repousser les cuticules.** Avec un bâtonnet d'oranger garni de ouate, repoussez doucement les cuticules à sec.

3 **Dépolir les ongles.** Retirez l'huile naturelle de la plaque de l'ongle en passant légèrement dessus un abrasif à grain moyen à fin. N'utilisez pas d'abrasif dur et n'exercez pas de pression importante (Fig. 12.3).

4 **Choisir les capsules.** Sélectionnez les capsules en veillant à ce qu'elles recouvrent complètement la plaque de l'ongle dans le sens de la largeur, mais jamais plus de la moitié en longueur (Fig. 12.4). Si la cavité recouvre trop l'ongle, coupez les capsules pour les raccourcir. Le bord le plus proche de la cuticule doit être prébiseauté pour que le plastique y soit plus fin et plus clair, ce qui permet de moins limer la capsule après application et de limiter le risque d'abîmer l'ongle naturel. Posez toutes les capsules sur la serviette par ordre de taille.

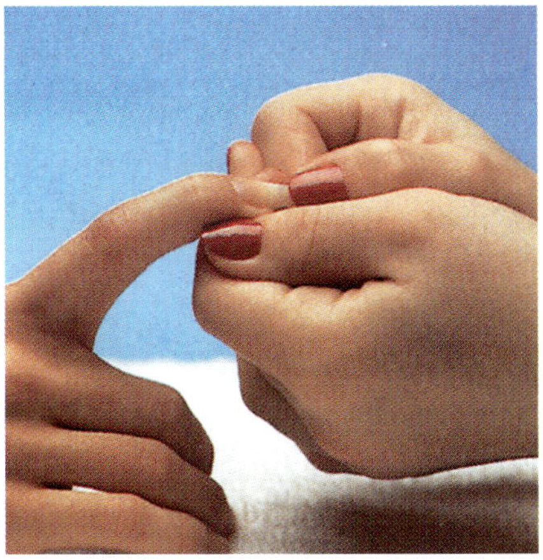

12.4. Choisir les capsules.

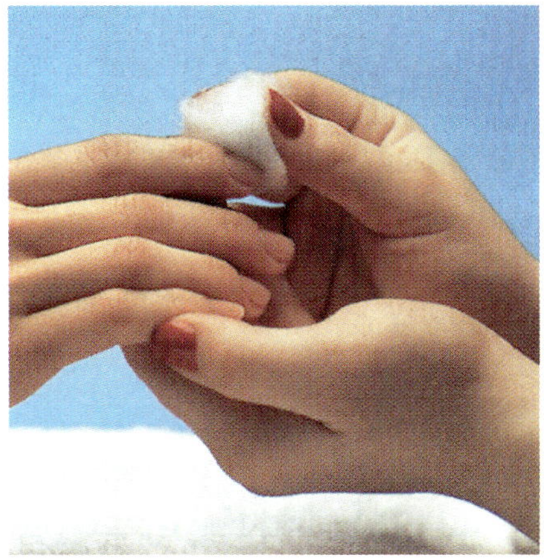

12.5. Appliquer l'antiseptique.

5 Appliquer l'antiseptique. Avec un bâtonnet d'oranger garni de ouate ou un spray, appliquez l'antiseptique sur les ongles. Commencez par l'auriculaire de la main gauche. L'antiseptique dégraisse et déshydrate l'ongle pour améliorer l'adhésion de la capsule (Fig. 12.5).

6 Appliquer la colle. Déposez suffisamment de colle sur la plaque de l'ongle de façon à couvrir la zone où vous placerez la capsule, ou appliquez la colle sur la cavité de la capsule. Ne laissez pas la colle déborder sur la peau. Appliquez-la du milieu de la plaque de l'ongle vers le bord libre (Fig. 12.6).

7 Poser les capsules. Trouvez les points de rupture en plaçant la capsule à 45° contre le bord libre. Collez la capsule en la basculant lentement sur la plaque de l'ongle. Maintenez-la en place entre cinq et dix secondes, jusqu'à ce que la colle soit sèche (Fig. 12.7).

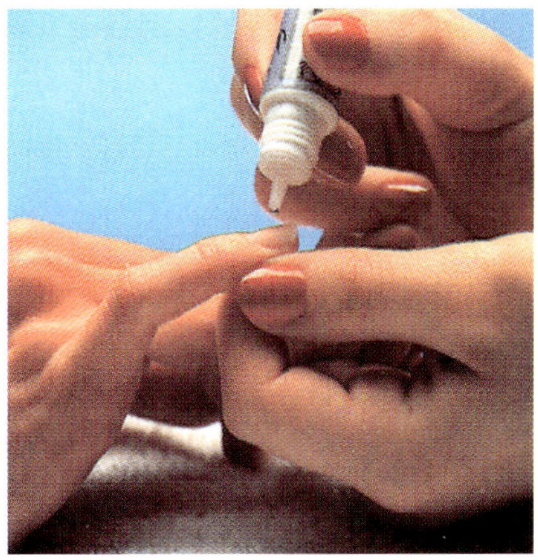

12.6. Appliquer la colle.

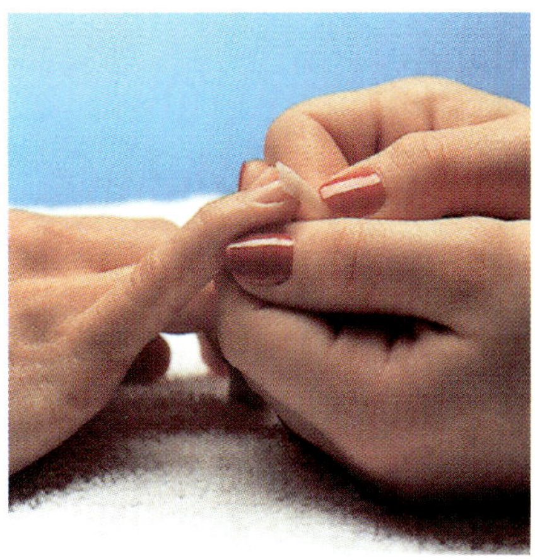

12.7. Poser les capsules.

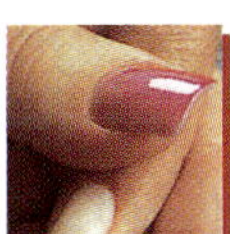

Hygiène

Après avoir appliqué l'antiseptique, si vous touchez les ongles accidentellement, nettoyez-les et réappliquez de l'antiseptique.

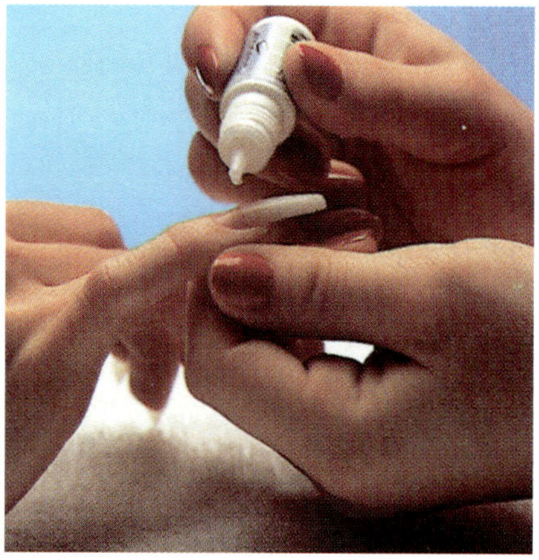

12.8. Appliquer une goutte de colle pour raccorder.

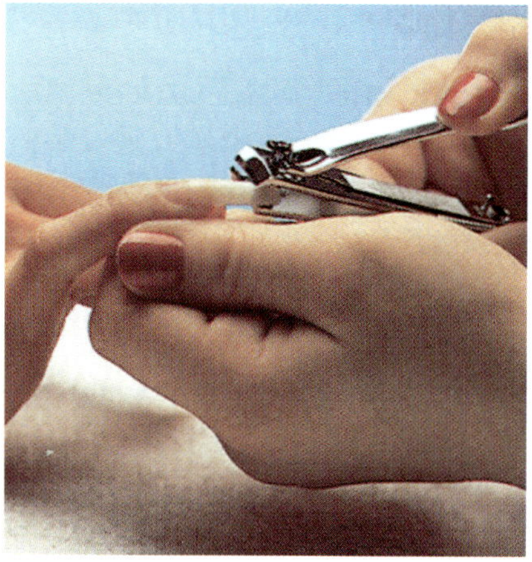

12.9. Couper les capsules.

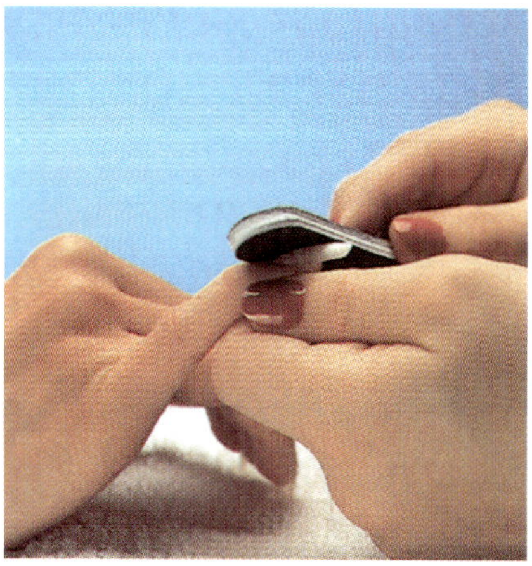

12.10. Niveler les capsules.

Conseil de procédure

Une autre méthode de collage consiste à appliquer la colle sur la cavité de la capsule, afin de réduire la formation de bulles d'air.

8 **Appliquer une petite goutte de colle pour raccorder.** Appliquer une petite goutte de colle pour faire les raccords entre la plaque de l'ongle naturel et la capsule, afin de renforcer le point de tension (Fig. 12.8).

9 **Couper les capsules.** Avec le grand coupe-ongles, coupez les capsules pour leur donner la longueur souhaitée. Coupez d'un côté, puis de l'autre pour éviter de fragiliser le plastique (Fig. 12.9).

10 **Niveler les capsules.** Enlevez le brillant de la capsule avec un abrasif à grain moyen. Maintenez toujours la lime à plat sur l'ongle. Ne l'inclinez jamais, sinon vous risquez de faire des rainures sur la plaque de l'ongle (Fig. 12.10).

11 **Polir les capsules.** Avec le bloc de polissage, polissez doucement la zone entre la plaque de l'ongle naturel et l'extension de la capsule. Vous ne devez voir apparaître que la couleur naturelle de l'ongle (Fig. 12.11).

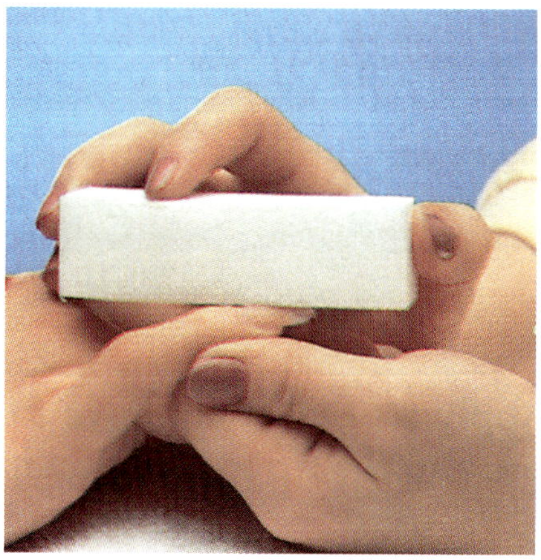

12.11. Polir les capsules.

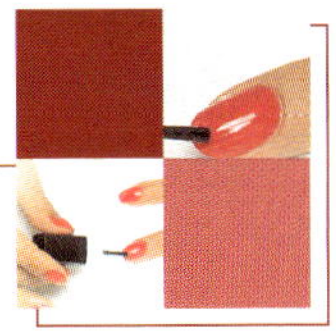

12 **Limer les capsules.** Avec l'abrasif, donnez une forme plus naturelle aux capsules (Fig. 12.12).

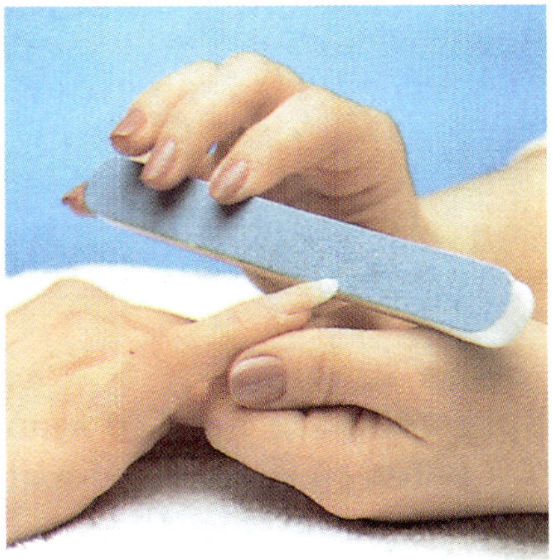

12.12. Limer les capsules.

Entretenir
la **beauté** *de ses ongles*

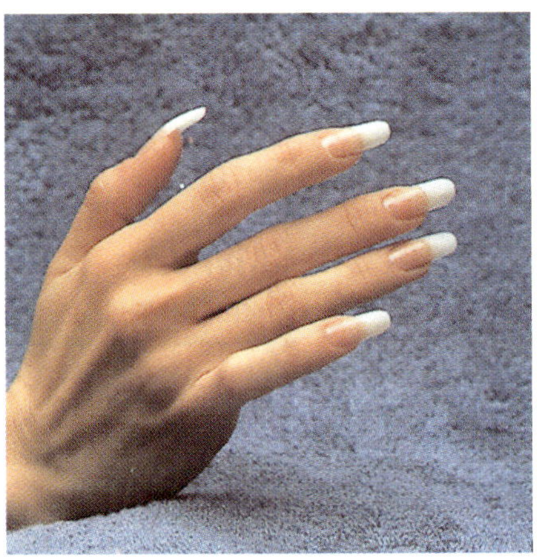

12.13. Pose de capsules terminée.

13 **Poursuivre le service désiré.** La pose des capsules est terminée. Bien qu'elles laissent parfaitement transparaître la couleur naturelle des ongles, on les porte rarement telles quelles, sans recouvrement (pansements, résines acryliques ou gel). Vous êtes prêt à effectuer le service que le client a choisi (Fig. 12.13).

APRÈS LA POSE

Si le client souhaite porter les capsules sans recouvrement, ajoutez une goutte d'huile pour les cuticules sur chaque ongle et polissez-les.

1. **Fixer un autre rendez-vous.** Donnez un autre rendez-vous au client pour lui enlever les capsules et traiter les ongles et les cuticules.
2. **Vendre des produits.** Suggérez au client d'acheter les produits qui lui permettront d'entretenir la beauté de ses ongles pendant toute la semaine (vernis, lotion, fixateur, etc.).
3. **Ranger le matériel.** Prenez le temps de remettre de l'ordre sur la table. Fermez le tube de colle et nettoyez les embouts dans de l'acétone.
4. **Jeter le matériel usagé.** Déposez tout le matériel usagé dans le sac en plastique sur le côté de la table. Si le sac est plein ou contient du matériel pour faux ongles, jetez-le dans une poubelle munie d'un couvercle.
5. **Désinfecter la table et les instruments.** Effectuez toute la procédure d'hygiène à suivre avant le service. Les instruments doivent être désinfectés pendant vingt minutes avant de pouvoir être réutilisés.

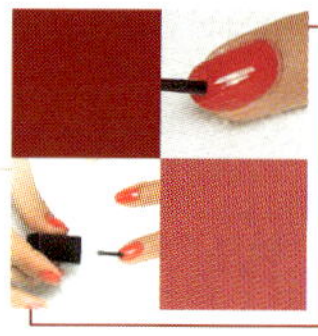

Tirer profit des capsules temporaires

Depuis longtemps, les capsules sont préférées par les femmes qui veulent des ongles longs sans attendre, ou par celles qui n'arrivent pas à se les faire pousser. La pose de capsules peut aussi intéresser celles qui désirent avoir des ongles longs seulement pour une occasion spéciale, comme un mariage ou une soirée, car leur travail ou leur mode de vie ne leur permet pas de les garder tout le temps. Pour ces clientes, procédez en deux temps : consacrez la première séance à la pose et au vernissage des capsules, et la deuxième à l'enlèvement des extensions, au traitement et à la manucure des ongles naturels.

Entretien et enlèvement des capsules

ENTRETIEN

Les clients qui portent des capsules auront besoin de venir au salon une à deux fois par semaine pour le recollage et le repolissage. Recollez au niveau de la jointure entre l'ongle naturel et la capsule. Utilisez un dissolvant sans acétone parce que l'acétone dissout la plupart des capsules.

ENLÈVEMENT

Si vous n'employez pas la bonne méthode pour enlever les capsules, vous risquez d'endommager la plaque de l'ongle. Choisissez un dissolvant adapté ou de l'acétone pour retirer les capsules.

1 **Effectuer la procédure qui précède la pose des capsules.** Ajoutez seulement un bloc de polissage sur la table de manucurie.

2 **Faire tremper les ongles.** Placez suffisamment de dissolvant dans un petit bol en verre pour recouvrir les ongles. Faites-les tremper pendant quelques minutes.

3 **Enlever les capsules.** Enlevez les capsules ramollies en les faisant glisser avec un bâtonnet d'oranger. Ne les arrachez pas, afin de ne pas abîmer le lit de l'ongle et le repli proximal (Fig. 12.14).

4 **Polir les ongles.** Polissez doucement les ongles naturels avec un bloc de polissage à grain fin pour éliminer tous les résidus de colle (Fig. 12.15).

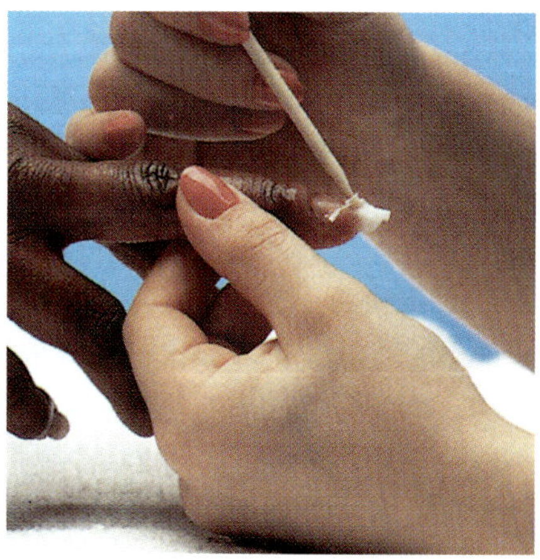

12.14. Enlever la capsule sans l'arracher.

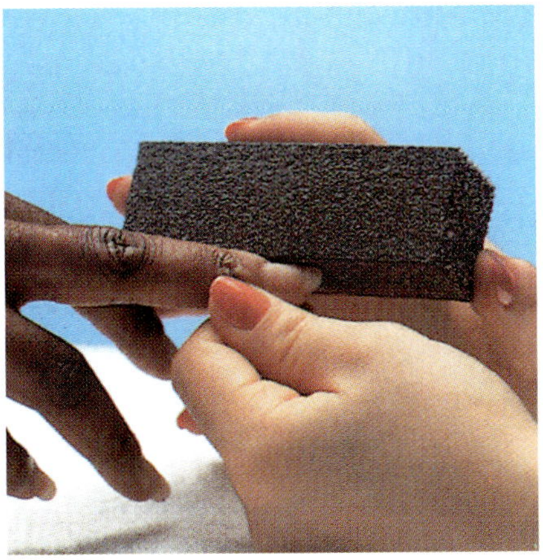

12.15. Éliminer les rebuts de colle avec un bloc de polissage à grain fin.

5 **Traiter la cuticule et la peau autour.** Traitez la cuticule et la peau autour avec une huile pour les cuticules et une crème de massage.

6 **Effectuer les soins désirés.**

7 **Effectuer la procédure qui suit la pose de capsules** si le client ne reçoit plus de soins.

STOP

Sécurité

N'enlevez jamais les capsules en tirant dessus avec une pince, afin de ne pas abîmer le lit de l'ongle.

Questions de révision

1 Donnez la liste des quatre articles, en plus de ceux qui se trouvent normalement sur la table de manucurie, dont vous aurez besoin pour poser des capsules.

2 Donnez deux exemples de matières utilisées dans la fabrication des capsules ?

3 Quelle portion de la plaque de l'ongle naturel doit être recouverte par la capsule ?

4 Quel type de pose de capsules répond à un besoin occasionnel ? Pourquoi ?

5 Décrivez brièvement la procédure de pose des capsules.

6 En quoi consiste l'entretien des capsules ?

7 Décrivez la procédure d'enlèvement des capsules.

CHAPITRE XIII

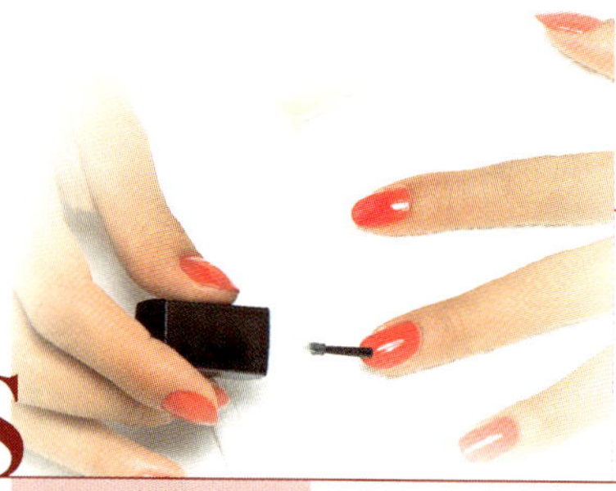

Les pansements

Objectifs d'apprentissage

Après avoir étudié ce chapitre, vous devriez pouvoir :

1. Donner la liste des quatre sortes de pansements pour ongles, et expliquer leur utilisation.
2. Expliquer les bienfaits des pansements de soie, de lin, de fibre de verre et de papier.
3. Expliquer les procédures à suivre et les précautions à prendre pour appliquer des pansements de tissu.
4. Décrire l'entretien des pansements de tissu, y compris ceux à effectuer deux et quatre semaines après la pose.
5. Expliquer comment utiliser les pansements de tissu pour réparer des fissures.
6. Expliquer les procédures à suivre et les précautions à prendre pour retirer des pansements de tissu.
7. Donner la liste des articles utilisés pour poser des pansements de papier.
8. Expliquer les procédures d'application des pansements de papier.
9. Définir les pansements liquides et expliquer leur utilisation.

Introduction

Les *pansements*, petits morceaux de tissu ou de papier que l'on colle sur l'avant de la plaque de l'ongle, servent à réparer ou à renforcer les ongles naturels ou les capsules. On peut les acheter prédécoupés, ou les découper dans un morceau de tissu ou de papier pour les adapter à la taille et à la forme des ongles d'un client. Les pansements prédécoupés, adhésifs au verso, se fixent seulement sur l'avant de l'ongle.

Les *pansements de tissu* sont constitués de soie, de lin ou de fibre de verre. La **soie**, matière naturelle, fine et dont le tissage serré devient transparent lorsqu'on la colle, permet de créer des pansements solides, légers et lisses. Le **lin**, tissu également serré mais plus grossier, est bien plus épais que la soie ou la fibre de verre. Comme il est opaque, même après l'avoir collé il faut le recouvrir complètement avec un vernis de couleur. Les pansements de lin sont solides et durent longtemps. La **fibre de verre**, matière synthétique très fine dont le tissage lâche facilite la pénétration de la colle, offre une très grande résistance.

Les *pansements de papier*, très fins, se décomposent dans les dissolvants avec ou sans acétone ; il faut donc en appliquer de nouveaux quand on retire l'ancien vernis. On les colle à la fois sur la plaque de l'ongle et sous le bord libre.

Les pansements de tissu

MATÉRIEL

En plus du matériel de base, ajoutez les articles suivants sur la table de manucurie (Fig. 13.1) :

Tissu. Ruban de lin, de soie ou de fibre de verre pour y découper des pansements adaptés à la taille et à la forme des ongles du client. Il existe aussi des pansements prédécoupés adhésifs au verso.

Colle. Colle pour fixer la capsule ou le pansement sur l'ongle naturel. En général, il s'agit d'un tube muni d'un embout. Quand vous manipulez des colles, n'oubliez pas de vous protéger les yeux avec des lunettes ; proposez aussi au client d'en porter.

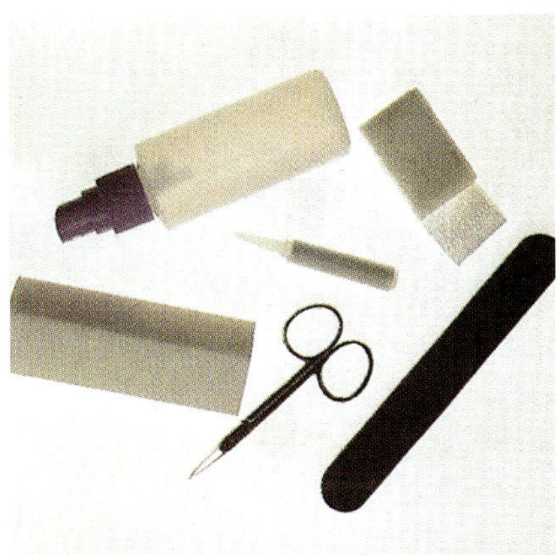

13.1. Articles nécessaires à la pose de pansements de tissu.

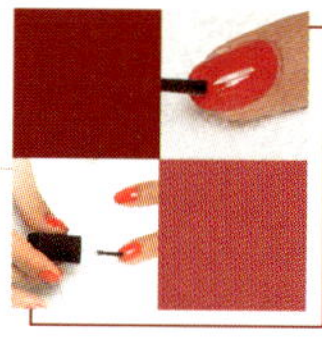

Petits ciseaux. Petits et affûtés pour découper le tissu.

Bloc de polissage.

Abrasif.

Activateur de séchage. Bouteille à compte-gouttes ou spray, pour faire sécher la colle rapidement.

AVANT L'APPLICATION DE PANSEMENTS

Pour toute application de pansements, préparez-vous en respectant les étapes suivantes.

1. Effectuez la procédure d'hygiène à suivre avant le service. (Cette procédure est décrite aux pages 31-32.)

2. Préparez la table de manucurie comme d'habitude. Ajoutez du tissu, de la colle, des petits ciseaux, un bloc de polissage, un abrasif et un activateur de séchage.

3. Saluez le client et demandez-lui de se laver les mains avec du savon antibactérien. Essuyez-lui bien les mains et les ongles avec une serviette propre.

4. Interrogez le client et notez les réponses et les remarques sur sa fiche. Vérifiez la bonne santé de ses ongles et de ses mains. Si le client a une maladie de peau ou d'ongle qui vous empêche d'effectuer les soins qu'il demande, expliquez-lui les raisons de votre refus et conseillez-lui d'aller consulter un médecin. Si tout va bien, discutez avec lui de ses besoins et de ses désirs.

PROCÉDURE D'APPLICATION DES PANSEMENTS

Pendant la procédure, informez le client des produits dont il aura besoin pour entretenir la beauté de ses ongles entre ses visites au salon.

1. **Retirer l'ancien vernis.** Commencez par l'auriculaire de la main gauche du client. Versez un peu de dissolvant sur un tampon de coton. Si le client porte des faux ongles, utilisez un dissolvant sans acétone pour éviter de les abîmer. Appuyez le tampon sur l'ongle à démaquiller et comptez mentalement jusqu'à dix. Enlevez l'ancien vernis en effectuant un mouvement tournant sur l'ongle vers le bord libre. S'il reste des traces de vernis, répétez l'opération. Si besoin est, nettoyez les replis avec un bâtonnet d'oranger garni de ouate. Recommencez sur les autres doigts des deux mains.

2. **Nettoyer les ongles.** Plongez les ongles des deux mains dans des bols à manucurie remplis d'eau chaude et de savon antibactérien. Ensuite, nettoyez-les au-dessus du bol avec la brosse et rincez-les rapidement dans de l'eau claire. Ne les faites pas tremper dans l'eau avant d'appliquer un pansement. Quand vous rincez les doigts, faites-le très vite dans le bol. Les ongles naturels sont poreux et absorbent l'eau, ce qui favorise le développement de champignons sous le pansement.

3. **Repousser les cuticules.** Repoussez doucement les cuticules avec un bâtonnet d'oranger garni de ouate. N'exercez pas de pression car les cuticules sont sèches.

4 Dépolir les ongles. Enlevez l'huile naturelle de la plaque de l'ongle en passant un abrasif moyen ou doux. N'utilisez pas d'abrasif dur et n'exercez pas de forte pression. Les pansements peuvent être appliqués sur des ongles naturels ou sur des capsules.

5 Appliquer l'antiseptique. Appliquez l'antiseptique sur les ongles avec un bâtonnet d'oranger garni de ouate ou du coton, ou un spray. Commencez par la main gauche, de l'auriculaire vers le pouce. L'antiseptique éliminera l'huile naturelle qui reste et déshydratera l'ongle pour améliorer l'adhésion.

6 Appliquer la colle. Appliquer la colle sur toute la surface des dix ongles, afin de les préparer à recevoir les pansements. Laissez la colle sécher. Si nécessaire, utilisez un activateur de séchage pour accélérer le processus.

7 Découper le tissu. Découpez dans le tissu un pansement de la forme et de la largeur approximatives de la plaque de l'ongle (Fig. 13.2).

8 Appliquer la colle. Déposez une goutte de colle au centre de l'ongle. N'en mettez pas sur la cuticule, sinon le pansement se soulèvera ou se détachera de la plaque de l'ongle (Fig. 13.3).

9 Appliquer le pansement. Posez le pansement délicatement sur la plaque de l'ongle, à 1,5 cm de la cuticule. Appuyez pour le lisser (Fig. 13.4).

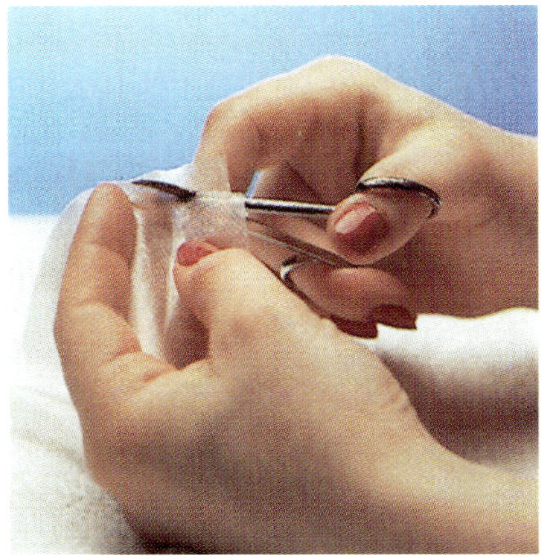

13.2. Découper le pansement.

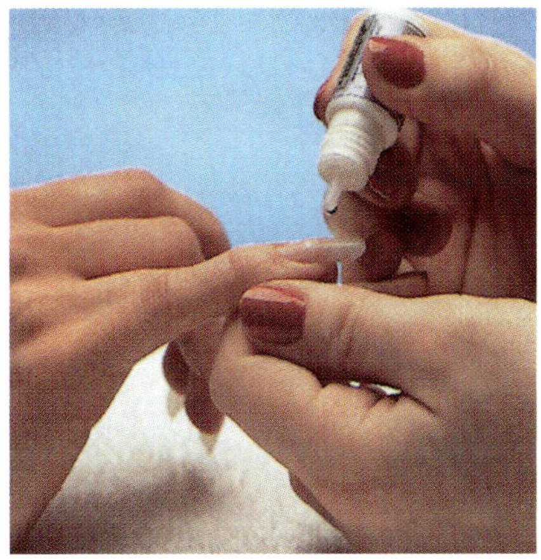

13.3. Appliquer la colle.

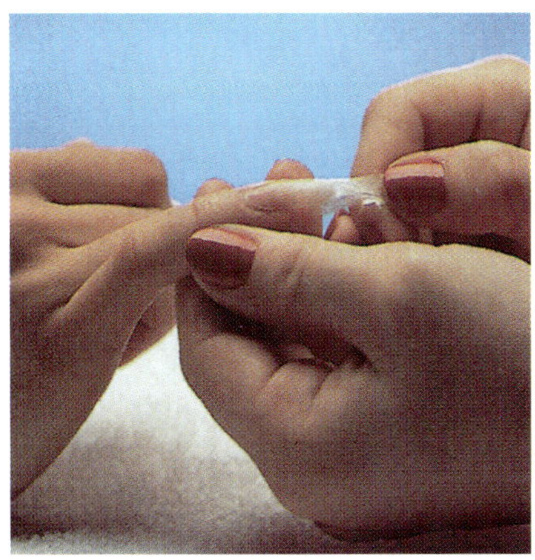

13.4. Appliquer le pansement.

Conseil de procédure

Utiliser une feuille de plastique épaisse pour appuyer sur le pansement, afin d'éviter de transmettre des bactéries au client.

10 Couper le tissu. Avec une paire de petits ciseaux, coupez le tissu de façon à en enlever 1,5 mm sur les côtés et le bord libre de l'ongle, ce qui l'empêchera de se soulever ou de se détacher de la plaque de l'ongle (Fig. 13.5).

11 Appliquer la colle sur le pansement. Appliquez une fine couche de colle au centre de l'ongle en utilisant l'embout du tube, sans toucher la cuticule. La colle pénétrera dans le tissu et adhérera à la surface de l'ongle (Fig. 13.6).

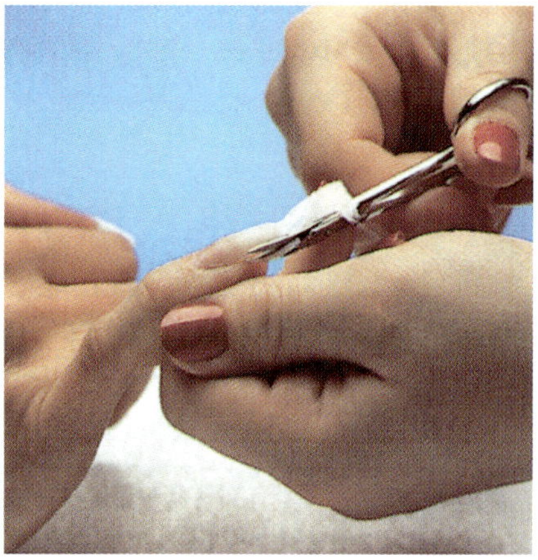

13.5. Couper le pansement.

12 Appliquer l'activateur de séchage. Vaporisez ou versez de l'activateur de séchage sur les ongles, mais pas sur la peau pour éviter que le client éprouve une sensation d'échauffement (Fig. 13.7).

13 Appliquer une deuxième couche de colle. Appliquez et étalez la colle avec l'embout du tube. Pour empêcher le pansement de se soulever, raccordez le bord libre en passant l'embout sur le bord de la capsule.

14 Appliquer une deuxième couche d'activateur de séchage.

15 Limer les ongles. Utilisez un abrasif à grain moyen à fin pour façonner et polir les ongles.

16 Lustrer les ongles. Appliquez de l'huile pour les cuticules et lustrez les ongles avec le bloc de polissage jusqu'à ce que vous obteniez un

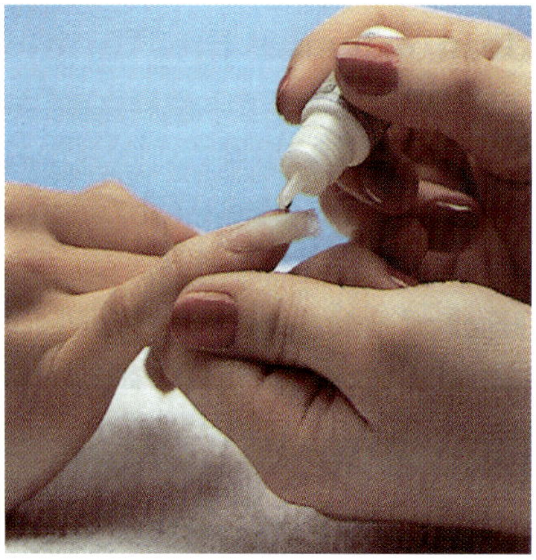

13.6. Appliquer la colle sur le pansement.

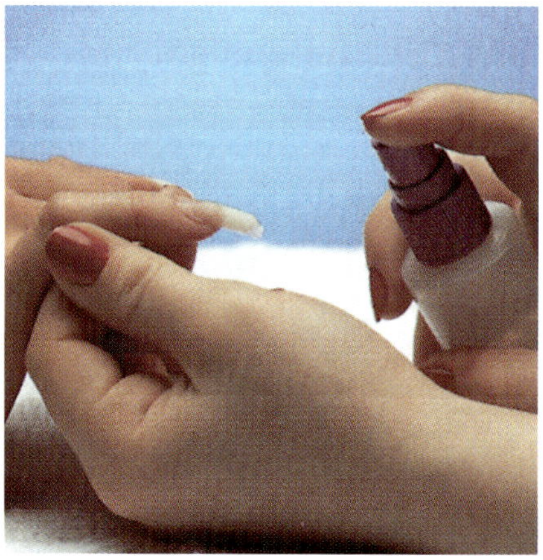

13.7. Appliquer l'activateur de séchage.

beau brillant. Passez le bloc sur la surface de l'ongle pour faire disparaître les zones rêches du tissu, mais pas trop longtemps ni trop fort, afin de ne pas percer le pansement ni le fragiliser (Fig. 13.8).

17 **Enlever les traces d'huile.** Avec un petit bout de coton ou un bâtonnet d'oranger garni de ouate, retirez les traces d'huile sur les ongles, afin d'améliorer l'adhésion du vernis à l'alcool ou sans acétone. Demandez au client de se laver les mains au robinet avec une brosse à ongles et du savon, pour enlever les dernières traces d'huile, mais aussi les poussières ou les résidus des produits chimiques.

18 **Appliquer le vernis** (Fig. 13.9).

APRÈS L'APPLICATION DE PANSEMENTS

Suivez cette procédure après toute pose de pansements.

1 **Fixer un autre rendez-vous.** Donnez un autre rendez-vous au client pour entretenir les pansements que vous venez de lui poser ou pour d'autres soins.

2 **Vendre des produits.** Suggérez au client d'acheter les produits nécessaires à l'entretien de ses ongles pendant toute la semaine (vernis, lotion, fixateur, etc.).

3 **Ranger la table.** Prenez le temps de ranger la table. Fermez les tubes de colle et d'activateur de séchage pour éviter que ces produits ne s'évaporent.

4 **Nettoyer les embouts.** Pour nettoyer des embouts bouchés, placez-les dans un bocal en verre que vous couvrirez après y avoir versé suffisamment d'acétone. Enfoncez un cure-dents propre dans le trou.

5 **Ranger le tissu.** Rangez le ruban de tissu dans un sac en plastique hermétique pour le protéger des bactéries.

6 **Jeter le matériel usagé.** Placez tout le matériel usagé dans le sac en plastique sur le côté de la table. Si le sac est plein ou contient du matériel pour faux ongles, jetez-le dans une poubelle munie d'un couvercle.

7 **Désinfecter la table et les instruments.** Effectuez toute la procédure d'hygiène à suivre avant les soins. Désinfectez les instruments pendant vingt minutes avant de vous en resservir.

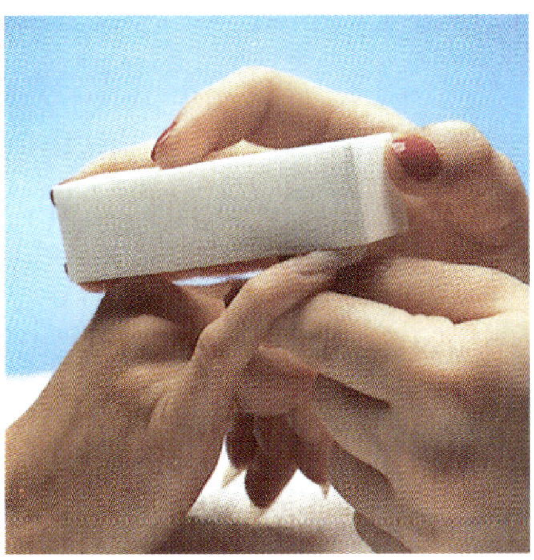

13.8. Polir les ongles.

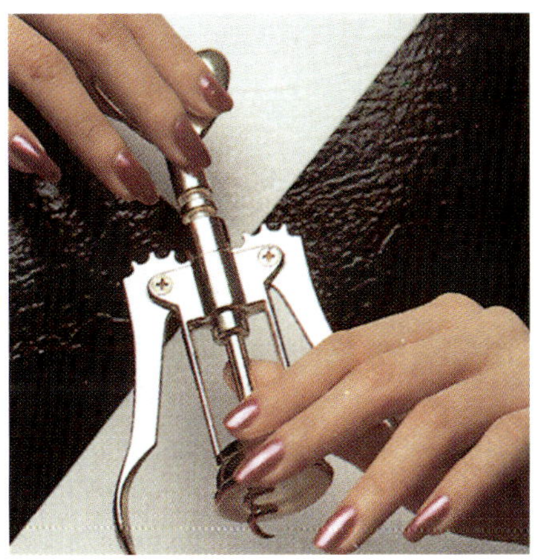

13.9. Pose de pansements terminée.

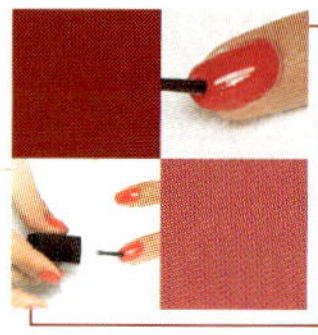

Entretien, enlèvement des pansements de tissu et réparations

Pour garder leurs qualités, les pansements de tissu doivent être régulièrement entretenus. Dans cette section, vous apprendrez comment les entretenir deux semaines et un mois après la pose. Nous vous expliquerons aussi comment les retirer et les utiliser pour combler des fissures.

ENTRETIEN

On entretient les pansements de tissu en faisant des « raccords » de colle deux semaines après la pose et des « raccords » de tissu un mois après.

Entretien après deux semaines

Deux semaines après la pose, utilisez la procédure suivante pour entretenir les pansements de tissu. En plus du matériel de base, vous aurez besoin de colle, d'un bloc de polissage et d'un activateur de séchage.

1 **Effectuer la procédure qui précède la pose de pansements.**

2 **Retirer l'ancien vernis.** Choisissez un dissolvant sans acétone pour éviter d'abîmer les pansements.

3 **Nettoyer les ongles.**

4 **Repousser les cuticules.**

5 **Dépolir les ongles.** N'oubliez pas de limer la démarcation entre le pansement et la partie de l'ongle qui a poussé depuis la pose.

6 **Appliquer l'antiseptique.**

7 **Appliquer la colle sur la zone de repousse.** Appliquez une petite goutte de colle sur la zone de l'ongle qui a repoussé et étalez-la avec l'embout, en veillant à ne pas toucher la peau.

8 **Appliquer l'activateur de séchage.**

9 **Appliquer la colle sur la totalité de l'ongle.** Appliquez une deuxième couche de colle sur l'ensemble de l'ongle pour renforcer et fixer à nouveau le pansement.

10 **Appliquer l'activateur de séchage.**

11 **Limer les ongles.** Avec un abrasif à grain moyen à fin, limez la surface de l'ongle pour lui donner la forme la plus naturelle possible et éliminer toutes les aspérités et les imperfections.

12 **Polir les ongles.** Appliquez l'huile pour les cuticules et passez le bloc de polissage jusqu'à ce que vous obteniez un beau brillant.

13 **Appliquer la lotion pour les mains et masser la main et l'avant-bras.**

14 **Enlever les traces d'huile.** Pour améliorer l'adhésion du vernis, retirez les traces d'huile sur l'ongle avec un petit morceau de coton ou un bâtonnet d'oranger garni de ouate.

15 **Appliquer le vernis.**

16 **Effectuer la procédure qui suit la pose de pansements.**

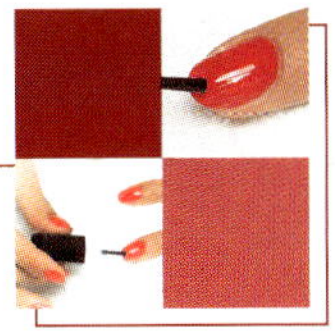

Entretien après un mois

Un mois après la pose, utilisez la procédure d'entretien suivante pour appliquer du tissu et de la colle sur la partie de l'ongle qui a repoussé. En plus du matériel de base, vous aurez besoin de colle, d'un bloc de polissage, de tissu, de petits ciseaux et d'un activateur de séchage.

1 **Effectuer la procédure qui précède la pose de pansements.**

2 **Retirer l'ancien vernis.** Pour éviter d'abîmer les pansements, utilisez un dissolvant sans acétone.

3 **Nettoyer les ongles.** Nettoyez doucement les ongles avec une brosse à ongles et un savon antibactérien.

4 **Repousser les cuticules.**

5 **Dépolir les ongles.** Pour enlever l'huile naturelle et les petits morceaux de tissu qui se sont éventuellement décollés, passez doucement le bloc de polissage sur la plaque de l'ongle, sans la rayer, jusqu'à ce qu'elle soit lisse, et qu'il n'y ait plus de démarcation entre le pansement de tissu et la partie de l'ongle qui a repoussé.

6 **Appliquer l'antiseptique.**

7 **Découper le tissu.** Découpez un morceau de tissu suffisamment gros pour qu'il recouvre la zone de repousse.

8 **Appliquer le tissu.** Posez le tissu délicatement sur la zone de repousse et lissez-le (Fig. 13.10).

9 **Couper le tissu.** Coupez le tissu de façon à laisser un espace de 1,5 mm sur la cuticule et les côtés de l'ongle. Laissez le nouveau tissu recouvrir légèrement l'ancien pansement.

10 **Appliquer la colle sur la zone de repousse.** Appliquez une petite goutte de colle sur le

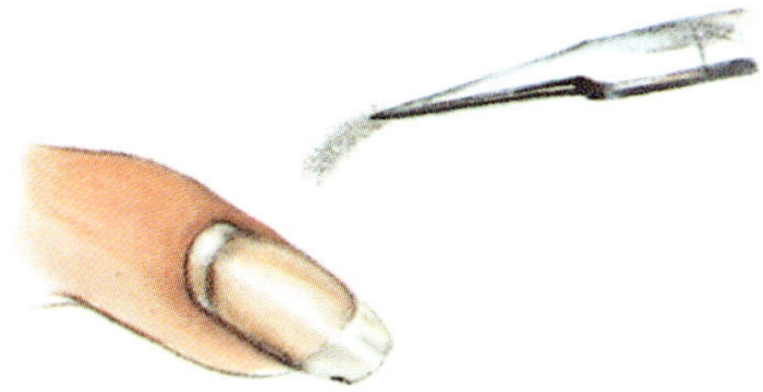

13.10. Appliquer le tissu sur la zone de repousse.

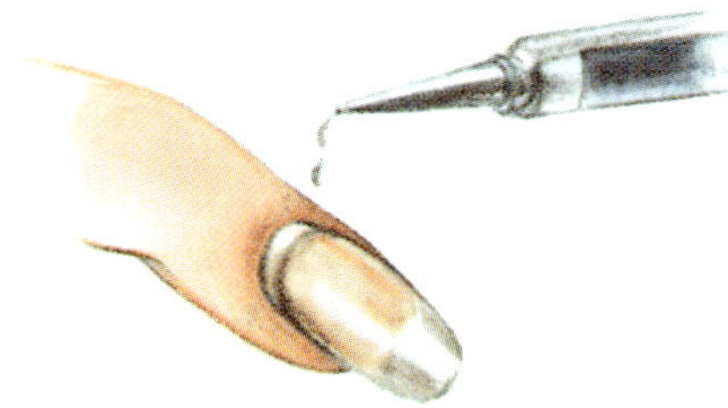

13.11. Appliquer la colle sur la zone de repousse.

tissu posé sur la zone de repousse et étalez-la dessus avec l'embout du tube. N'oubliez pas d'éviter d'en mettre sur la cuticule ou la peau (Fig. 13.11).

11 **Appliquer l'activateur de séchage.**

12 **Appliquer la colle.** Appliquez une deuxième couche de colle sur la zone de repousse.

13 **Appliquer une deuxième couche d'activateur de séchage.**

14 **Appliquer la colle sur tout l'ongle.** Appliquez une fine couche de colle sur la totalité de l'ongle pour renforcer et fixer le pansement.

15 **Appliquer l'activateur de séchage.**

16 **Limer l'ongle.** Avec un abrasif à grain moyen à fin, limez la surface de l'ongle pour lui donner une forme aussi naturelle que possible et éliminer toutes les aspérités et les imperfections. N'approchez pas l'abrasif de la cuticule afin de ne pas couper ni abîmer la peau.

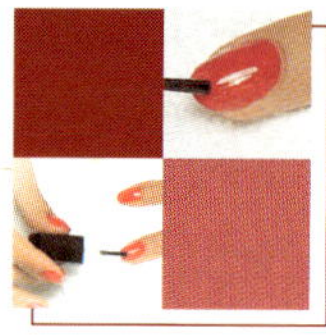

17 **Polir les ongles.** Appliquez l'huile pour les cuticules et passez le bloc de polissage jusqu'à ce que vous obteniez un beau brillant.

18 **Appliquer la lotion pour les mains et masser la main et l'avant-bras.**

19 **Enlever les traces d'huile.** Avec un petit morceau de coton ou un bâtonnet d'oranger garni de ouate et de l'acétone, retirez toute trace d'huile sur l'ongle pour améliorer l'adhésion du vernis.

20 **Appliquer le vernis.**

21 **Effectuer la procédure qui suit le service.**

RÉPARATIONS

Pour renforcer un point fragile ou combler une fissure de l'ongle, on peut se servir de petits morceaux de tissu. Une *bande de renfort* est une bande de tissu de 3 mm de large que l'on applique sur le point fragile de l'ongle, en suivant la procédure d'entretien un mois après la pose. Une « *rustine* » est un morceau de tissu que l'on découpe de façon à ce qu'il recouvre complètement la fissure de l'ongle, en utilisant la procédure d'entretien deux semaines après la pose.

ENLÈVEMENT

Veillez à ne pas endommager la plaque de l'ongle en retirant les pansements de tissu.

1 **Effectuer la procédure qui précède la pose de pansements.**

2 **Faire tremper les ongles.** Dans un petit bol en verre, versez suffisamment d'acétone pour couvrir les ongles. Plongez les ongles du client dedans et faites-les tremper pendant quelques minutes.

3 **Enlever les pansements ramollis.** Avec un bâtonnet d'oranger, retirez les pansements ramollis en les faisant glisser.

4 **Polir les ongles.** Passez légèrement la face douce du bloc de polissage sur les ongles naturels pour éliminer les résidus de colle.

5 **Traiter les cuticules.** Traitez les cuticules et la peau autour avec l'huile pour les cuticules et la lotion.

Les pansements de papier

Les pansements de papier, utilisés pour renforcer les ongles, durent moins longtemps que ceux en tissu. Il s'agit de papier de soie que l'on pose, comme le tissu, sur la plaque de l'ongle pour la consolider. Ils sont davantage provisoires parce qu'on les applique avec une résine liquide que le dissolvant désagrège. Par conséquent, ils s'enlèvent quand on retire le vernis. Ils permettent de renforcer les ongles pendant une courte durée, à l'exception des ongles très longs qui demandent des pansements plus solides.

MATÉRIEL

Papier de soie. Papier léger, fin, translucide et brillant.

Colle avec pinceau. Résine liquide qui ne résiste pas au dissolvant. On l'applique avec un pinceau.

Agent uniformisant.

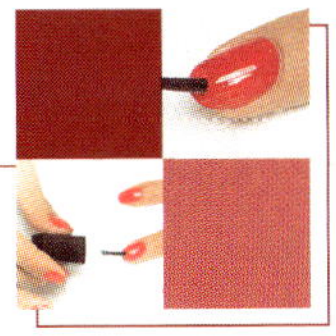

Procédure d'application des pansements de papier

1 **Effectuer la procédure qui précède la pose de pansements.** En plus du matériel de base, placez sur la table de la colle, du papier de soie et un agent uniformisant.

2 **Retirer l'ancien vernis.**

3 **Nettoyer les ongles.** Brossez doucement les ongles avec la brosse et du savon antibactérien.

4 **Repousser les cuticules.**

5 **Dépolir les ongles.** Utilisez un abrasif à grain moyen à fin pour enlever le brillant des ongles.

6 **Appliquer l'antiseptique.** Appliquez l'antiseptique sur tous les ongles avec un spray, du coton, ou un bâtonnet d'oranger garni de ouate.

7 **Déchirer le papier de soie.** Déchirez le papier de façon à lui donner la forme de l'ongle, en veillant à arrondir les bords. Le papier doit être suffisamment long afin de pouvoir le glisser sous le bord libre (Fig. 13.12).

8 **Appliquer la colle sur le papier.** Imbibez de colle chaque morceau de papier.

9 **Poser le papier.** Placez le pansement sur l'ongle en utilisant deux doigts (Fig. 13.13).

10 **Lisser le pansement.** Avec un repoussoir métallique ou un bâtonnet d'oranger, appuyez sur le papier vers le bord libre et les côtés de l'ongle. Plongez plusieurs fois le repoussoir dans du dissolvant et tapotez le papier jusqu'à ce qu'il soit lisse.

11 **Couper l'excès de papier.** Coupez le papier de façon à libérer un espace de 1,5 mm sur les côtés de l'ongle. Laissez suffisamment de papier à l'extrémité de l'ongle pour envelopper le bord libre (Fig. 13.14).

12 **Appliquer la colle sous le bord libre.** Tournez le doigt pour appliquer la colle sous le bord libre.

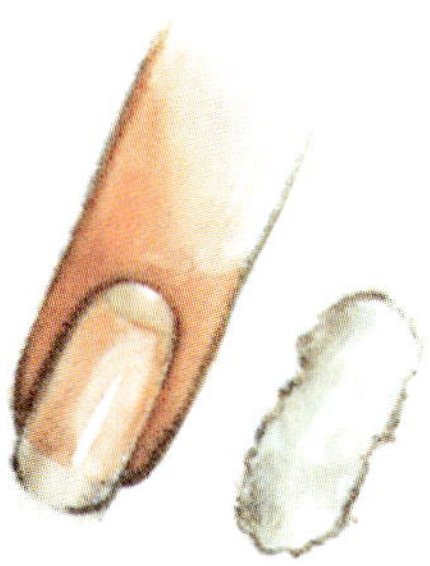

13.12. Déchirer le papier de soie.

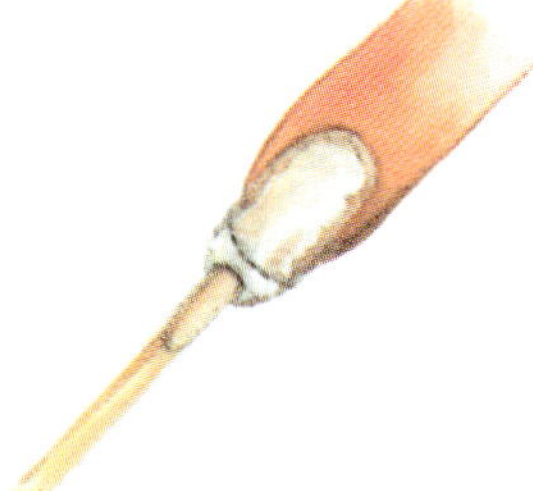

13.13. Appliquer le papier.

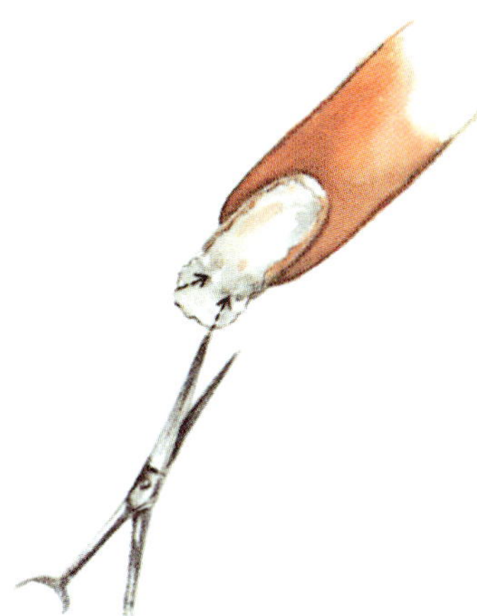

13.14. Découper des fentes dans le papier.

13 Lisser le pansement. Avec le repoussoir, lissez le pansement sous le bord libre (Fig. 13.15).

14 Affiner l'ongle. Lissez doucement le dessus du pansement avec la face douce d'une lime émeri, afin d'enlever toutes les petites particules qui pourraient créer des bulles.

15 Appliquer la colle. Appliquez deux ou trois couches de colle sur l'ongle et sous le bord libre.

16 Appliquer l'agent uniformisant. Appliquez une fine couche d'agent uniformisant sur les ongles pour lisser la surface. Laissez le produit sécher entièrement avant de poser le vernis.

17 Appliquer le vernis.

18 Effectuer la procédure qui suit la pose de pansements (Fig. 13.16).

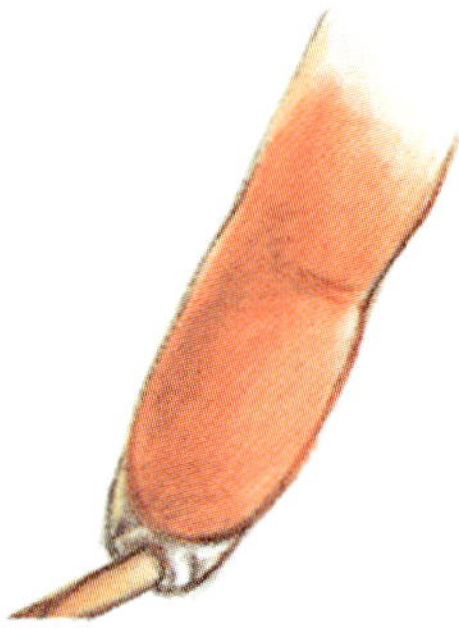

13.15. Lisser le pansement sous le bord libre.

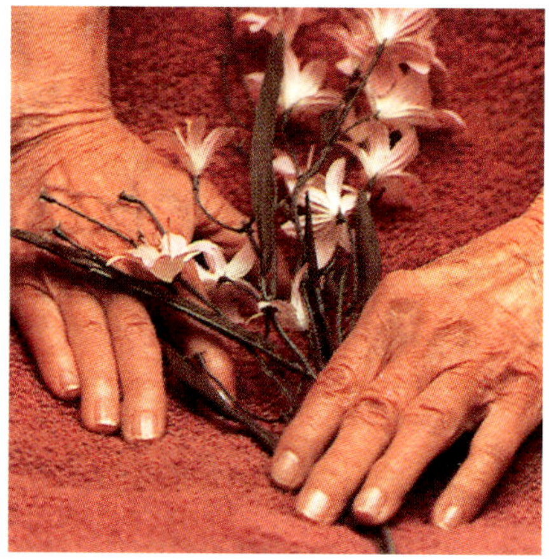

13.16. Pose de pansements de papier terminée.

Les pansements liquides

Le pansement liquide est un vernis qui contient de toutes petites fibres destinées à renforcer et préserver l'ongle naturel à mesure qu'il pousse. On l'applique sur l'ongle en donnant des coups de pinceau dans plusieurs directions afin de créer une structure qui, une fois dure, protégera l'ongle. Il est plus épais que le durcisseur, parce qu'il contient plus de fibres.

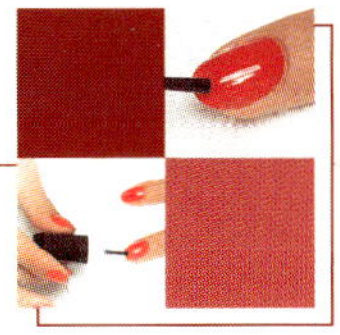

Questions de révision

1 Donnez la liste des quatre sortes de pansements.

2 Expliquez les bienfaits des pansements de soie, de lin, de fibre de verre et de papier.

3 Décrivez la procédure à suivre pour appliquer les pansements de tissu.

4 Expliquez comment utiliser un pansement de tissu pour combler une fissure.

5 Décrivez comment retirer les pansements de tissu et ce qu'il faut éviter.

6 Expliquez l'utilisation des pansements de papier et pourquoi on ne les conseille pas pour des ongles très longs.

7 Donnez la liste du matériel utilisé pour poser des pansements de papier.

8 Expliquez brièvement la procédure d'application des pansements de papier.

9 Définissez le pansement liquide et expliquez son utilisation.

CHAPITRE XIV

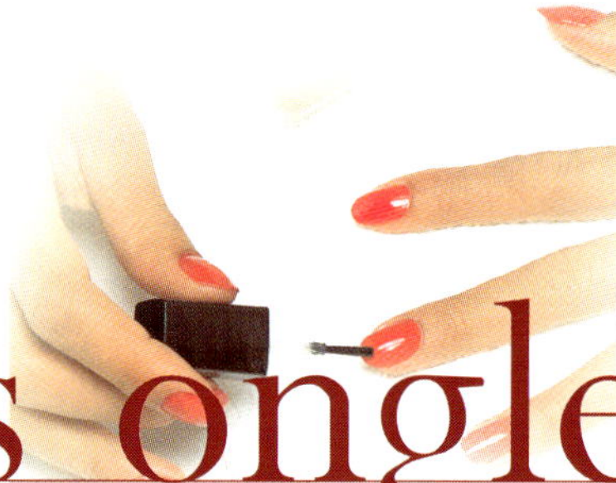

Les ongles acryliques

Objectifs d'apprentissage

Après avoir étudié ce chapitre, vous devriez pouvoir :

1 Identifier les articles nécessaires à l'application d'ongles acryliques.

2 Expliquer la chimie des produits acryliques.

3 Expliquer la procédure à suivre et les précautions à prendre pour sculpter des ongles acryliques sur des formes.

4 Décrire les règles de sécurité à respecter pour appliquer le primer.

5 Expliquer la procédure à suivre et les précautions à prendre pour sculpter des ongles acryliques sur des capsules.

6 Expliquer la procédure à suivre et les précautions à prendre pour sculpter des ongles acryliques sur des ongles rongés.

7 Décrire les deux types principaux d'entretien des ongles acryliques.

8 Décrire la procédure d'enlèvement des ongles acryliques.

9 Expliquer pourquoi l'application des produits acryliques inodores diffère de celle des produits acryliques classiques.

Introduction

Pour façonner des ongles *acryliques*, on mélange un liquide et une poudre acryliques, de façon à former une boule de résine que l'on peut facilement modeler. Une fois appliquée, la résine durcit et forme un ongle artificiel. Appliquer des résines acryliques sur les ongles naturels, sur des capsules ou sur des formes (support servant à modeler un ongle dans le cadre d'une pose sans capsule), permet de renforcer ou de rallonger les ongles, et aussi de réparer des ongles fragiles, rongés ou abîmés. Les professionnels sculptent des ongles résistants et aussi naturels que possible en fonction de la forme des doigts et des mains du client.

Les notions de chimie en matière d'ongles acryliques sont simples. Trois éléments principaux jouent un rôle dans le processus d'application des résines acryliques. Le liquide acrylique est un exemple de *monomère*, c'est-à-dire qu'il est constitué de petites molécules séparées les unes des autres. Un *polymère*, composé de molécules unies en longues chaînes, forme généralement une substance dure, comme celle des ongles acryliques terminés. Un *catalyseur* est un élément qui accélère le durcissement. La poudre acrylique utilisée associe un polymère réduit en poudre et un catalyseur. Le processus de formation de l'ongle s'appelle *polymérisation*.

Sculpter des ongles acryliques sur des formes

Il existe deux méthodes pour créer des ongles acryliques : celle à une couleur et celle à deux couleurs. Pour la première, on utilise une seule couleur de poudre acrylique (transparente, naturelle ou rose) sur la totalité de l'ongle, que l'on recouvre généralement de vernis. La deuxième méthode consiste à employer une poudre acrylique blanche pour le bord libre et une poudre transparente, naturelle ou rose pour le reste de l'ongle, ce qui permet d'obtenir un résultat identique à la « french manucure », mais sans appliquer de vernis.

MATÉRIEL

En plus du matériel de base, disposez sur la table de manucurie les articles suivants (Fig. 14.1) :

Liquide acrylique. À mélanger à la poudre acrylique pour former des faux ongles. Également appelé liquide monomère.

Poudre acrylique. Il existe des poudres blanches, transparentes, naturelles et roses. La (les) couleur(s) que vous choisirez dépendra (dépendront) de la technique acrylique que vous utiliserez.

Primer. On l'applique sur l'ongle naturel pour améliorer l'adhésion de la résine acrylique. Le primer peut être corrosif.

Les *primers 100 % acides*, plus dangereux à utiliser, sont souvent plus efficaces, car ils permettent de lier les acides aminés de toute la surface de l'ongle naturel avec la résine acrylique pour une adhésion optimale. Les primers sont très efficaces, mais ils peuvent provoquer de graves blessures à la peau et aux yeux, parfois inguérissables. N'en utilisez jamais sans porter des gants en plastique et des lunettes de protection.

Abrasif.

Petits récipients pour le liquide et la poudre acryliques.

Formes. Jetables ou réutilisables. Les formes jetables sont autocollantes, contrairement aux formes réutilisables (en aluminium, en téflon, ou en plastique).

Pinceau en poils de martre. Pour appliquer et modeler les boules d'acrylique sur l'ongle.

Lunettes de protection.

Gants en plastique.

Masque de protection (facultatif).

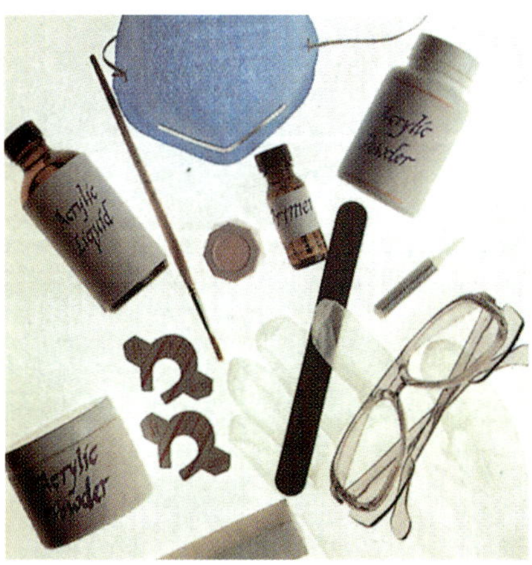

14.1. Matériel nécessaire à l'application d'ongles acryliques.

AVANT LE SERVICE

1. Effectuez la procédure d'hygiène à suivre avant les soins. (Cette procédure est décrite aux pages 31-32.)
2. Disposez le matériel de base sur la table de manucurie. Ajoutez les produits acryliques.
3. Saluez le client et demandez-lui de se laver les mains avec du savon antibactérien. N'oubliez pas de bien lui essuyer les mains avec une serviette propre.
4. Posez-lui les questions nécessaires, et notez les réponses et les remarques sur sa fiche. Vérifiez la bonne santé de ses ongles avant d'accepter de vous en occuper. Si le client ne peut pas recevoir de soins, expliquez-lui pourquoi et conseillez-lui d'aller consulter un médecin.

PROCÉDURE DE FAÇONNAGE DES ONGLES ACRYLIQUES

1. **Retirer le vernis.** Commencez par la main gauche du client, de l'auriculaire au pouce. Ensuite, répétez l'opération sur la main droite.
2. **Nettoyer les ongles.** Demandez au client de plonger les ongles dans le bol à manucurie rempli de savon antibactérien. Nettoyez-les ensuite au-dessus du bol avec la brosse, et rincez-les rapidement à l'eau claire (Fig. 14.2).

Sécurité

Ne mettez jamais de primer sur la peau du client ni sur la vôtre. Si vous en versez accidentellement sur un de vos vêtements, changez-en immédiatement.

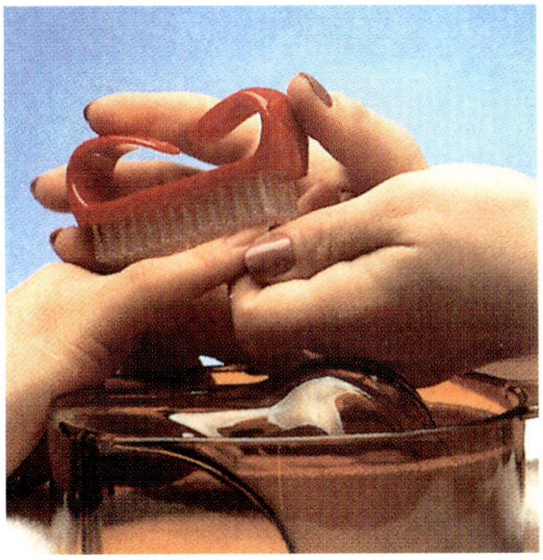

14.2. Nettoyer les ongles.

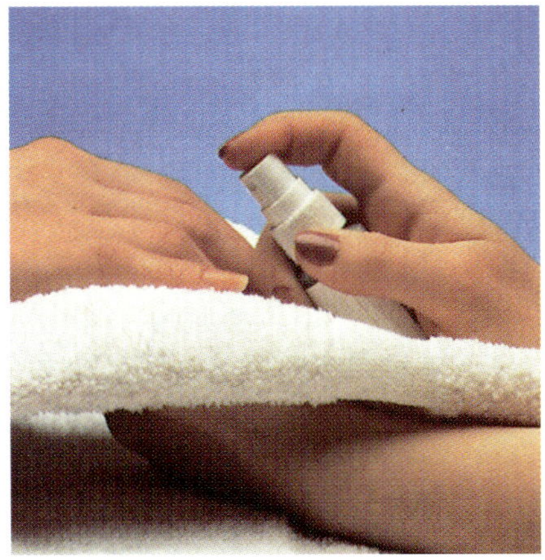

14.4. Appliquer l'antiseptique.

3 **Repousser les cuticules.** Utilisez un bâtonnet d'oranger garni de ouate pour repousser les cuticules.

4 **Dépolir les ongles.** Passez légèrement un abrasif à grain moyen à fin sur la plaque de l'ongle pour enlever l'huile naturelle. Retirez les résidus avec la brosse (Fig. 14.3).

5 **Appliquer l'antiseptique.** Appliquez l'antiseptique sur les ongles avec un bâtonnet d'oranger garni de ouate, du coton, ou un spray. Commencez par la main gauche, de l'auriculaire au pouce (Fig. 14.4).

6 **Placer la forme.** Placez la forme sur l'ongle. Si vous utilisez une forme jetable, enlevez le papier du verso et cintrez-la avec le pouce et l'index de façon à entourer l'ongle naturel du client. Glissez-la sur le doigt du client en appuyant la partie adhésive sur les côtés du doigt. Vérifiez que la forme est bien ajustée sous le bord libre et qu'elle épouse parfaitement les contours de l'ongle naturel.
S'il s'agit d'une forme réutilisable, glissez-la sur le doigt du client en veillant à bien l'ajuster sous le bord libre et à ne pas couper la peau à cet endroit. Serrez-la autour du doigt en exerçant une légère pression (Fig. 14.5).

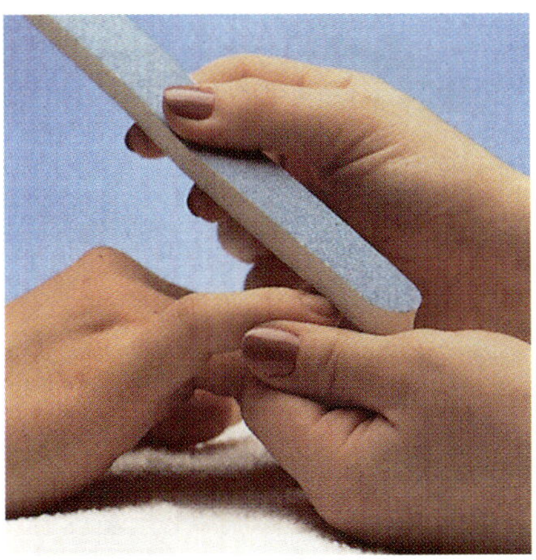

14.3. Dépolir les ongles.

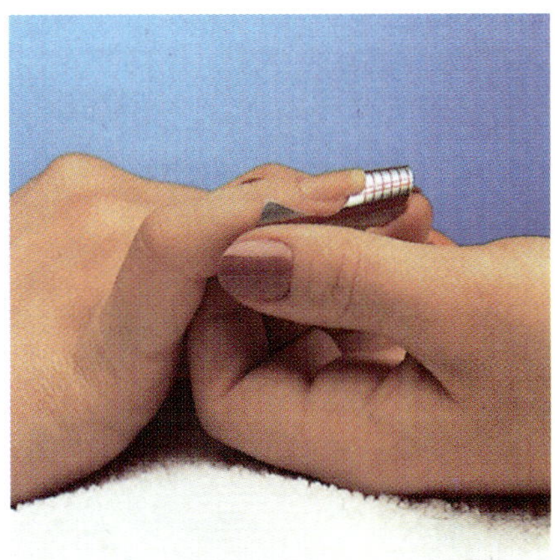

14.5. Placer la forme.

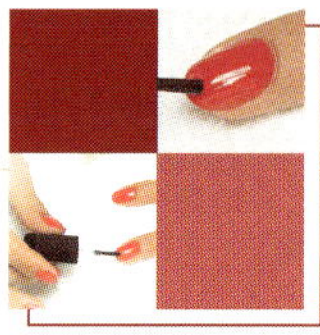

Conseil de procédure

Ne touchez pas l'ongle recouvert de primer avec le pinceau humide avant d'appliquer la résine acrylique. La résine se décollera si l'ongle a été préalablement touché avec le pinceau humide.

7 Appliquer le primer. Mettez des gants en plastique et des lunettes de protection. Proposez au client de porter des lunettes de protection. Appliquez un tout petit peu de primer sur l'ongle avec un bâtonnet d'oranger garni de ouate. Le primer prépare la surface de l'ongle pour améliorer l'adhésion de la résine acrylique. Utilisez très peu de primer et laissez-le sécher sur l'ongle jusqu'à ce qu'il devienne blanc crayeux (Fig. 14.6, 14.7).

8 Préparer le liquide et la poudre acryliques. Versez le liquide et la poudre acryliques dans des petits récipients séparés. Si vous utilisez la méthode à deux couleurs, vous aurez besoin de trois petits récipients : un premier pour la poudre blanche, un deuxième pour la poudre transparente, naturelle ou rose, et un troisième pour le liquide acrylique. (Dans tout ce chapitre, les poudres acryliques roses et blanches sont employées pour la méthode à deux couleurs. Le client peut choisir la méthode à une couleur ou opter pour la poudre transparente ou naturelle au lieu de la rose.)

9 Tremper le pinceau dans le liquide acrylique. Plongez tous les poils du pinceau dans le liquide et essuyez-les sur le bord du récipient pour enlever l'excédent de liquide (Fig. 14.8).

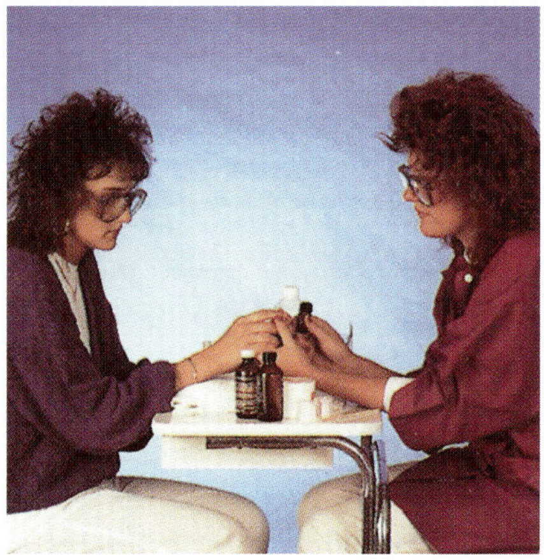

14.7. Toujours porter des lunettes de protection pour appliquer le primer.

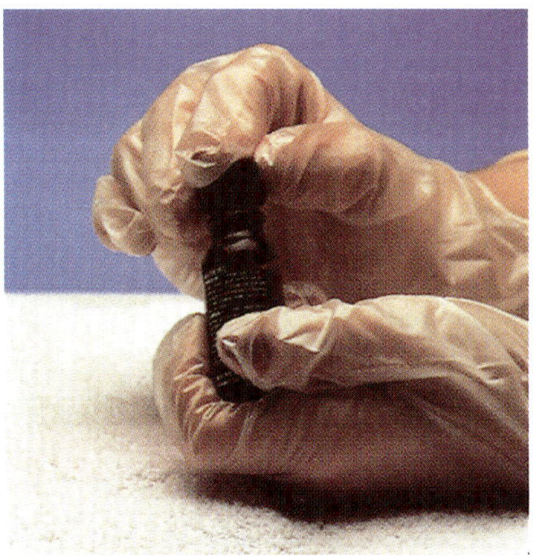

14.6. Toujours utiliser des gants en plastique pour appliquer le primer.

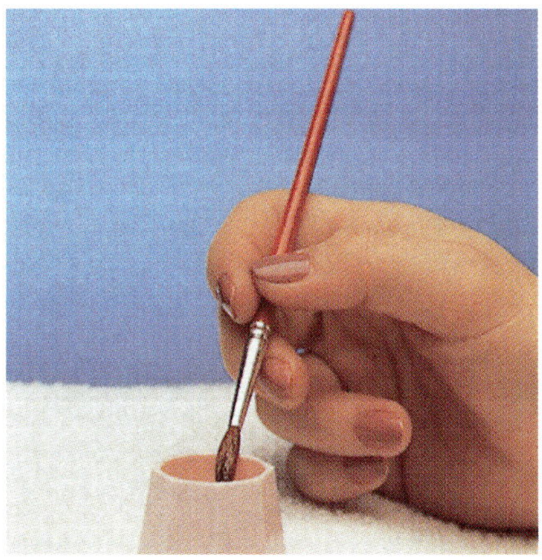

14.8. Tremper le pinceau dans le liquide acrylique.

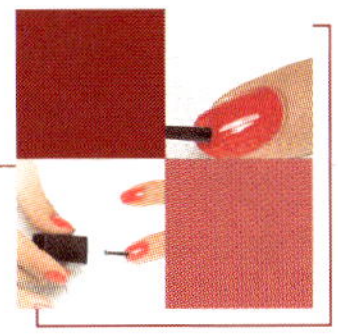

Conseil de procédure

Si vous appliquez une couche trop épaisse d'acrylique près de la cuticule, l'ongle artificiel risque de se décoller.

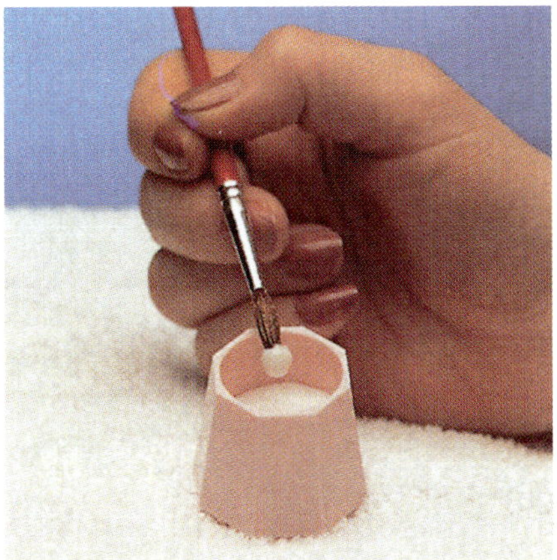

14.9. Former une boule de résine.

10 Former une boule de résine. Plongez l'extrémité du même pinceau dans la poudre blanche et tournez-le légèrement afin de former une boule compacte pas trop liquide ni trop sèche, assez grosse pour façonner tout le bord libre (Fig. 14.9).

11 Placer la boule de résine. Placez la boule de résine sur la forme au point de jonction avec le bord libre (Fig. 14.10, 14.11).

12 Façonner le bord libre. Façonnez le bord libre en travaillant l'acrylique par petites touches avec le plat du pinceau en poils de martre. Ne « peignez » pas l'acrylique sur l'ongle. Modeler le produit par petites touches permet d'obtenir un ongle d'aspect plus naturel. Les lignes des côtés doivent rester parallèles. Appliquez l'acrylique sans interruption le long de la ligne du bord libre. Si vous utilisez la

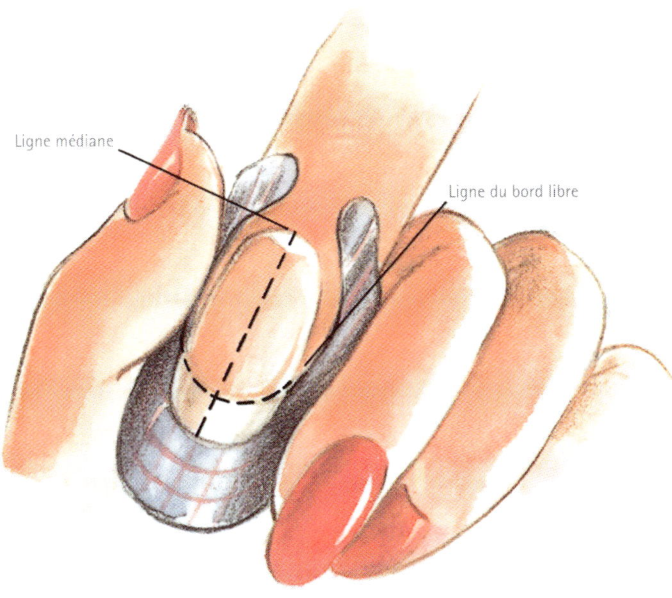

14.10. Ligne médiane et bord libre de l'ongle.

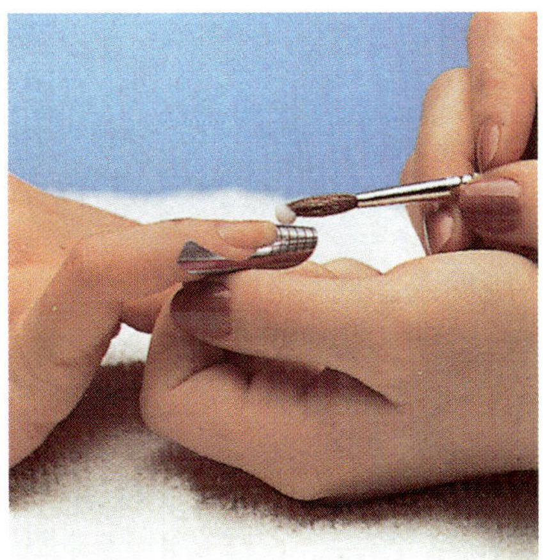

14.11. Placer la boule de résine sur la forme.

méthode à deux couleurs, n'oubliez pas de suivre la ligne du bord libre naturel avec la poudre blanche pour donner l'aspect de la « french manucure » (Fig. 14.12, 14.13).

13 **Placer une deuxième boule de résine.** Formez une deuxième boule de résine, un peu plus molle, et placez-la au centre de l'ongle naturel près de la ligne du bord libre (Fig. 14.14).

14 **Modeler la deuxième boule de résine.** Modelez la résine par petites touches vers les côtés, en veillant à travailler les bords très finement. Pour la méthode à deux couleurs, utilisez la poudre rose dans cette étape (Fig. 14.15).

15 **Appliquer des petites boules de résine.** Avec le pinceau, formez de petites boules humides de résine rose et placez-les sur la zone des cuticules. Utilisez l'humidité du pinceau pour les lisser sur toute la plaque de l'ongle. Glissez le pinceau sur l'ongle pour faire disparaître les imperfections. Pour sculpter un

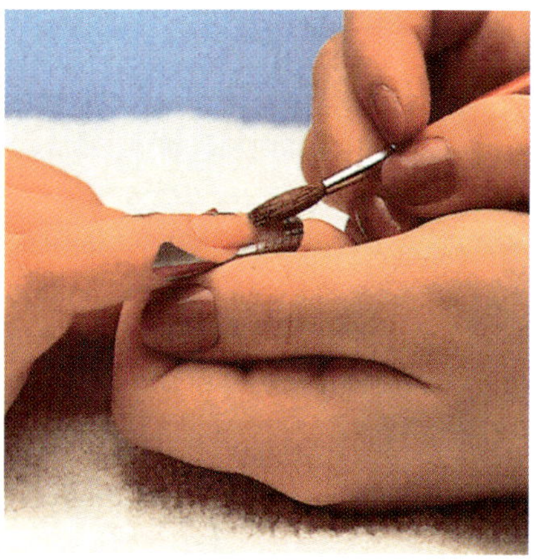

14.12. Modeler l'acrylique par petites touches avec le plat du pinceau.

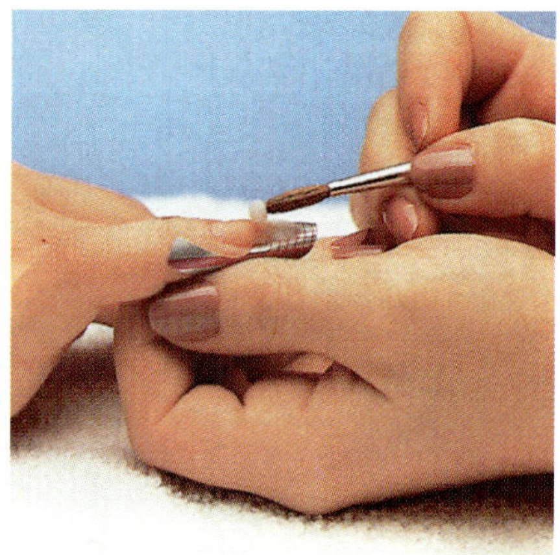

14.14. Placer la boule sur l'ongle naturel.

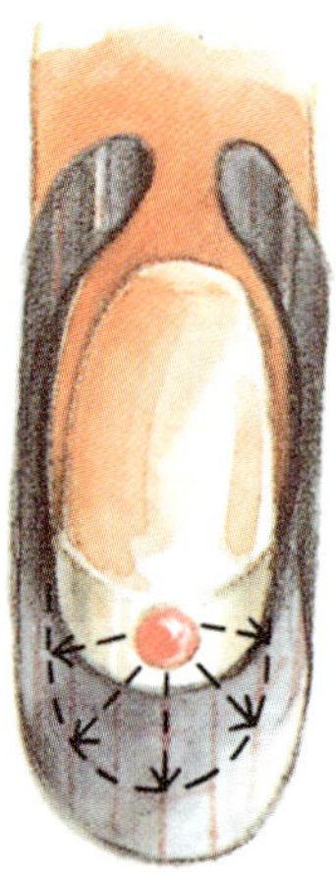

14.13. Façonner le bord libre.

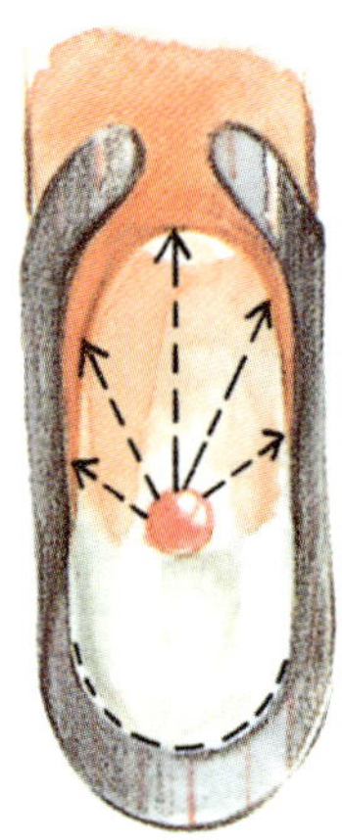

14.15. Modeler la deuxième boule de résine.

ongle naturel, l'application d'acrylique doit être très fine près de la cuticule, du bord libre et des côtés de l'ongle (Fig. 14.16).

16 **Appliquer la résine acrylique sur les autres ongles.** Répétez les étapes 5 à 14 sur les autres ongles.

17 **Enlever les formes.** Une fois les ongles bien secs, desserrez les formes et enlevez-les en les faisant glisser. Les ongles sont secs lorsqu'ils produisent un petit bruit sec quand on les tapote (Fig. 14.17).

18 **Limer les ongles.** Utilisez un abrasif à grain gros ou moyen pour donner une forme plus naturelle au bord libre et éliminer les imperfections. Glissez la lime sur chaque ongle en effectuant de larges mouvements pour davantage façonner et parfaire la surface. Affinez les ongles vers les cuticules, le bord libre et les côtés.

19 **Polir les ongles.** Polissez les ongles avec le bloc de polissage jusqu'à ce que toute la surface soit lisse.

20 **Appliquer l'huile pour les cuticules.** Avec un bâtonnet d'oranger garni de ouate, appliquez l'huile sur les cuticules, les ongles et la peau autour (Fig. 14.18).

21 **Appliquer la crème pour les mains et masser la main et l'avant-bras.**

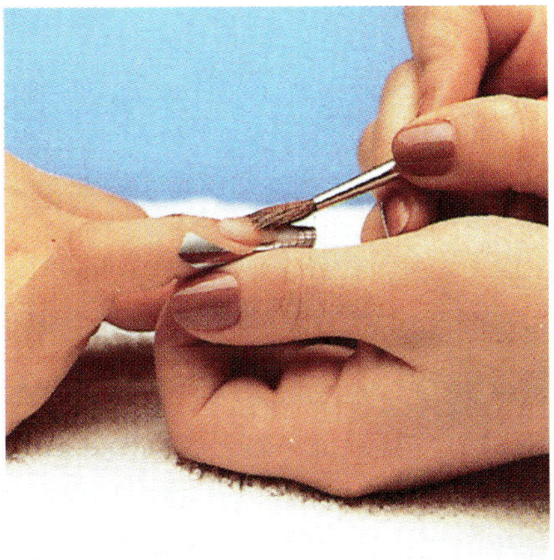

14.16. Appliquer les petites boules de résine.

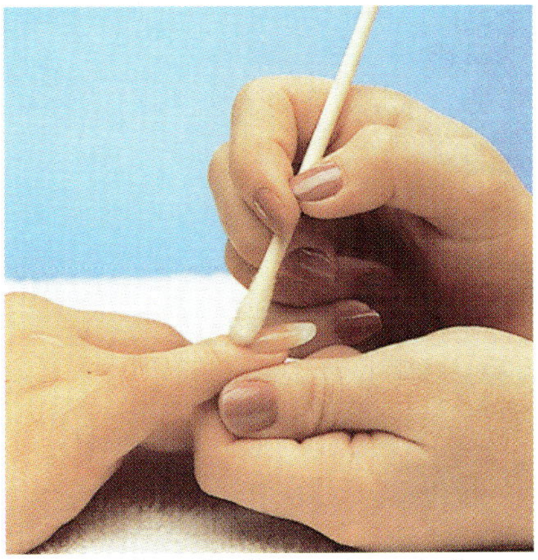

14.18. Appliquer l'huile pour les cuticules.

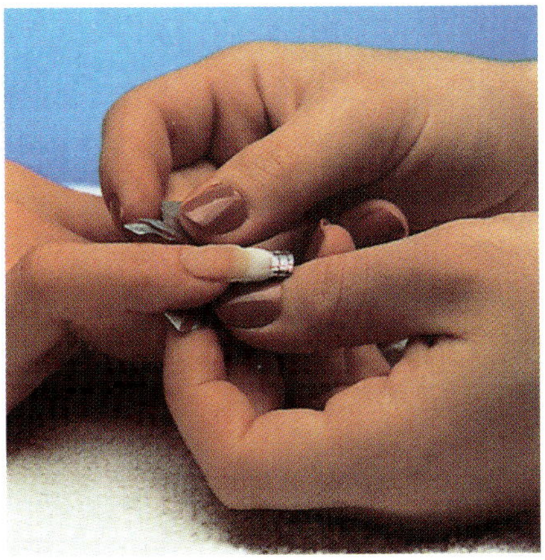

14.17. Enlever les formes.

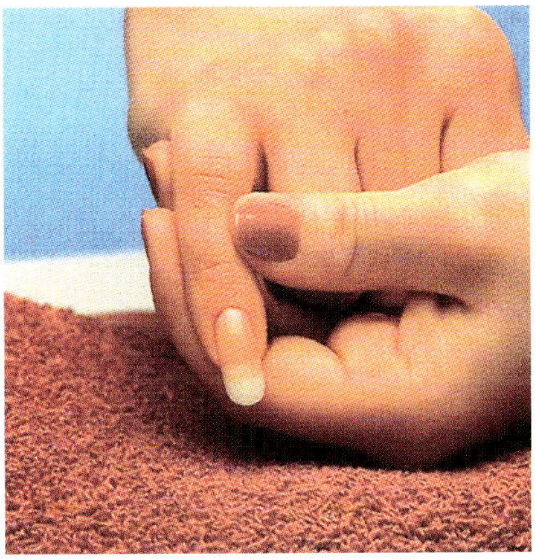

14.19. Ongle acrylique terminé.

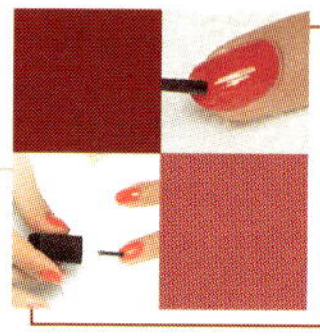

22 **Nettoyer les ongles.** Demandez au client de plonger les ongles dans le bol à manucurie rempli de savon antibactérien. Ensuite, nettoyez-les en les brossant au-dessus du bol. Rincez-les à l'eau et essuyez-les bien. Si le client a choisi la méthode à deux couleurs, ses ongles acryliques sont terminés (Fig. 14.19).

23 **Appliquer le vernis.** Si le client a opté pour la méthode à une couleur, appliquez le vernis qu'il a choisi.

APRÈS LE SERVICE

1 **Fixer un autre rendez-vous.** Donnez un autre rendez-vous au client pour entretenir ses ongles acryliques. Un comblage sera nécessaire deux ou trois semaines après la pose, selon la vitesse de pousse des ongles. Si ses ongles sont vernis, incitez-le à venir faire une manucurie simple entre ses séances d'ongles acryliques.

2 **Vendre des produits.** Pour que le client puisse entretenir ses ongles acryliques entre les rendez-vous, proposez-lui d'acheter des produits comme un vernis, une lotion et un fixateur.

3 **Ranger la table.** Prenez le temps de ranger les objets à leur place. N'oubliez pas de bien refermer tous les produits acryliques.

4 **Nettoyer le pinceau.** Nettoyez le pinceau dans de l'acétone ou dans le produit fourni par le fabricant. N'arrachez jamais de poils du pinceau, afin de ne pas desserrer les autres. Si nécessaire, coupez un poil rebelle avec des ciseaux, mais ne les égalisez jamais, afin de ne pas altérer la précision du pinceau.

5 **Ranger les produits acryliques.** Rangez les poudres acryliques dans des récipients à couvercle, et tous les primers et les liquides acryliques dans un endroit frais et à l'abri de la lumière. N'entreposez pas les produits près d'une source de chaleur.

6 **Jeter les matériaux usagés.** Ne gardez jamais du primer qui a déjà servi ou un liquide qui a été retiré de sa bouteille d'origine. Utilisez-les sur un seul client. Pour vous débarrasser du liquide ou du primer qui reste, versez-le sur une serviette en papier ou un chiffon très absorbant que vous placerez dans un sac en plastique. Ne versez jamais le liquide directement dans le sac en plastique ! Mettez tous les matériaux usagés dans le sac en plastique sur le côté de la table, fermez le sac et jetez-le dans une poubelle à couvercle. Comme les produits acryliques peuvent dégager des vapeurs nocives, il est important d'enlever de la table de manucurie les objets souillés par ces produits avant d'accueillir le client suivant.

7 **Désinfecter la table et les instruments.** Effectuez toute la procédure d'hygiène à suivre avant les soins. Désinfectez les instruments pendant vingt minutes après chaque client. Laissez tremper les formes réutilisables au moins vingt minutes dans une solution désinfectante efficace, afin de pouvoir vous en resservir plus tard.

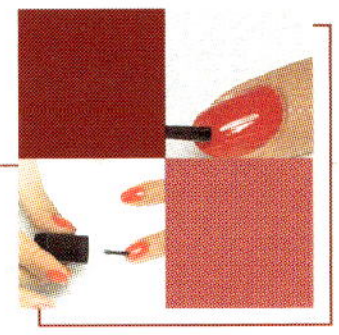

Ongles acryliques sur capsules ou sur ongles naturels

PROCÉDURE

1 **Effectuer la procédure qui précède l'application d'ongles acryliques.** Cette procédure est décrite page 176.

2 **Retirer le vernis.** Commencez par la main gauche du client, de l'auriculaire au pouce, et répétez l'opération sur la main droite.

3 **Nettoyer les ongles.** Demandez au client de plonger les ongles dans le bol à manucurie rempli de savon antibactérien. Ensuite, nettoyez-les au-dessus du bol avec la brosse, et rincez-les rapidement à l'eau claire.

4 **Repousser les cuticules.** Avec un bâtonnet d'oranger, repoussez doucement les cuticules.

5 **Dépolir les ongles.** Passez doucement un abrasif à grain moyen à fin sur la plaque de l'ongle pour enlever l'huile naturelle. Retirez les résidus avec la brosse.

6 **Appliquer l'antiseptique.** Appliquez l'antiseptique sur les ongles avec un bâtonnet d'oranger garni de ouate, du coton, ou un spray. Commencez par la main gauche, de l'auriculaire au pouce.

7 **Poser les capsules.** Posez les capsules si le client le souhaite, en employant la technique décrite au chapitre XII.

8 **Appliquer le primer.** Mettez des gants en plastique et des lunettes de protection. Fournissez des lunettes au client. Avec un bâtonnet d'oranger garni de ouate, appliquez un tout petit peu de primer sur l'ongle et la capsule (si le fabricant l'autorise). Avant d'appliquer l'acrylique, laissez le primer sécher jusqu'à ce qu'il devienne blanc crayeux.

9 **Préparer le liquide et la poudre acryliques.** Versez le liquide et la poudre acryliques dans des petits récipients distincts. Si vous utilisez la méthode à deux couleurs, vous aurez besoin de trois petits récipients : un premier pour la poudre blanche, un deuxième pour la poudre rose, et un troisième pour le liquide acrylique.

10 **Tremper le pinceau dans le liquide.** Trempez complètement le pinceau dans le liquide et essuyez-le sur le bord du récipient pour enlever l'excès de produit.

11 **Former une boule de résine.** Plongez l'extrémité du même pinceau dans la poudre acrylique blanche et tournez-le un peu de façon à former une boule compacte de résine, assez grosse pour modeler la totalité du bord libre.

12 **Placer la boule de résine sur le bord libre.** Placez la boule de résine sur le bord libre de la capsule ou de l'ongle naturel (Fig. 14.20).

13 **Façonner le bord libre.** Utilisez le plat du pinceau en poils de martre pour modeler l'acrylique par petites touches sur le bord libre. Maintenez les lignes des côtés parallèles. Ne « peignez » pas l'acrylique sur l'ongle. Si vous utilisez la méthode à deux couleurs, n'oubliez pas de suivre la ligne du bord libre naturel avec la poudre blanche pour donner l'aspect de la « french manucure ».

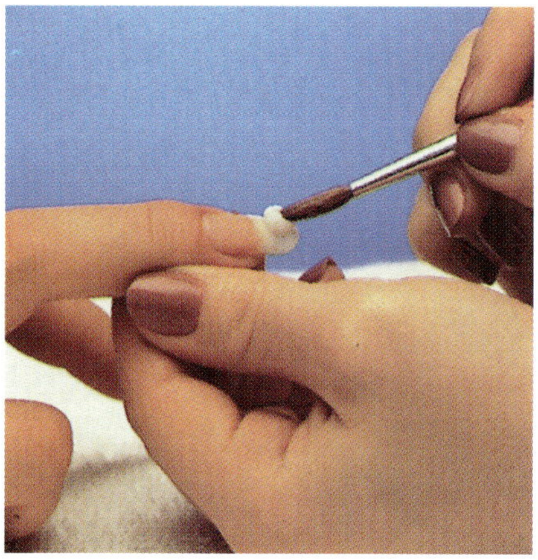

14.20. Placer la boule de résine sur le bord libre.

14 Placer la deuxième boule de résine. Formez une deuxième boule de résine, un peu plus molle, et placez-la au centre de l'ongle, au niveau du lit, près de la ligne du bord libre (Fig. 14.21).

15 Modeler la deuxième boule de résine. Modelez le produit par petites touches vers les côtés et la cuticule, en travaillant très finement sur les bords. Pour la méthode à deux couleurs, utilisez la poudre rose dans cette étape.

16 Appliquer des petites boules de résine. Formez de petites boules humides de résine avec le pinceau et placez-les au niveau des cuticules supérieures. Utilisez l'humidité du pinceau pour répartir ces petites boules sur tout l'ongle. Lissez la surface de l'ongle avec le pinceau pour faire disparaître les imperfections. Travaillez très finement près des cuticules, des côtés et du bord libre, afin de donner aux ongles l'aspect le plus naturel possible. Pour la méthode à deux couleurs, formez les petites boules de résine avec la poudre rose (Fig. 14.22).

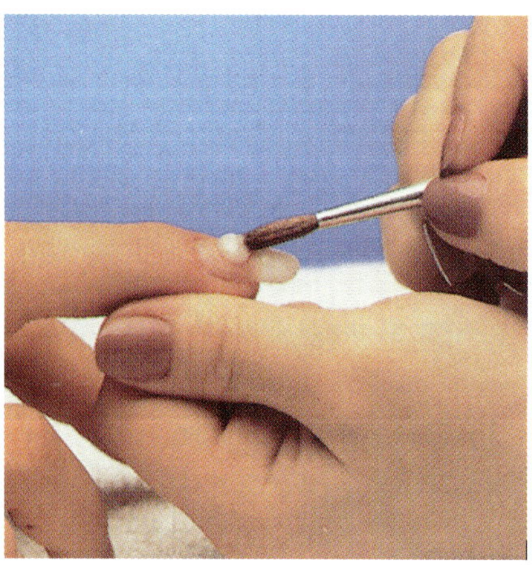

14.21. Placer la deuxième boule de résine au niveau du lit de l'ongle.

17 Limer les ongles. Façonnez le bord libre et éliminez les imperfections de la surface de l'ongle avec un abrasif à grain dur, et affinez avec un abrasif à grain moyen à fin (Fig. 14.23).

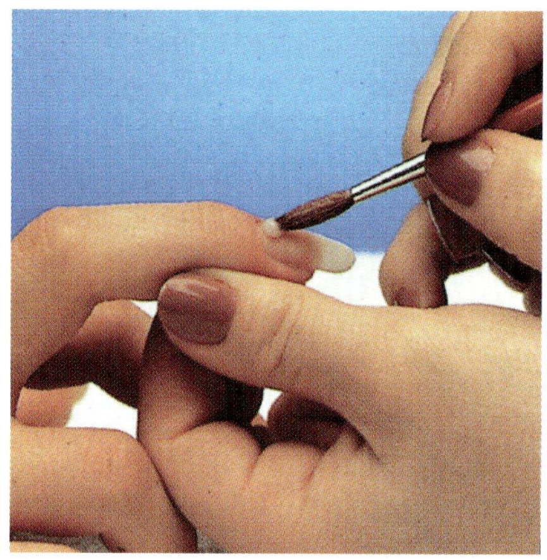

14.22. Appliquer les petites boules de résine.

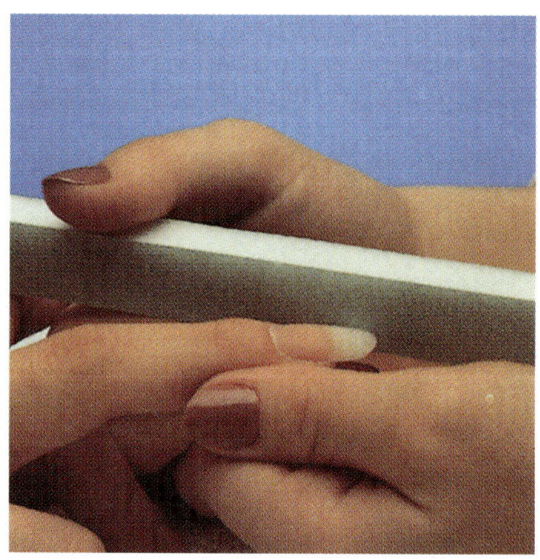

14.23. Limer l'ongle.

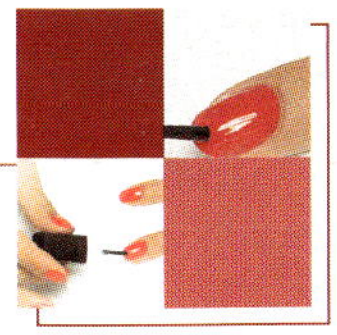

18 Polir les ongles. Polissez l'ongle avec le bloc de polissage jusqu'à ce que toute la surface soit lisse (Fig. 14.24).

19 Appliquer l'huile pour les cuticules. Faites pénétrer l'huile dans les cuticules, la surface des ongles et la peau autour.

20 Appliquer la crème pour les mains et masser la main et l'avant-bras.

21 Nettoyer les ongles. Demandez au client de plonger les ongles dans le bol à manucurie rempli de savon antibactérien. Ensuite, nettoyez-les en les brossant au-dessus du bol. Rincez-les à l'eau et essuyez-les bien. Si le client a choisi la méthode à deux couleurs, ses ongles acryliques sont terminés (Fig. 14.25).

22 Appliquer le vernis. Appliquez le vernis sur les ongles acryliques à une couleur.

23 Effectuer la procédure à suivre après avoir terminé les ongles acryliques.

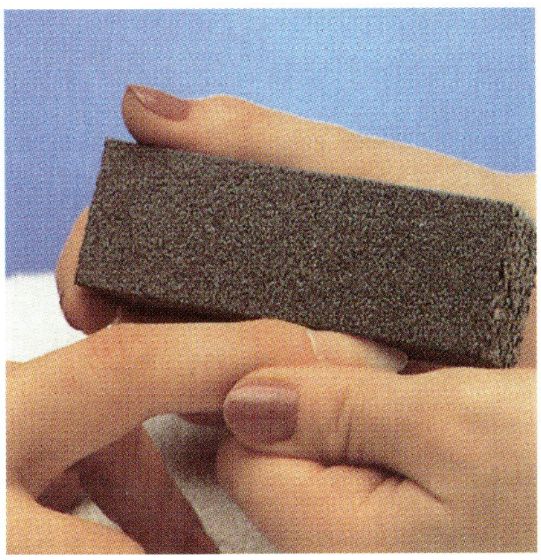

14.24. Polir les ongles.

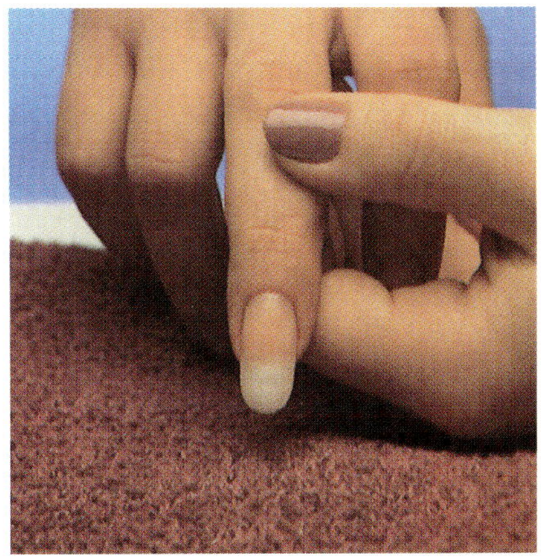

14.25. Ongle acrylique sur capsule terminée.

Sculpter des ongles acryliques sur des ongles rongés

PROCÉDURE

La procédure d'application d'ongles acryliques sur des ongles rongés est la même qu'avec des formes. Cependant, il faut créer une partie de la plaque de l'ongle avant d'appliquer la forme.

1 Effectuer la procédure qui précède l'application d'ongles acryliques.

2 Retirer le vernis. Commencez par la main gauche du client, de l'auriculaire vers le pouce. Répétez l'opération sur la main droite.

3 Nettoyer les ongles. Demandez au client de plonger les ongles dans le bol à manucurie rempli de savon antibactérien. Ensuite, nettoyez-les en les brossant au-dessus du bol, et rincez-les rapidement à l'eau claire.

4 Repousser les cuticules. Avec un bâtonnet d'oranger garni de ouate, repoussez doucement les cuticules.

5 Dépolir les ongles. Pour enlever l'huile naturelle de la plaque de l'ongle, passez légèrement dessus un abrasif à grain moyen à fin. Retirez les résidus avec la brosse.

6 Appliquer l'antiseptique. Appliquez l'antiseptique sur les ongles avec un bâtonnet d'oranger garni de ouate, du coton, ou un spray. Commencez par la main gauche, de l'auriculaire vers le pouce.

7 Appliquer le primer. Mettez des gants en plastique et des lunettes de protection. Fournissez des lunettes au client. Appliquez un tout petit peu de primer, seulement sur la plaque de l'ongle, avec un bâtonnet d'oranger garni de ouate. Les personnes qui se rongent les ongles ont souvent les cuticules rugueuses et la peau abîmée autour. Ne touchez surtout pas la peau du client avec le primer.

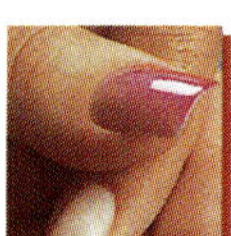

Hygiène

Vérifiez régulièrement la clarté du primer pour vous assurer qu'il n'est pas contaminé par des bactéries. Si des bactéries sont présentes, le primer présentera des particules granuleuses et sera trouble.

8 Préparer le liquide et la poudre acryliques. Versez le liquide et la poudre acryliques dans des petits récipients distincts.

9 Former une boule de résine. Formez une petite boule de résine assez molle. Utilisez la poudre blanche pour la méthode à deux couleurs.

10 Placer la boule de résine sur la peau. Appliquez la boule sur la peau près de l'ongle rongé (Fig. 14.26).

11 Créer la plaque de l'ongle. Avec le plat du pinceau, modelez par petites touches une plaque pour l'ongle ou une base pour la forme sur laquelle vous pourrez façonner l'ongle acrylique. Ne placez pas de produit acrylique au-delà des lignes des côtés (Fig. 14.27).

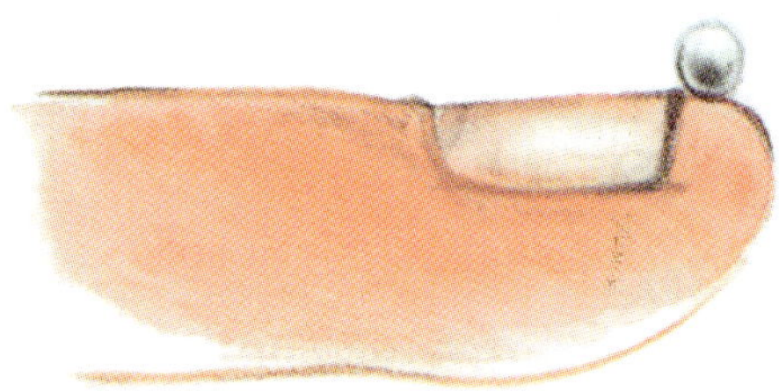

14.26. Placer une boule de résine sur la peau.

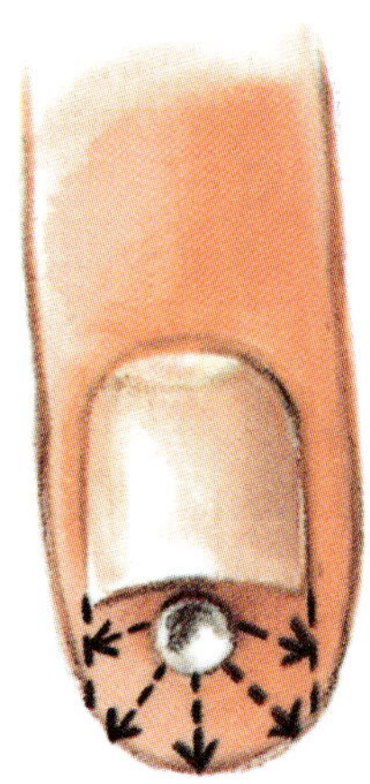

14.27. Créer la plaque de l'ongle.

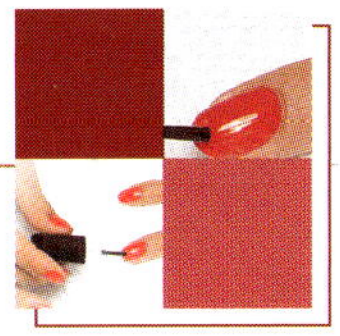

12 Tirer la peau. Laissez l'acrylique sécher complètement. Quand vous entendez un petit bruit sec en tapotant l'ongle avec le pinceau, tirez doucement la peau vers le bas, au niveau de la ligne du bord libre, afin d'obtenir un bord libre assez grand pour soutenir une forme (Fig. 14.28).

13 Placer la forme. Placer la forme sous le bord libre que vous venez de créer.

14 Placer une boule de résine. Retirez une boule un peu plus molle de résine et placez-la sur la forme, au point de jonction avec l'ongle.

15 Modeler le bord libre. Avec le plat du pinceau, formez une extension en modelant l'acrylique par petites touches. N'allongez pas trop le bord libre au-delà du bout du doigt parce que les personnes qui se rongent les ongles n'ont pas l'habitude d'avoir les ongles longs.

16 Placer la deuxième boule de résine. Formez une deuxième boule de résine de même consistance et placez-la au centre de l'ongle près de la ligne du bord libre. Pour la méthode à deux couleurs, utilisez la poudre rose.

17 Modeler la deuxième boule de résine. Étalez le produit par petites touches vers les côtés et la zone des cuticules, en travaillant très finement sur les bords.

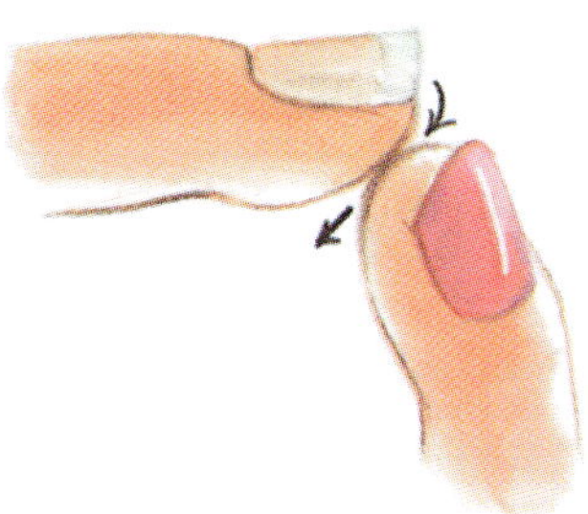

14.28. Tirer la peau.

18 Appliquer des petites boules de résine. Formez de petites boules humides de résine et placez-les sur la zone des cuticules. Utilisez l'humidité du pinceau pour les lisser sur la cuticule et sur toute la plaque de l'ongle. Pour la méthode à deux couleurs, utilisez la poudre rose.

19 Enlever les formes. Une fois les ongles bien secs, desserrez les formes et enlevez-les en les faisant glisser. Les ongles sont secs lorsqu'ils produisent un petit bruit sec quand on les tapote.

20 Limer les ongles. Façonnez le bord libre et éliminez les imperfections avec une lime à grain gros ou moyen.

21 Polir les ongles. Polissez les ongles avec le bloc de polissage jusqu'à ce que toute la surface soit lisse.

22 Appliquer l'huile pour les cuticules. Faites pénétrer l'huile sur l'ongle et la peau autour.

23 Appliquer la crème pour les mains et masser la main et l'avant-bras.

24 Nettoyer les ongles. Demandez au client de plonger les ongles dans le bol à manucurie rempli de savon antibactérien. Ensuite, nettoyez-les en les brossant au-dessus du bol, rincez-les à l'eau et essuyez-les bien. Les ongles acryliques french manucure sont terminés.

25 Appliquer le vernis. Vernissez les ongles acryliques à une couleur.

26 Effectuer la procédure qui suit l'application d'ongles acryliques.

Entretien et enlèvement des ongles acryliques

Entretenir les ongles acryliques régulièrement les empêchera de se décoller ou de se fissurer. En effet, en l'absence d'entretien quand des ongles acryliques se soulèvent, se fissurent ou sont décalés par la repousse des ongles naturels, l'humidité et la poussière risquent d'être retenues dessous et d'entraîner le développement de champignons.

ENTRETIEN

Il existe deux types principaux d'entretien des ongles acryliques : le comblage de l'ongle et la réparation des fissures.

Comblage

Le comblage consiste à rajouter de la résine sur la zone de repousse des ongles. Les ongles acryliques doivent être comblés toutes les deux ou trois semaines, selon la vitesse de repousse. Dans le cas contraire, l'ongle finira par perdre son aspect naturel et régulier à mesure qu'il repousse. La zone de repousse près des cuticules sera sensiblement plus basse que le reste de l'ongle.

Utilisez la procédure suivante pour le comblage.

1 **Effectuer la procédure qui précède l'application d'acrylique.**

2 **Retirer l'ancien vernis.**

3 **Lisser la démarcation entre la zone de repousse et l'ongle acrylique.** Avec un abrasif à grain moyen à fin, lissez le bord de l'ongle acrylique au niveau de la zone de repousse jusqu'à ce qu'il se confonde avec la plaque de l'ongle (Fig. 14.29).

4 **Affiner l'ongle entier.** Tenez l'abrasif à l'horizontale et passez-le sur tout l'ongle pour l'affiner, lui redonner une forme naturelle et éclaircir le bord libre.

5 **Polir les ongles.** Polissez les ongles acryliques et nivelez-les dans la zone de repousse avec le bloc de polissage.

6 **Niveler l'acrylique qui s'est décollé.** Avec une lime, nivelez l'acrylique qui s'est décollé.

7 **Nettoyer les ongles.** Nettoyez doucement les ongles avec la brosse après les avoir plongés dans le bol à manucurie rempli d'eau chaude et de savon antibactérien. Ne laissez pas tremper les ongles.

8 **Repousser les cuticules.** Avec un bâtonnet d'oranger garni de ouate, repoussez délicatement les cuticules.

9 **Dépolir les ongles.** Passez doucement un abrasif à grain moyen à fin sur la plaque de l'ongle pour enlever l'huile naturelle. Retirez les résidus avec la brosse.

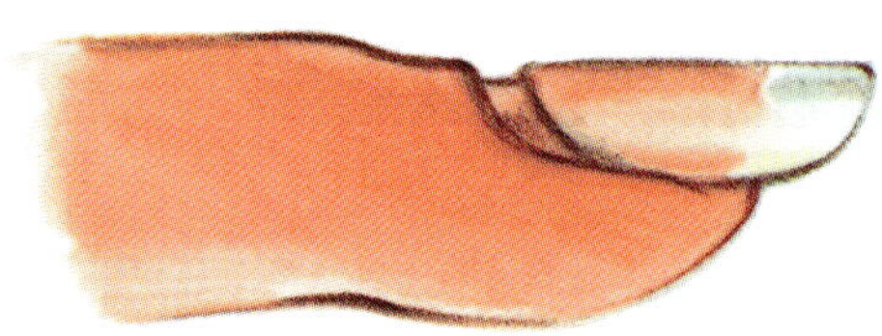

14.29. Zone de repousse à combler.

10 Appliquer l'antiseptique. Appliquez l'antiseptique sur les ongles avec un bâtonnet d'oranger garni de ouate, du coton, ou un spray.

11 Appliquer le primer. Mettez des gants en plastique et des lunettes de protection. Fournissez des lunettes de protection au client. Appliquez un tout petit peu de primer sur la zone de repousse de l'ongle naturel.

12 Préparer le liquide et la poudre acryliques. Versez le liquide et la poudre acryliques dans des petits récipients distincts.

13 Placer les boules de résine. Formez une ou plusieurs petites boules de résine et placez-les sur la zone de repousse. Pour la méthode à deux couleurs, n'oubliez pas d'utiliser la poudre rose.

14 Modeler les boules de résine. Utilisez le plat du pinceau pour modeler les boules d'acrylique par petites touches jusqu'à ce que vous ayez comblé la zone de repousse.

15 Placer des petites boules de résine. Formez une ou plusieurs petites boules humides de résine et placez-les au niveau de la base du lit de l'ongle, vers la cuticule.

16 Étaler les petites boules de résine. Avec l'humidité du pinceau, répartissez ces petites boules uniformément sur toute la plaque de l'ongle. Faites glisser le pinceau sur l'ongle pour faire disparaître les imperfections. Pour donner un aspect naturel, la couche d'acrylique doit être très fine près des cuticules, du bord libre et des côtés de l'ongle. Pour la méthode à deux couleurs, utilisez la poudre rose dans cette étape.

17 Limer les ongles. Attendez que les ongles soient complètement secs (tapotez-les pour vérifier qu'ils produisent un petit bruit sec). Avec un abrasif à grain moyen ou gros, façonnez le bord libre et éliminez toutes les imperfections. Continuez avec un abrasif à grain moyen à fin, que vous passerez sur l'ongle en effectuant de larges mouvements afin d'obtenir une surface encore plus lisse. Effilez l'ongle vers la cuticule, l'extrémité et les côtés, en l'affinant sur tous les bords. (Après quatre à cinq semaines de pousse et deux comblages, le bord libre blanc en acrylique formé avec la méthode à deux couleurs pousse au-delà du bord libre naturel. À ce stade, le client souhaite parfois commencer à porter du vernis, ou il peut vous demander de limer le bord libre blanc pour créer un ongle d'une seule couleur.)

18 Polir les ongles. Lissez toute la surface de l'ongle avec le bloc de polissage.

19 Appliquer l'huile pour les cuticules. Avec un bâtonnet d'oranger garni de ouate, faites pénétrer l'huile dans les cuticules, la surface de l'ongle et la peau autour.

20 Appliquer la crème pour les mains et masser la main et l'avant-bras.

21 Nettoyer les ongles.

22 Appliquer le vernis.

23 Effectuer la procédure qui suit l'application d'acrylique.

> STOP
>
> **Sécurité**
>
> N'enlevez pas la résine acrylique décollée en la coupant avec une pince, sinon le problème de soulèvement risque de recommencer, ce qui peut abîmer la plaque de l'ongle. Si le soulèvement est trop important, enlevez l'ongle acrylique en le faisant tremper et formez-en un autre.

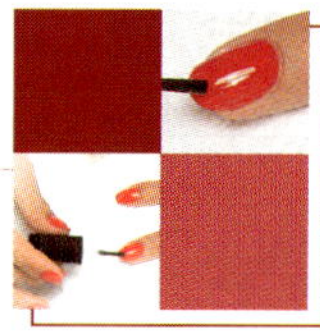

Réparation des fissures

Pour réparer les fissures d'un ongle acrylique, il suffit de les combler en ajoutant un peu de résine, ce qui permet de renforcer le reste de l'ongle.

1 **Effectuer la procédure qui précède l'application de résine acrylique.**

2 **Retirer l'ancien vernis.**

3 **Limer la résine acrylique fissurée.** Éliminez la fissure en passant la lime dans l'axe de la fissure ou en effectuant un mouvement en forme de « V ».

4 **Nettoyer les ongles.** Demandez au client de plonger les ongles dans le bol à manucurie rempli d'eau chaude et de savon antibactérien. Ensuite, nettoyez-les en les brossant au-dessus du bol. Rincez-les rapidement à l'eau claire et essuyez-les bien.

5 **Appliquer l'antiseptique.** Appliquez l'antiseptique sur les ongles avec un bâtonnet d'oranger garni de ouate, du coton, ou un spray.

6 **Appliquer le primer.** Si la plaque de l'ongle naturel est exposée, mettez des gants en plastique et des lunettes de protection pour appliquer un tout petit peu de primer sur cette zone.

7 **Appliquer la forme.** Si la fissure est grande, appliquez une forme pour mieux soutenir l'ongle.

8 **Préparer le liquide et la poudre acryliques.** Versez le liquide et la poudre acryliques dans des petits récipients différents.

9 **Placer les boules de résine.** Formez une ou plusieurs petites boules de résine et appliquez-les sur la zone fissurée. Pour la méthode à deux couleurs, n'oubliez pas de choisir la bonne couleur.

10 **Modeler les boules de résine.** Modelez la résine par petites touches pour combler la fissure. Veillez à ne pas laisser la résine s'infiltrer sous la forme ou sous l'ongle.

11 **Placer d'autres boules de résine.** Si nécessaire, appliquez un peu plus de résine pour combler la fissure ou renforcer le reste de l'ongle. Modelez la résine et laissez sécher complètement.

12 **Enlever la forme (si une forme a été utilisée).**

13 **Refaçonner l'ongle.**

14 **Polir l'ongle jusqu'à ce qu'il soit lisse.**

15 **Nettoyer les ongles.**

16 **Appliquer l'huile pour les cuticules.**

17 **Appliquer la crème pour les mains et masser la main et l'avant-bras.**

18 **Nettoyer les ongles.**

19 **Appliquer le vernis.**

20 **Effectuer la procédure qui suit l'application de résine acrylique.**

ENLÈVEMENT

1 **Remplir le bol d'acétone.** Versez suffisamment d'acétone dans le bol en verre afin de couvrir le bout des doigts du client.

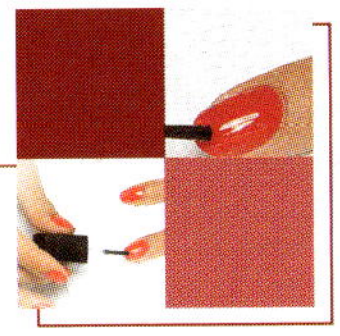

2 **Faire tremper le bout des doigts.** Pour enlever la résine acrylique, faites tremper le bout des doigts du client pendant 15 minutes ou le temps indiqué sur la notice du fabricant (Fig. 14.30).

3 **Enlever la résine avec un bâtonnet d'oranger.** Enlevez la résine ramollie en la poussant doucement avec un bâtonnet d'oranger. Recommencez jusqu'à ce que vous ayez retiré tout l'ongle acrylique. N'enlevez pas la résine à l'aide d'une pince, afin de ne pas abîmer la plaque de l'ongle naturel (Fig. 14.31).

4 **Polir les ongles.** Polissez doucement l'ongle naturel avec la face douce du bloc de polissage pour enlever les résidus de résine.

5 **Traiter les cuticules.** Traiter les cuticules et la peau autour avec l'huile pour les cuticules et la lotion pour les mains.

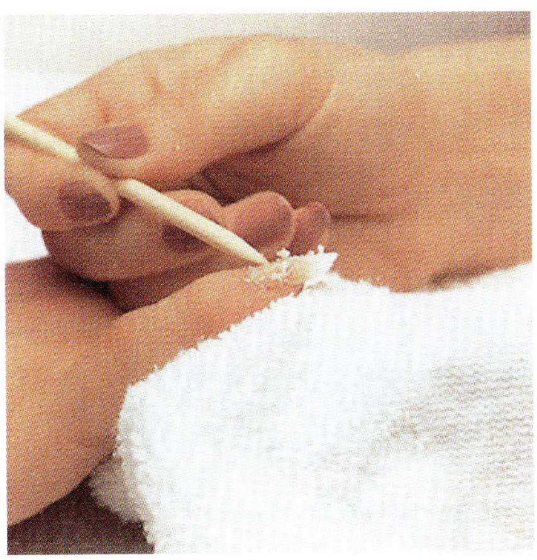

14.31. Enlever l'ongle acrylique avec un bâtonnet d'oranger.

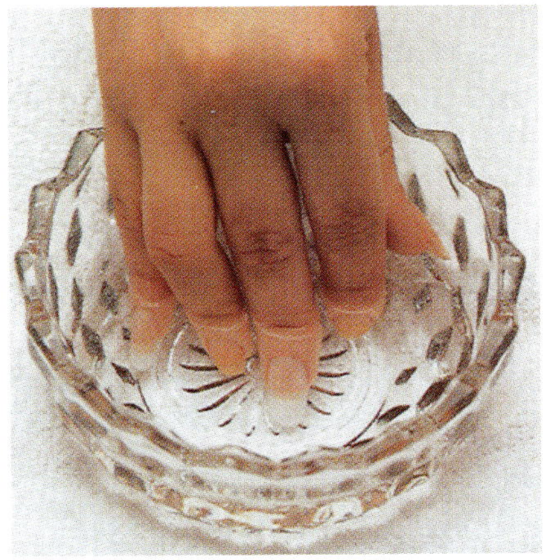

14.30. Faire tremper le bout des doigts dans de l'acétone.

LES PRODUITS ACRYLIQUES INODORES

Les produits acryliques inodores ne sentent pas aussi fort que les produits acryliques traditionnels. Ils sont pratiques si vous, ou vos clients, êtes incommodés par l'odeur de l'acrylique. Bien qu'ils ne soient pas complètement inodores, ils dégagent moins d'odeur et sont plus humides.

La plupart de ces produits sont auto nivelants (ils laissent une couche qui devient uniforme en durcissant), ce qui réduit le travail de façonnage, que l'on peut effectuer plus tranquillement, car ils sèchent moins vite.

La surface des ongles secs présente un résidu visqueux et gommeux à limer en fin de travail. Les ongles sont terminés lorsque le produit ne se détache plus.

Ne mélangez pas les produits acryliques classiques et ceux sans odeur, parce qu'ils ne sont pas compatibles chimiquement.

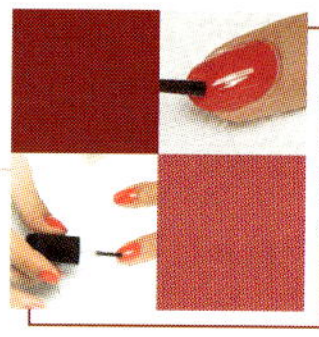

Questions de révision

1 Donnez la liste des articles nécessaires à la pose d'ongles acryliques.

2 Décrivez brièvement la chimie des ongles acryliques.

3 Décrivez la procédure de pose d'ongles acryliques sur des formes.

4 Décrivez les règles de sécurité à observer pour appliquer le primer.

5 Décrivez la procédure de pose d'ongles acryliques sur des capsules.

6 Quelle différence existe-t-il entre la procédure de pose d'ongles acryliques sur des ongles rongés et les autres procédures d'ongles acryliques ?

7 Décrivez les deux types principaux d'entretien des ongles acryliques.

8 Décrivez la procédure d'enlèvement des ongles acryliques.

9 Expliquez les différences entre l'application de produits acryliques inodores et celle de produits acryliques classiques.

CHAPITRE XV

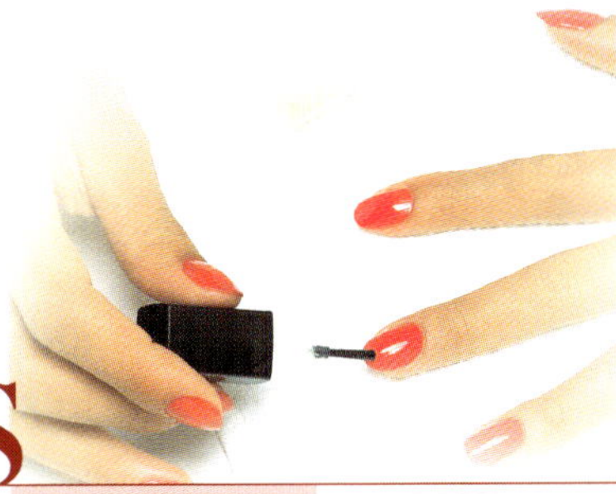

Les gels

Objectifs d'apprentissage

Après avoir étudié ce chapitre, vous devriez pouvoir :

1 Décrire les deux types principaux de gels.

2 Donner la liste du matériel nécessaire à l'application de gel U.V.

3 Expliquer la procédure à suivre et les précautions à prendre pour appliquer du gel U.V.

4 Expliquer la procédure à suivre et les précautions à prendre pour appliquer du gel U.V. sur des formes.

5 Expliquer la procédure à suivre et les précautions à prendre pour appliquer du gel sans U.V.

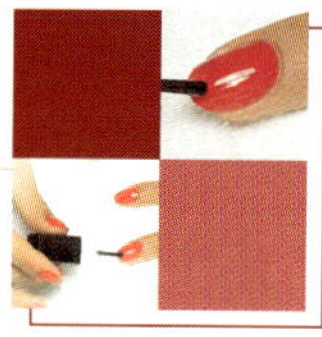

Introduction

Les pages suivantes présentent les soins à effectuer avec les **gels** que l'on applique sur la plaque des ongles avec un pinceau, comme les vernis, pour créer des faux ongles solides et résistants. Leur consistance chimique est très similaire à celle des ongles acryliques, mais ils requièrent l'emploi d'un catalyseur différent pour durcir. Il existe deux types de gels. Les *gels U.V.* durcissent lorsqu'ils sont exposés à une source de lumière spéciale, U.V. ou halogène. Pour faire durcir les *gels sans U.V.*, il suffit de les recouvrir d'un activateur de séchage (avec un spray ou un pinceau), ou de les faire tremper dans de l'eau.

La pose de vernis n'est pas nécessaire sur les gels de couleur. Ces gels permettent d'obtenir des ongles qui ont l'air déjà vernis, et ils gardent la même couleur jusqu'à ce qu'on les enlève. Toutefois, il est possible de mettre du vernis sur des gels de couleur. Une fois le vernis retiré, la couleur du gel restera la même. Les gels de couleur constituent une très bonne base pour décorer les ongles.

Gel U.V. sur capsules ou sur ongles naturels

MATÉRIEL

En plus du matériel de manucurie de base, vous aurez besoin des articles suivants :

Gel U.V.

Lampe U.V. Il s'agit d'une boîte qui contient une ampoule ultraviolette ou halogène destinée à faire catalyser ou durcir le gel appliqué sur les ongles. Le type et la forme de la lampe varient d'un fabricant à l'autre.

Pinceau. Certains professionnels préfèrent utiliser un pinceau synthétique à poils courts, plat et carré pour maintenir et étaler le gel.

Formes.

Primer (si le fabricant de gel le conseille).

Bloc de polissage.

Capsules.

Colle.

AVANT LE SERVICE

1 Effectuez la procédure d'hygiène à suivre avant le service. (Cette procédure est décrite aux pages 31-32.)

2 Préparez la table de manucurie comme d'habitude. Ajoutez le matériel pour l'application de gel U.V.

3 Saluez le client et demandez-lui de se laver les mains avec du savon antibactérien. Essuyez-lui bien les mains avec une serviette propre.

4 Interrogez le client, en notant les réponses et les remarques sur sa fiche. Observez les mains et les ongles du client pour déceler des contre-indications aux soins à lui donner. Si vous ne pouvez pas vous en occuper, expli-

quez-lui pourquoi et conseillez-lui d'aller consulter un médecin.

PROCÉDURE D'APPLICATION DU GEL U.V.

1 **Retirer le vernis.** Commencez par la main gauche du client, de l'auriculaire au pouce. Répétez l'opération sur la main droite.

2 **Nettoyer les ongles.** Demandez au client de plonger les ongles dans le bol à manucurie rempli de savon antibactérien. Ensuite, nettoyez-les au-dessus du bol avec la brosse, puis rincez-les rapidement à l'eau claire. Essuyez-lui bien les mains avec une serviette propre.

3 **Repousser les cuticules.** Repoussez doucement les cuticules avec un bâtonnet d'oranger garni de ouate.

4 **Dépolir les ongles.** Passez légèrement un abrasif à grain moyen à fin sur la plaque de l'ongle afin d'enlever l'huile naturelle. Retirez les poussières d'ongle avec la brosse.

5 **Appliquer l'antiseptique.** Appliquez l'antiseptique sur les ongles. Commencez par la main gauche, de l'auriculaire jusqu'au pouce.

6 **Poser des capsules** (si le client le souhaite). Si le client vous demande de lui appliquer des capsules, suivez la procédure décrite au chapitre XII.

7 **Appliquer le primer** (si le fabricant de gel le préconise). Si le fabricant du gel que vous utilisez conseille d'appliquer du primer, mettez des gants en plastique et des lunettes de protection. Proposez une paire de lunettes de protection au client. Avec un bâtonnet d'oranger garni de ouate, appliquez sur la plaque de l'ongle un tout petit peu du primer recommandé par le fabricant. Laissez le primer sécher jusqu'à ce qu'il devienne blanc crayeux.

8 **Appliquer le gel.** Avec le pinceau, appliquez une couche fine et uniforme de gel sur tout l'ongle, comme s'il s'agissait d'un vernis, en évitant d'en mettre sur les cuticules, afin que le gel ne se décolle pas (Fig. 15.1).

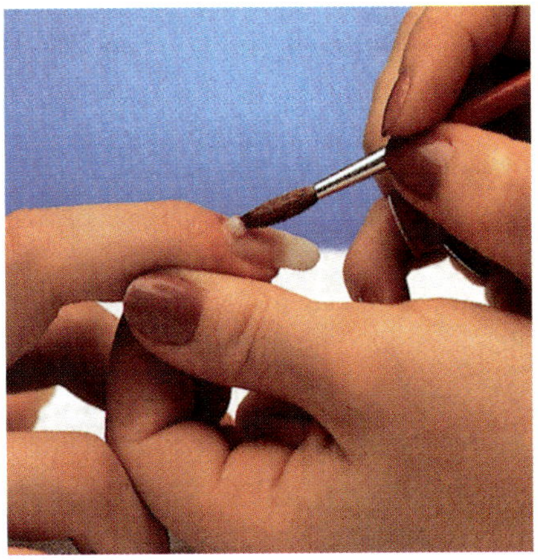

15.1. Appliquer le gel sur tout l'ongle.

Conseil de procédure

La procédure indiquée pour appliquer et faire catalyser le gel varie d'un fabricant à l'autre. Certains conseillent d'appliquer le gel sur l'index, le majeur, l'annulaire et l'auriculaire d'une main et de faire catalyser, puis de répéter l'opération sur l'autre main avant d'appliquer et de faire catalyser le gel sur les ongles des pouces. D'autres fabricants proposent des lampes qui ne font catalyser le gel que sur un doigt. Suivez bien leurs instructions.

9 Faire catalyser le gel. Placez les ongles sous la lampe et réglez la minuterie conformément aux instructions du fabricant (Fig. 15.2, 15.3).

10 Répéter les étapes 8 et 9 sur l'autre main.

11 Appliquer une deuxième couche de gel sur la première main. Appliquez une couche fine et uniforme de gel de façon à lui donner l'aspect brillant d'un fixateur. Ne laissez aucune imperfection, sinon l'ongle terminé ne sera pas lisse.

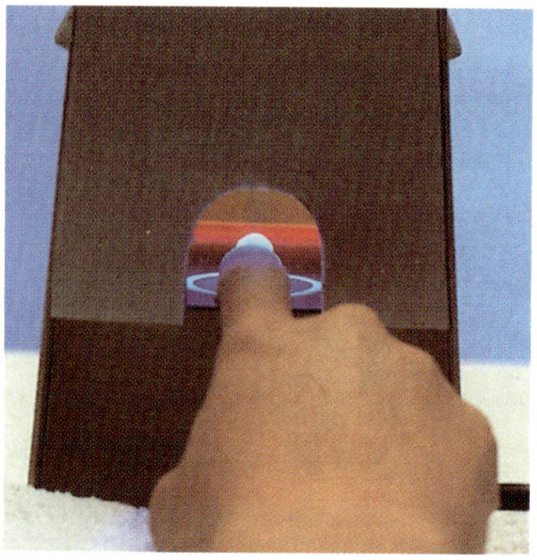

15.2. Faire catalyser le gel.

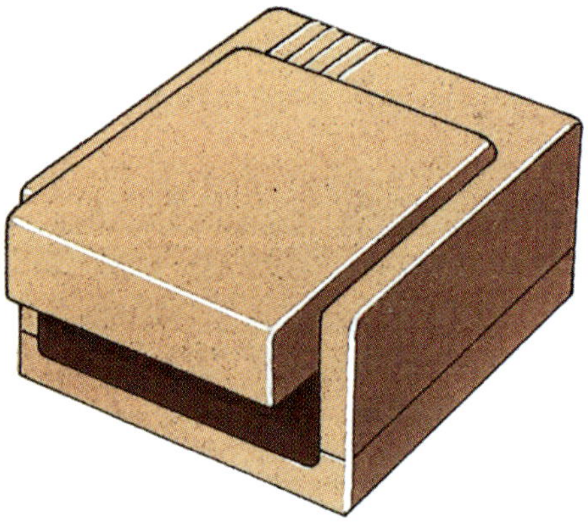

15.3. Lampe U.V.

12 Faire catalyser le gel.

13 Répéter les étapes 11 et 12 sur l'autre main.

14 Répéter les étapes 11 à 13.

15 Nettoyer les ongles. Pour enlever le résidu collant du gel U.V. en fin de catalyse, essuyez les ongles avec de l'alcool ou avec le produit conseillé par le fabricant. Les ongles catalysés sont brillants et il est inutile de les polir si le gel a été appliqué uniformément.

16 Appliquer l'huile pour les cuticules. Faites pénétrer l'huile dans la surface de l'ongle et la peau autour.

17 Appliquer la lotion pour les mains et masser la main et l'avant-bras.

18 Nettoyer les ongles. Demandez au client de plonger les ongles dans le bol à manucurie rempli de savon antibactérien. Ensuite, nettoyez-les en les brossant au-dessus du bol. Rincez-les à l'eau et essuyez-les bien.

19 Appliquer le vernis.

> STOP **Sécurité**
> Les lampes U.V. dont l'écran de protection est insuffisant peuvent abîmer les yeux et la peau.

Conseil de procédure

Pendant cette procédure, gardez le pinceau et le gel à l'abri de la lumière pour empêcher le durcissement du gel dans le flacon.

APRÈS LE SERVICE

Une fois l'application de gel U.V. terminée, suivez la procédure ci-dessous.

1 **Fixer un autre rendez-vous.** Donnez un autre rendez-vous au client pour entretenir les soins qu'il vient de recevoir ou en effectuer d'autres.

2 **Conseiller des produits.** Suggérez au client d'acheter des produits (vernis, lotion, fixateur, etc.) qui lui permettront d'entretenir ses ongles pendant la semaine.

3 **Ranger la table.** Prenez le temps de remettre la table en ordre.

4 **Jeter les matériaux usagés.** Placez tous les matériaux usagés dans le sac en plastique sur le côté de la table. Videz souvent le sac lorsque vous travaillez avec du gel.

5 **Désinfecter la table et les instruments.** Effectuez toute la procédure d'hygiène qui précède le service. En général, les instruments doivent être désinfectés pendant vingt minutes avant d'être réutilisés.

Gel U.V. sur des formes

Les clients qui souhaitent renforcer et rallonger leurs ongles naturels avec des faux ongles légers peuvent choisir l'application de gel sur des formes.

1 **Effectuer la procédure qui précède l'application de gel.** Placez le matériel de gel U.V. sur la table de manucurie.

2 **Appliquer les formes.** Ajustez les formes sur les dix doigts de la main, comme pour créer des ongles acryliques.

3 **Appliquer le gel sur l'ongle naturel.** Commencez par appliquer le gel seulement sur l'ongle naturel, pas sur la forme (Fig. 15.4).

4 **Faire catalyser le gel** (Fig. 15.5).

5 **Créer le bord libre.** Appliquez du gel sur la forme pour créer un bord libre (Fig. 15.6).

6 **Faire catalyser le gel.**

7 **Appliquer le gel sur tout l'ongle.** Appliquez le gel sur tout l'ongle (ongle naturel et bord libre).

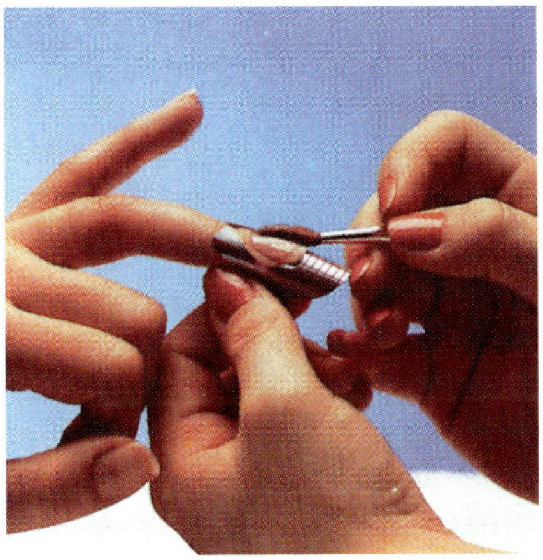

15.4. Appliquer le gel sur l'ongle naturel.

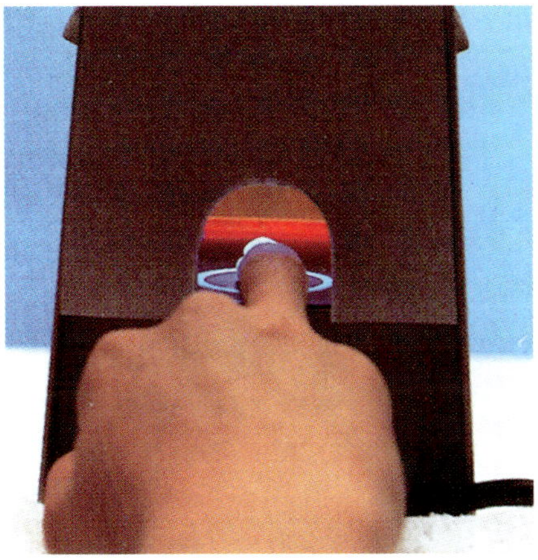

15.5. Faire catalyser le gel.

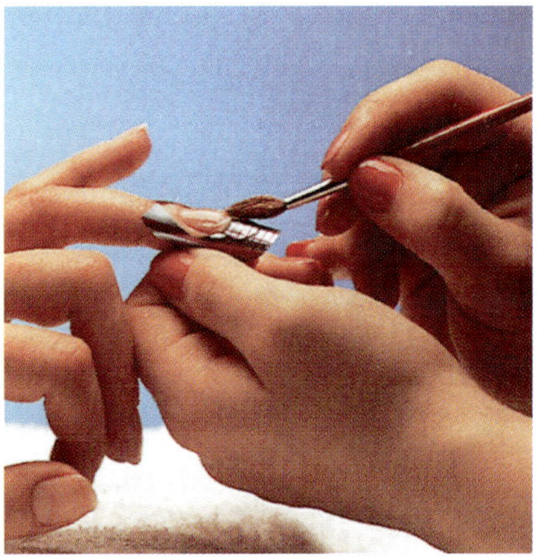

15.6. Créer un bord libre.

8 **Faire catalyser le gel.**

9 **Enlever les formes.**

10 **Façonner le bord libre.**

11 **Appliquer le gel sur tout l'ongle sans la forme.**

12 **Faire catalyser le gel.**

13 **Enlever le résidu.** Pour enlever le résidu collant du gel U.V. en fin de catalyse, essuyez les ongles avec de l'alcool ou avec le produit recommandé par le fabricant. Les ongles catalysés sont suffisamment brillants ; il est donc inutile de les polir si le gel a été appliqué uniformément.

14 **Appliquer l'huile pour les cuticules.** Faites pénétrer l'huile dans la surface de l'ongle et la peau autour.

15 **Appliquer la crème pour les mains et masser la main et l'avant-bras.**

16 **Nettoyer les ongles.** Demandez au client de plonger les ongles dans le bol à manucurie rempli de savon antibactérien. Ensuite, nettoyez-les au-dessus du bol avec la brosse. Rincez-les à l'eau et essuyez-les bien.

17 **Appliquer le vernis.**

18 **Effectuer la procédure qui suit l'application de gel.**

Application de gel sans U.V.

Il existe toute une gamme de gels sans U.V. avec différents catalyseurs. Certains sont destinés à être trempés dans de l'eau, d'autres à être vaporisés avec un activateur de séchage. La procédure suivante fournit des indications générales pour appliquer des gels sans U.V. Suivez les instructions du fabricant à la lettre.

1 **Effectuer la procédure qui précède l'application de gel.**

2 **Retirer le vernis.** Commencez par la main gauche du client, de l'auriculaire au pouce. Répétez l'opération sur la main droite.

3 **Nettoyer les ongles.** Demandez au client de plonger les ongles dans le bol à manucurie rempli de savon antibactérien. Ensuite, nettoyez-les en les brossant au-dessus du bol, et rincez-les rapidement à l'eau claire.

4 **Repousser les cuticules.** Avec un bâtonnet d'oranger garni de ouate, repoussez doucement les cuticules.

5 **Dépolir les ongles.** Passez légèrement un abrasif à grain moyen à fin sur la plaque de l'ongle pour enlever l'huile naturelle. Enlevez les poussières d'ongle avec la brosse.

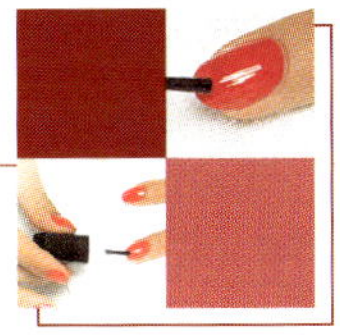

Conseil de procédure

Les gels qui coulent doivent être appliqués et catalysés sur un seul doigt à chaque fois. Suivez les instructions du fabricant.

6 **Appliquer l'antiseptique.** Appliquez l'antiseptique sur les ongles. Commencez par la main gauche, de l'auriculaire au pouce.

7 **Poser des capsules** (si le client le souhaite). Si le client désire des capsules, appliquez-les conformément à la procédure décrite au chapitre XII.

8 **Appliquer le gel.** Étalez une fine couche de gel sur l'ongle entier avec le pinceau ou en utilisant le flacon. Appliquez le gel sur les cinq ongles d'une main. N'en appliquez pas sur les cuticules sinon il se décollera.

9 **Faire catalyser le gel avec un activateur ou de l'eau.** Avec un activateur : répartissez l'activateur de séchage sur la plaque de l'ongle en le vaporisant ou au pinceau. Si vous utilisez un spray, tenez-le à au moins 20 cm des ongles du client afin d'éviter qu'il n'éprouve une sensation d'échauffement due à l'activateur. Avec de l'eau : plongez les ongles dans de l'eau tiède entre 2 et 5 minutes, selon les instructions du fabricant.

10 **Répéter les étapes 8 et 9 sur l'autre main.**

11 **Si nécessaire, appliquer une deuxième couche de gel et faire catalyser.** Avec les gels sans U.V., l'application d'une deuxième couche de gel n'est pas toujours nécessaire. Conformez-vous à la notice du fabricant.

12 **Limer les ongles.** Avec un abrasif à grain moyen à fin, limez toute la surface de l'ongle pour lui donner une forme aussi naturelle que possible. Passez doucement l'abrasif pour éliminer toutes les imperfections.

13 **Polir les ongles.** Avec le bloc de polissage, polissez l'ongle pour le faire briller.

14 **Appliquer l'huile pour les cuticules.** Faites pénétrer l'huile dans la surface de l'ongle et la peau autour.

15 **Appliquer la crème pour les mains et masser la main et l'avant-bras.**

16 **Nettoyer les ongles.** Demandez au client de plonger les ongles dans le bol à manucurie rempli de savon antibactérien. Ensuite, nettoyez-les en les brossant au-dessus du bol. Rincez-les à l'eau et essuyez-les bien.

17 **Appliquer le vernis.**

18 **Effectuer la procédure qui suit l'application de gel.**

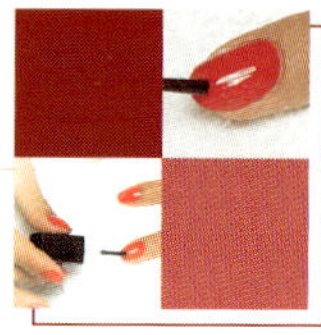

Entretien et enlèvement du gel

ENTRETIEN

Les gels U.V. et sans U.V. doivent être entretenus toutes les deux ou trois semaines, selon la vitesse de pousse des ongles du client. Dépolissez tout l'ongle en passant doucement une lime à grain moyen. Éliminez la différence de niveau entre la zone de repousse et le bord de l'ongle artificiel en passant la lime dessus. Tenez la lime à plat sur le bord ; ne l'inclinez pas afin de ne pas fissurer ni abîmer la plaque de l'ongle naturel. Nivelez le gel durci jusqu'à ce qu'il fasse corps avec la plaque de l'ongle naturel. Limez doucement pour ne pas abîmer la plaque de l'ongle naturel. Lorsque l'ongle est lisse, suivez la procédure d'application du gel sur les ongles naturels.

ENLÈVEMENT

Faites tremper les ongles du client pendant quelques minutes dans un petit bol en verre rempli d'acétone (ou de dissolvant conseillé par le fabricant) en quantité suffisante pour couvrir les ongles. Avec le bâtonnet d'oranger, enlevez les capsules ramollies. Pour éliminer les résidus de colle, polissez doucement l'ongle naturel avec la face douce du bloc de polissage. Traitez les cuticules et la peau autour avec l'huile pour les cuticules et la lotion.

Questions de révision

1. Décrivez les deux types principaux de gels.
2. Donnez la liste du matériel nécessaire à l'application de gel U.V.
3. Décrivez la procédure à suivre et les précautions à prendre pour appliquer le gel U.V.
4. Décrivez la procédure à suivre et les précautions à prendre pour appliquer le gel U.V. sur des formes.
5. Décrivez l'application de gel sans U.V.

CHAPITRE XVI

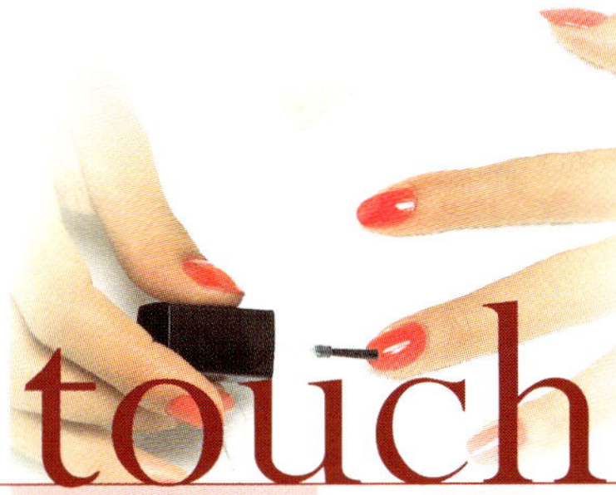

La touche créative

Objectifs d'apprentissage

Après avoir étudié ce chapitre, vous devriez pouvoir :

1. Décrire trois articles différents pour décorer les ongles.
2. Décrire les techniques pour utiliser ces articles.
3. Montrer comment effectuer une de ces techniques.
4. Décrire le matériel pour les réalisations à l'aérographe.
5. Montrer comment effectuer les techniques à l'aérographe.
6. Décrire comment fondre deux couleurs.

Introduction

D'innombrables possibilités artistiques permettent d'exprimer sa créativité et la personnalité du client. Par exemple, on peut rallonger les ongles avec du gel rouge, en vernir la moitié en bleu, ajouter des étoiles, des rayures, des œils-de-chat ou des fleurs de lis tigré rehaussées d'une goutte de rosée en strass. Pour mettre une touche créative, il vous suffit de laisser libre cours à votre imagination en tenant compte des désirs du client (Fig. 16.1).

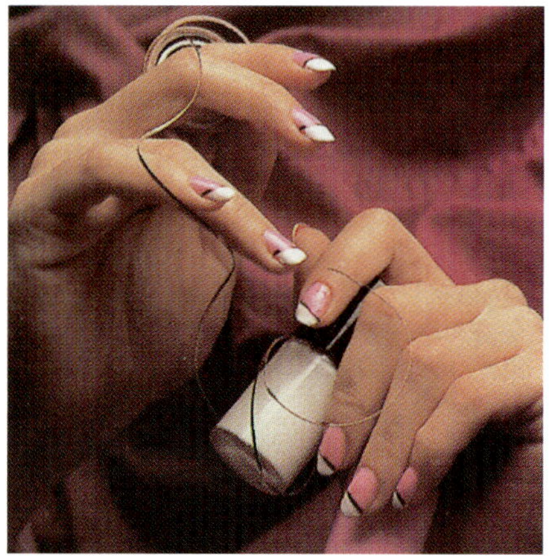

16.1. Porter des motifs décoratifs sur les ongles.

Décorer les ongles

Un des aspects passionnants et créatifs du métier de prothésiste ongulaire consiste à utiliser les ongles comme support pour peindre de petits tableaux, créer des motifs et appliquer de petits strass, des morceaux de feuilles d'or, des bandes adhésives, etc.

Cette section présente rapidement les techniques pour embellir les ongles avec des strass, des feuilles d'or, des bandes adhésives et des réalisations à l'aérographe. Si vous souhaitez fournir ce type de services dans votre salon, nous vous conseillons de porter des motifs décoratifs sur vos propres ongles afin de montrer aux clients des exemples de créations que vous pouvez leur proposer.

Il n'est pas toujours nécessaire de prévoir plus de temps parce qu'on vous demandera souvent de décorer un seul doigt, opération qui dure seulement deux à trois minutes. Par contre, décorer les dix doigts ou exécuter un motif complexe vous prendra davantage de temps.

Ces créations donnent à chaque prothésiste ongulaire l'occasion d'exprimer sa sensibilité d'artiste. Inspirez-vous des couleurs et des motifs qui vous plaisent pour trouver de nouvelles idées. Vos erreurs elles-mêmes peuvent être à l'origine de créations originales, surtout en ce qui concerne les motifs abstraits car vous pouvez toujours effacer une création avec du dissolvant pour recommencer.

LES STRASS

Les *strass*, souvent utilisés pour décorer les ongles, existent sous plusieurs formes, couleurs et tailles. Ils donnent du relief et de l'éclat à un motif.

Prenez les strass, côté brillant, avec la pointe d'un bâtonnet d'oranger légèrement humidifiée, et déposez-les sur l'ongle pendant que le fixateur du vernis est encore collant, afin qu'ils adhèrent bien. Laissez l'ongle sécher et appliquez une deuxième couche de fixateur. Appliquez de nouveau du fixateur tous les trois ou quatre jours pour maintenir le strass sur l'ongle et entretenir le brillant.

Prenez les strass plus gros avec une pince à épiler ou un bâtonnet d'oranger. Si vous utilisez un bâtonnet, trempez la pointe dans le fixateur et placez-la sur le côté brillant du strass.

Enlevez les strass des ongles des clients avec de l'acétone. Vous pouvez les réutiliser si le support argenté reste en place. Dans le cas contraire, il faut les jeter parce qu'ils ne réfléchissent plus la lumière.

LES BANDES ADHÉSIVES

Les *bandes adhésives* sont disponibles en rouleaux de différentes couleurs, bien que l'argent, l'or et le noir soient les plus populaires. Elles ont une partie adhésive que l'on place sur l'ongle verni et sec. Une fois la bande sur l'ongle, soulevez-en les bords et coupez-les avec une pince, de façon à laisser une marge de 1,5 mm au niveau de la cuticule et du bord libre, pour éviter qu'elle se détache. Fixez-la sur l'ongle avec du fixateur que vous appliquerez de nouveau tous les trois ou quatre jours.

LES FEUILLES D'OR, D'ARGENT ET DE CUIVRE

Les *feuilles d'or, d'argent ou de cuivre*, très fragiles, sont généralement vendues par sachet de dix. Rangez-les dans le sachet pour qu'elles restent lisses. Retirez la feuille dont vous avez besoin avec une pince à épiler. Placez-la sur la table, arrachez-en de petits morceaux avec la pince à épiler ou un bâtonnet d'oranger, et déposez-les sur le fixateur encore collant.

Ces feuilles servent à accentuer les parties d'un ongle. Par exemple, si vous vernissez la moitié d'un ongle en rouge et l'autre moitié en noir, vous pouvez utiliser de la feuille d'or pour faire ressortir la partie noire de l'ongle ou la séparation entre les deux couleurs. Recouvrez de fixateur et appliquez-en de nouveau tous les trois ou quatre jours.

APPLICATION DE BANDES ADHÉSIVES

Vernissez les ongles normalement. Appliquez le fixateur et laissez-le sécher complètement (Fig. 16.2). Si vous posez une bande adhésive sur un autre motif, attendez qu'il soit sec.

Vous pouvez avoir un motif en tête dès le départ ou en créer un nouveau à chaque fois au gré de votre imagination.

1. Tenez l'extrémité de la bande d'une main et le rouleau, face adhésive vers le bas, de l'autre main.

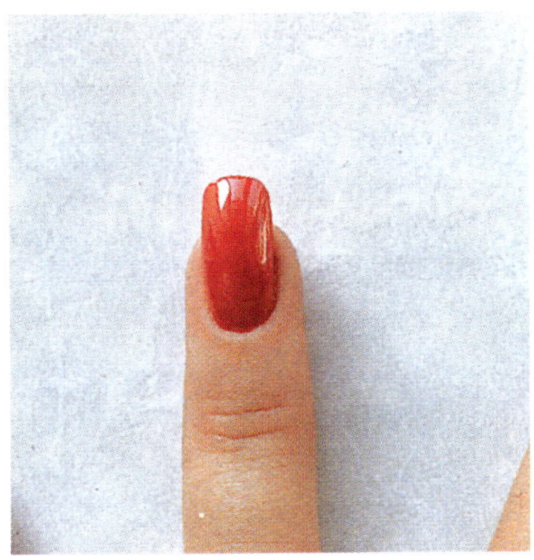

16.2. Ongle sec prêt pour la pose d'une bande adhésive.

2 Placez la bande sur l'ongle à l'endroit choisi et coupez l'extrémité reliée au rouleau. (Ne coupez pas les bords avant d'avoir terminé le motif.)

3 Avec le bâtonnet d'oranger, appuyez fermement sur la bande en prenant soin de ne pas laisser de bulles d'air dessous et à bien rabattre les extrémités.

4 Continuez l'application jusqu'à ce que le motif soit terminé, sans toucher aux extrémités qui dépassent du bord libre et des cuticules (Fig. 16.3).

5 Coupez les extrémités des bandes avec une pince ou des ciseaux. Couper toutes les extrémités en même temps permettra une adhésion uniforme (Fig. 16.4).

6 Vérifiez que les extrémités des bandes sont rabattues et collées sur l'ongle. Dans le cas contraire, appliquez une petite quantité de vernis transparent sous la partie relevée, laissez sécher un peu et appuyez dessus avec le bâtonnet d'oranger (Fig. 16.5).

7 Appliquez du vernis transparent sur l'ongle, en recouvrant complètement la bande et les bords de l'ongle (Fig. 16.6).

8 Laissez sécher et vérifiez que les extrémités de la bande sont bien fixées. Dans le cas contraire, appuyez doucement dessus avec le bâtonnet d'oranger jusqu'à ce qu'elles ne se soulèvent plus. Appliquez une autre couche de vernis transparent pour bien fixer les extrémités des bandes (Fig. 16.7).

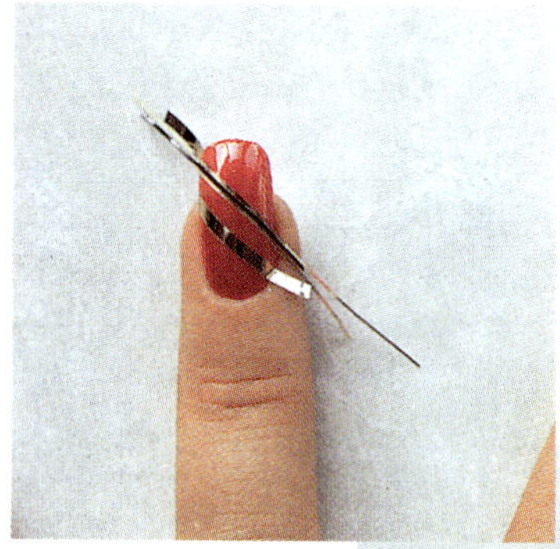

16.3. Bande en place avec les extrémités qui dépassent de l'ongle.

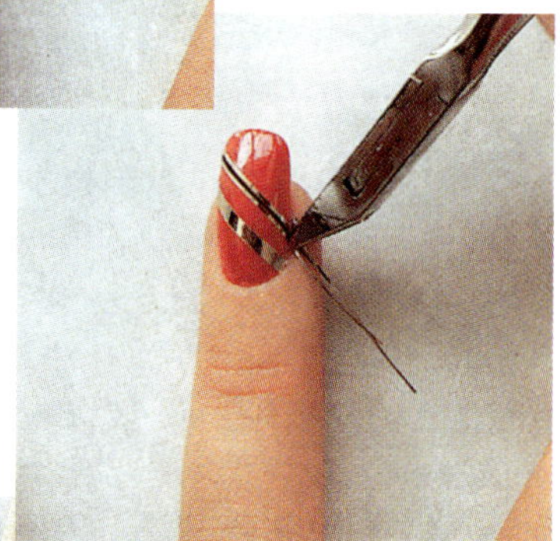

16.4. Couper les extrémités de la bande avec la pince.

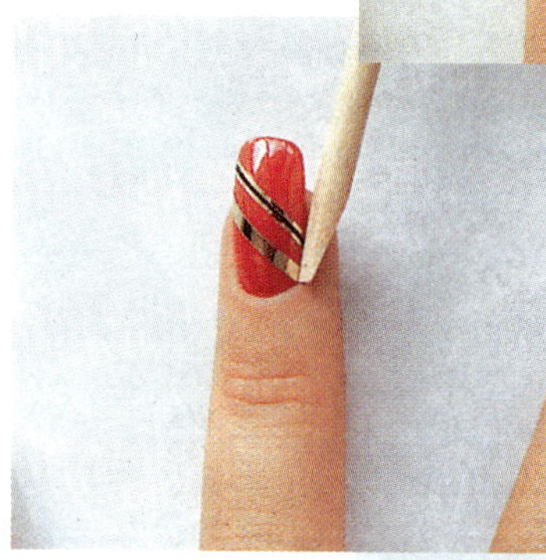

16.5. Rabattre les extrémités de la bande avec le bâtonnet d'oranger.

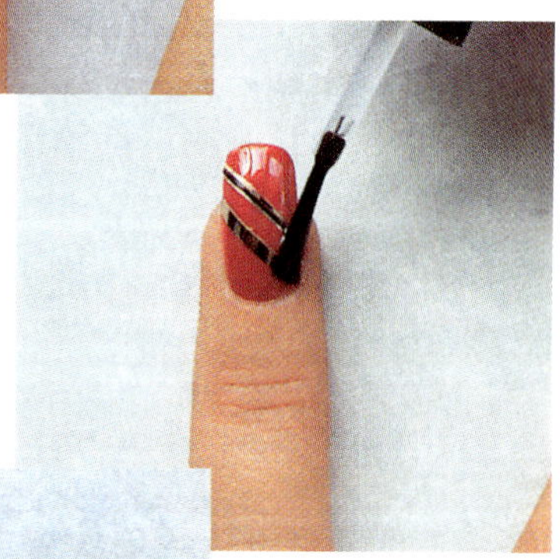

16.6. Appliquer le vernis transparent sur l'ongle et la bande.

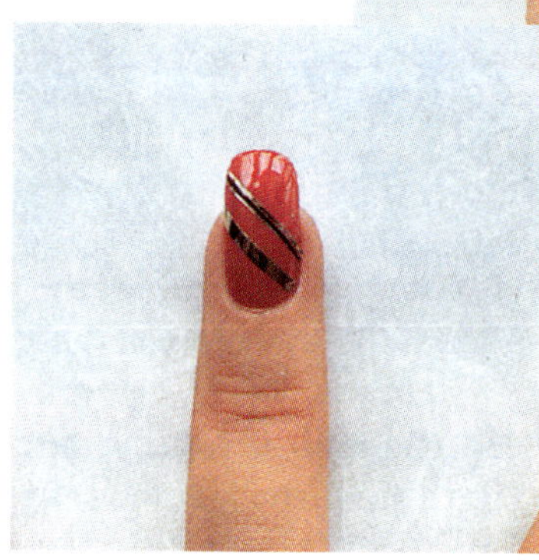

16.7. Bandes posées.

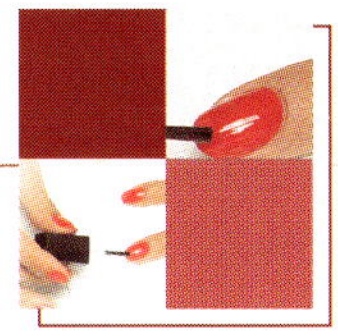

APPLICATION DE FEUILLE D'OR

Appliquez le motif ou le vernis désiré, recouvrez avec du vernis transparent et laissez sécher.

1 Appliquez du vernis transparent sur l'endroit de l'ongle que vous souhaitez recouvrir d'or (Fig. 16.8).

2 Avec une pince à épiler ou un bâtonnet d'oranger, déposez des petits morceaux de feuille d'or sur la partie de l'ongle recouverte de vernis transparent et appuyez doucement dessus (Fig. 16.9). Continuez jusqu'à ce que le motif soit terminé (Fig. 16.10).

3 Aplatissez la feuille d'or sur l'ongle avec le bâtonnet d'oranger (Fig. 16.11).

4 Fixez la feuille d'or en appliquant du vernis transparent, et laissez sécher (Fig. 16.12). Si vous voulez ajouter une bande adhésive ou un strass, faites-le avant d'appliquer la dernière couche de vernis transparent (Fig. 16.13).

5 Si nécessaire, appliquez une deuxième ou une troisième couche de vernis transparent pour recouvrir le motif. Laissez sécher chaque couche avant d'appliquer la suivante.

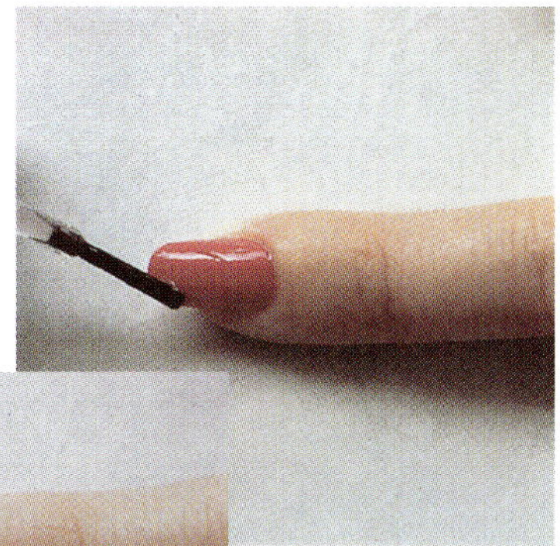

16.8. Appliquer du vernis transparent sur la partie de l'ongle choisie pour coller la feuille d'or.

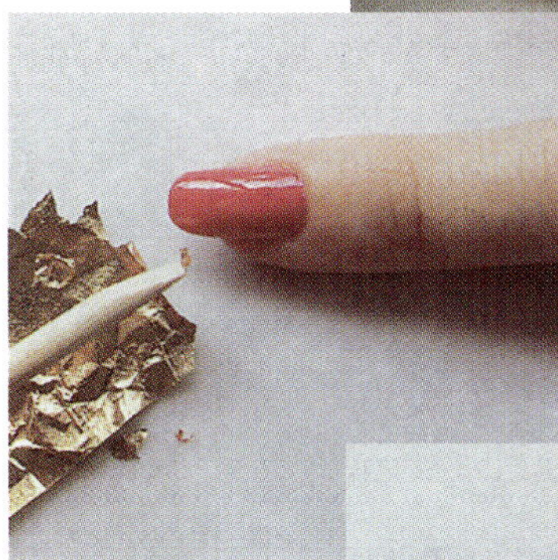

16.9. Appliquer des bouts de feuille d'or sur le vernis humide.

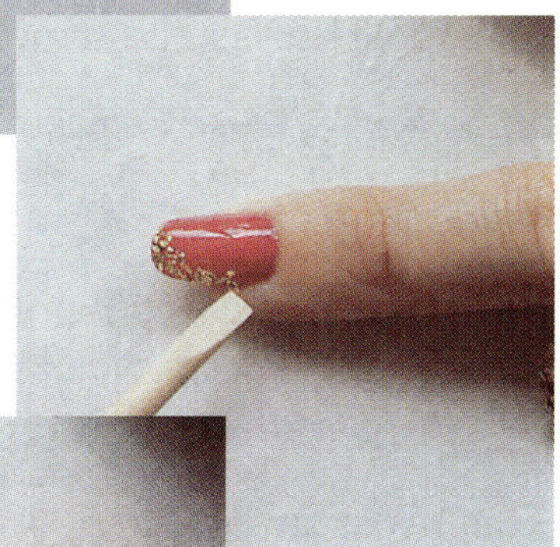

16.10. Créer le motif.

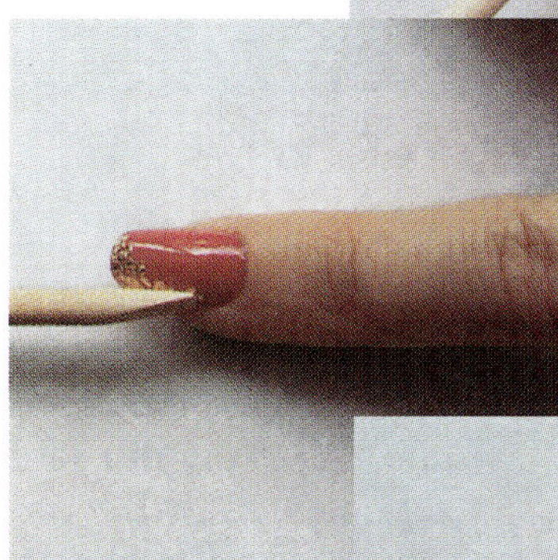

16.11. Aplatir la feuille d'or sur l'ongle.

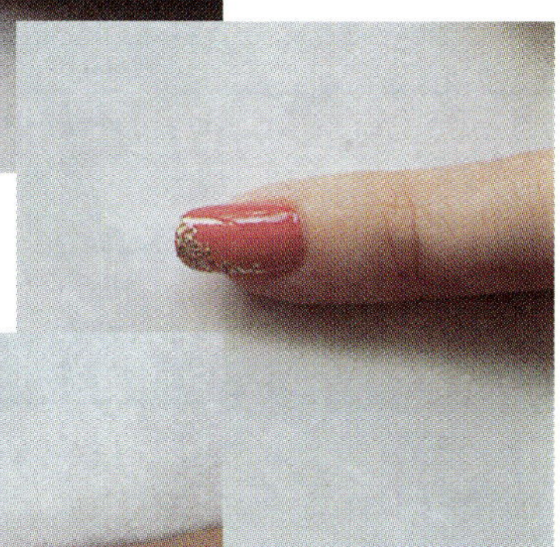

16.12. Appliquer le vernis transparent sur la feuille d'or pour fixer le motif.

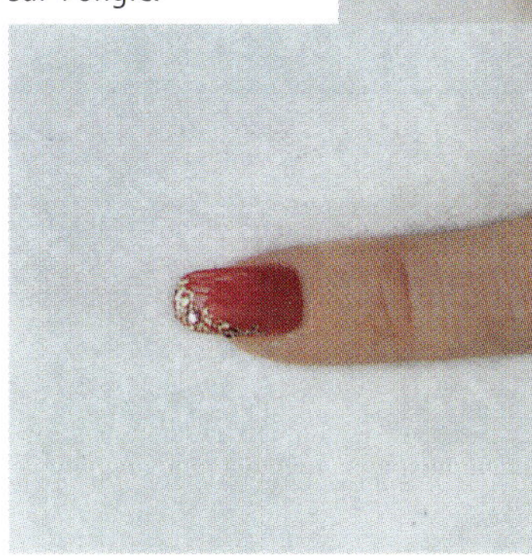

16.13. Feuille d'or avec strass.

PEINTURE À MAIN LEVÉE

Vernissez les ongles normalement, appliquez le fixateur et laissez sécher.

1 Avec un bâtonnet d'oranger, placez une petite quantité de peinture sur une palette.

2 Trempez un petit pinceau dans l'eau pour humidifier les poils.

3 Trempez le pinceau dans la peinture.

4 Faites un cercle de petits points sur l'ongle, puis placez un point au milieu. Pour faire plusieurs fleurs, utilisez le même procédé, mais variez la taille des fleurs.

5 Utilisez un pinceau très fin pour faire les tiges.

6 Laissez la peinture sécher complètement avant d'appliquer le vernis transparent. Veillez à ce que le pinceau soit suffisamment humide pour recouvrir l'ongle de vernis transparent. S'il n'y a pas assez de vernis sur le pinceau, vous risquez d'abîmer le motif en étalant la peinture au lieu de la recouvrir.

Vous pouvez faire des fleurs de différentes couleurs. Le motif illustré ci-dessous représente des fleurs dorées avec des perles en or au centre de chacune (Fig. 16.14).

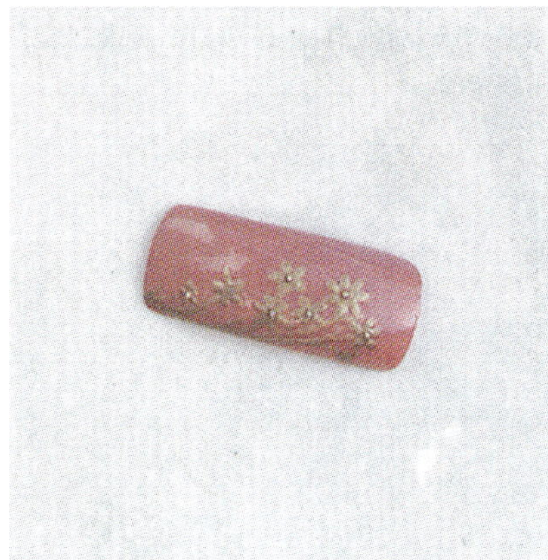

16.14. Fleurs couleur or
avec des perles en or véritable.

Vous pouvez réaliser le même motif avec moins de fleurs, les peindre d'une autre couleur et ajouter des tiges vertes. Laissez libre cours à votre imagination pour créer votre propre motif floral.

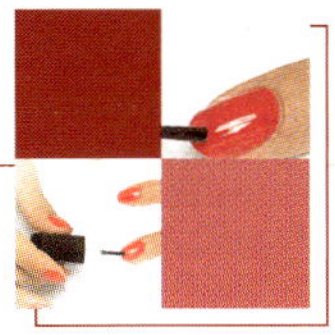

Peinture à l'aérographe

L'aérographe, appareil de plus en plus employé dans les salons, permet de projeter plusieurs couleurs sur les ongles, afin d'obtenir des dégradés et des teintes plus subtiles qu'avec les méthodes classiques. Par conséquent, il est normal de faire payer un supplément quand vous utilisez cette technique qui consiste à fondre des couleurs (Fig. 16.15).

L'aérographe est surtout utilisé pour la « french manucure » (Fig. 16.16). L'application, très fine, laisse le bout de l'ongle blanc sans aucune bosse ni irrégularité, avec une forme parfaite à chaque fois. Même s'il s'agit d'un service aussi rapide que l'application de vernis, vous pouvez le faire payer plus cher.

L'ongle, surface dure, n'a pas la capacité d'absorption du tissu, comme les T-shirts. Sans pochoir, il est impossible de tracer des motifs à l'aérographe, car la peinture formerait des gouttelettes qui couleraient sur l'ongle (Fig. 16.17). Les pochoirs aux motifs prédécoupés sont prêts à l'emploi, mais vous pouvez créer les vôtres en les découpant avec un cutter (Fig. 16.18). Placez le matériau à découper sur une assiette en verre et découpez votre motif soigneusement avec le cutter. Utilisez toute la lame du cutter, pas seulement la pointe.

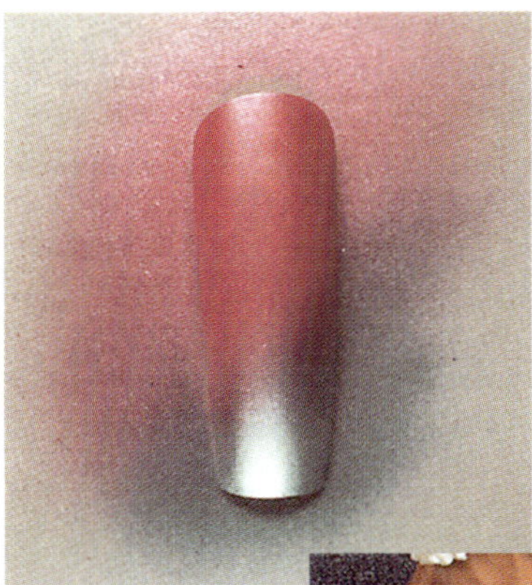

16.15. Dégradé de deux couleurs.

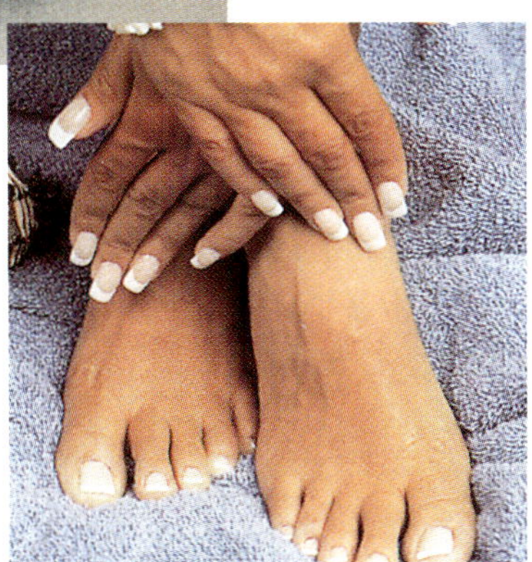

16.16. French manucure.

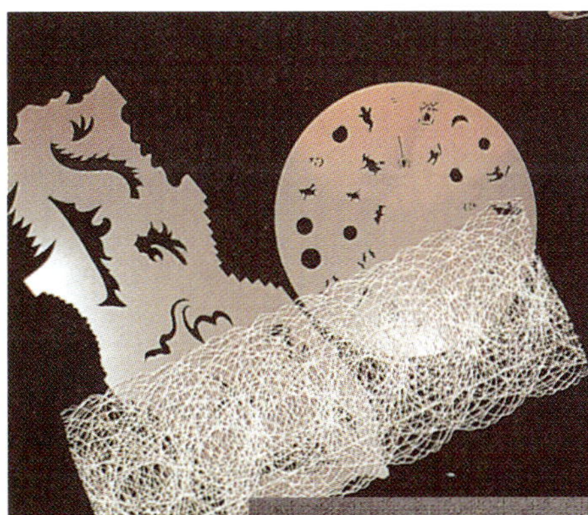

16.17. Les pochoirs sont en plastique, en papier ou en tissu.

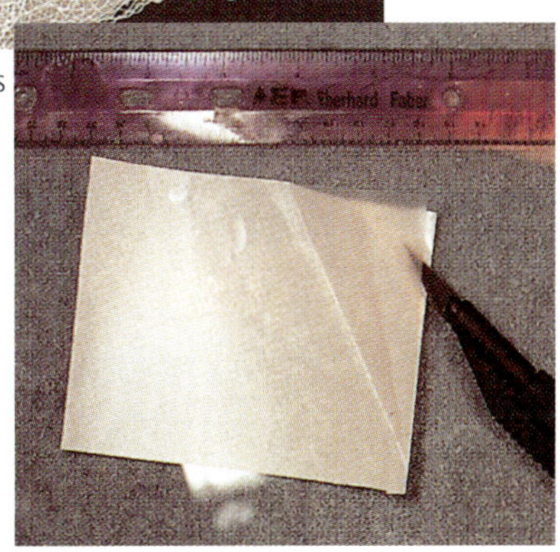

16.18. Pochoir à personnaliser avec un cutter.

MATÉRIEL ET FONCTIONNEMENT DE L'AÉROGRAPHE

Un aérographe ressemble à un petit pistolet à peinture. Il s'agit d'un système qui utilise l'air comprimé pour projeter la peinture en fines gouttelettes. De nombreux modèles conviennent pour colorer les ongles. Certains sont constitués de pièces en métal, et d'autres sont maintenant fabriqués avec une résine qui résiste aux solvants (Fig. 16.19).

Tous les aérographes fonctionnent selon le même principe. Ils combinent l'air et la peinture pour la pulvériser en fines gouttelettes. Les aérographes varient selon (1) le type de levier, (2) l'endroit où l'air et la peinture se mélangent, et (3) la facilité d'emploi et d'entretien. Chacun dispose d'une petite pièce en forme de cône, appelée *buse* (Fig. 16.20), dans laquelle s'emboîte une *aiguille* pointue (Fig. 16.21).

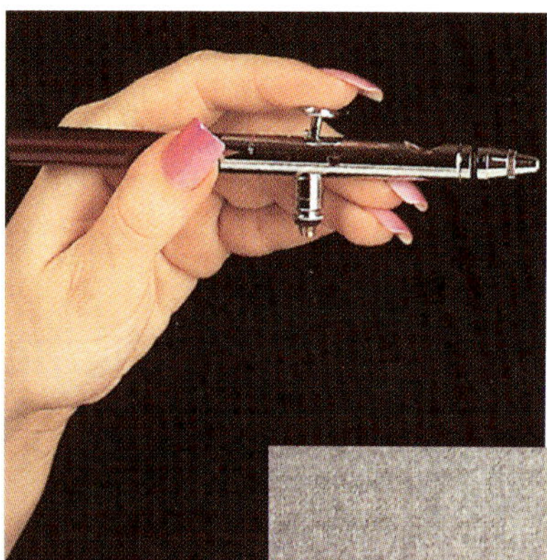

16.19. Aérographe à double action avec buse à centrage automatique.

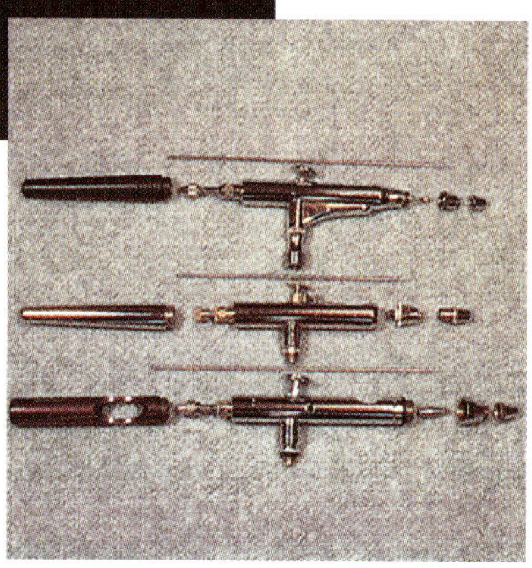

16.20. Parties d'un aérographe, de gauche à droite, manche, corps, buse, chapeau et aiguille.

Si l'aiguille est parfaitement ajustée dans la buse, aucune peinture n'est libérée tant qu'on appuie sur le levier (Fig. 16.22). Quand on tire le levier vers l'arrière, l'aiguille recule et l'aérographe commence à libérer la peinture (Fig. 16.23). Plus l'aiguille recule, plus le débit de peinture est important. Le réglage du débit de peinture s'effectue différemment selon le type d'aérographe.

Aujourd'hui, il existe de nombreuses marques d'aérographe. Évitez les modèles destinés à appli-

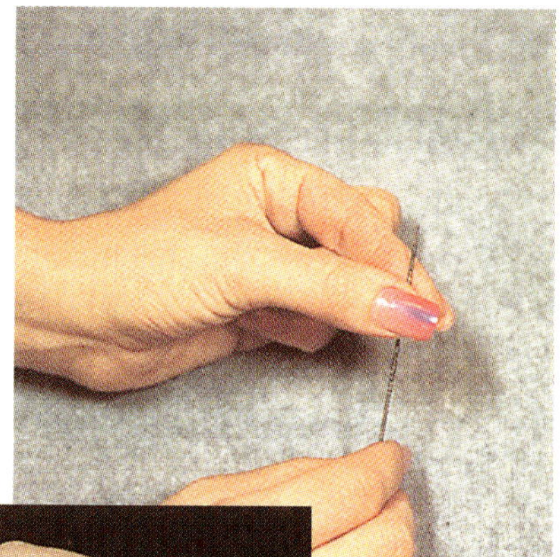

16.21. L'aiguille passe dans un joint d'étanchéité dans le corps de l'aérographe et empêche la peinture d'aller au fond de l'appareil.

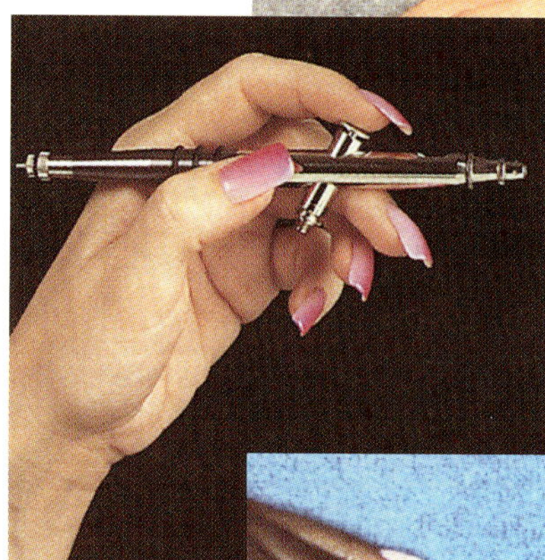

16.22. Aucune peinture n'est libérée quand on appuie sur le levier.

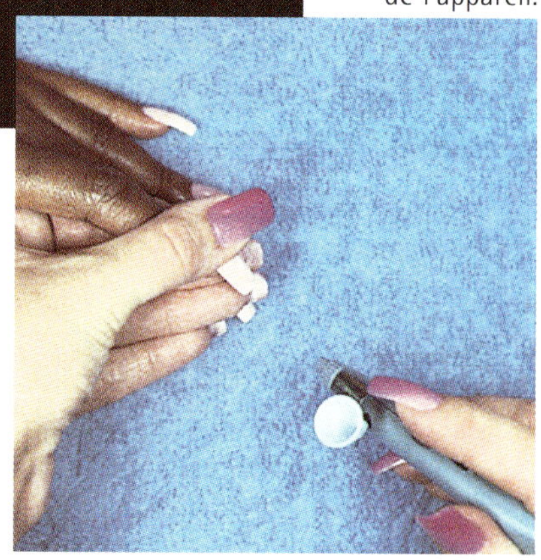

16.23. L'aérographe commence à libérer la peinture.

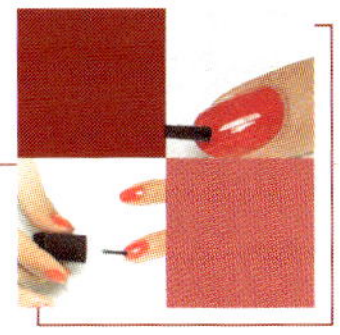

quer la peinture sur les grandes surfaces ; ils ne sont ni économiques ni pratiques pour travailler sur les ongles. Ceux munis d'un grand godet fixé sous le corps de l'appareil demandent trop de temps pour changer les couleurs et ils n'offrent pas les caractéristiques satisfaisantes pour la décoration des ongles.

Choisissez un aérographe conçu pour les petites quantités de peinture, alimenté par gravité (la peinture descend par son propre poids dans l'appareil) et qui mélange la peinture et l'air à l'intérieur (mélange interne). En général, ce type d'aérographe est équipé d'un godet (réservoir) dans lequel on verse les gouttes de peinture. Il peut s'agir d'un orifice intégré dans le corps de l'aérographe, ou d'un petit récipient sur le dessus ou fixé sur le côté de l'appareil.

Même si nous avons limité les critères de sélection, il reste encore de nombreuses différences entre les modèles disponibles. Quand vous en achèterez un, gardez le schéma fourni par le fabricant : il montre dans quel ordre les pièces sont assemblées, et il vous sera utile si vous en égarez ou en cassez une.

Le tuyau d'air relie l'aérographe à la source d'air. Comme les dimensions de chaque aérographe sont uniques, vérifiez que celles du tuyau sont adaptées. Il est préférable d'acheter le tuyau en même temps que l'aérographe.

L'extrémité du tuyau qui s'attache à la réserve d'air correspond généralement à un raccord fileté de 1/4 de pouce, mais quelques sources d'air ont une sortie filetée différente. Si vous n'arrivez pas à fixer l'une et/ou l'autre extrémité du tuyau, essayez de trouver des adaptateurs.

Les professionnels de l'ongle choisissent le plus souvent un petit compresseur comme source d'air (Fig. 16.24). Le compresseur aspire l'air de la pièce dans laquelle vous travaillez et le comprime. Un manomètre, fixé au compresseur, permet de contrôler la pression de l'air envoyé dans le tuyau (Fig. 16.25). La plupart des spécialistes de l'ongle travaillent à une pression comprise entre 1,7 et 2,4 kg/cm^2 ou atmosphères. Procurez-vous un purgeur d'air, car l'air aspiré par le compresseur provient de votre environnement de travail et contient un certain taux d'humidité. Quand l'air comprimé arrive au niveau du tuyau, l'humidité commence à s'accumuler à l'intérieur et forme des gouttelettes d'eau que l'aérographe finit par projeter. Un purgeur d'air empêche ce type de problème.

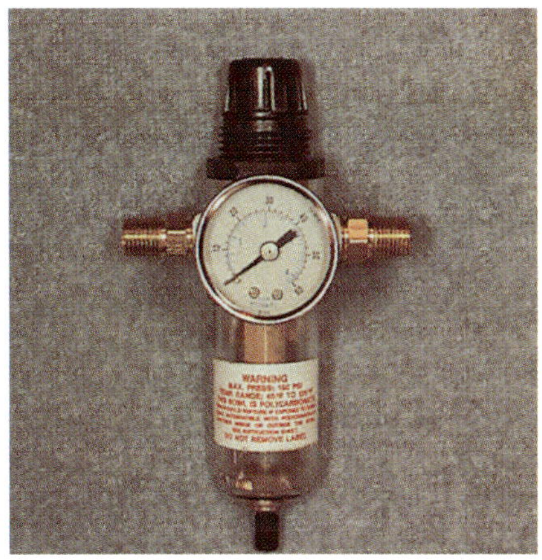

16.24. Les compresseurs à diaphragme sont portables et les plus économiques sur le marché.

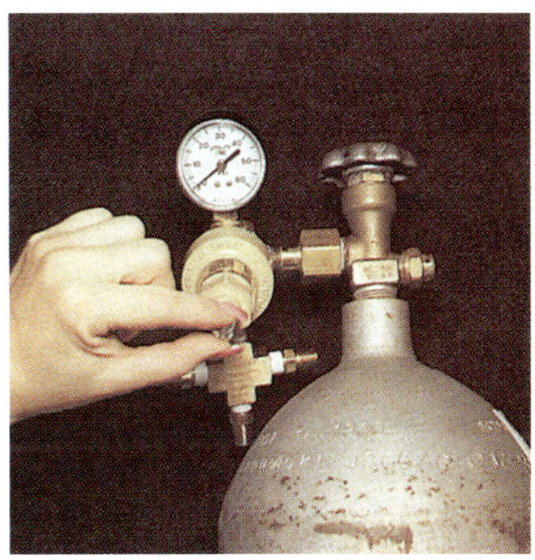

16.25. Régler le débit d'air dans le tuyau en tournant la valve du manomètre.

Vous aurez besoin de peintures spéciales, d'un produit nettoyant pour aérographe, et de vernis qui protègent les teintes projetées sur les ongles. Examinez la notice et l'étiquetage de ces produits pour vérifier que leur emploi est bien recommandé sur les ongles. En cas de doute, avant de les utiliser, demandez au fabricant de vous envoyer une documentation que vous conserverez dans vos dossiers.

Consultez votre fournisseur habituel au sujet des différents types d'aérographes et d'accessoires proposés. La plupart des fabricants vendent des systèmes complets pour peindre les ongles à l'aérographe, avec tout ce qu'il faut pour commencer. Votre école dispose peut-être de plusieurs types ou marques de matériel que vous pouvez tester. Avant d'en acheter, participez à des formations où l'on vous permettra de louer le matériel.

Les techniques à l'aérographe

INSTALLATION ET PRATIQUE

Pour commencer à vous exercer, vous aurez besoin d'une table, d'un bon éclairage, d'une chaise confortable, et du matériel et des fournitures pour peindre à l'aérographe. Fixez un certain nombre de capsules sur une surface et recouvrez-les d'une base. Assemblez l'aérographe, le tuyau et le compresseur en suivant les indications du fabricant. Utilisez une boîte, une petite table roulante, un tiroir ou un présentoir à vernis pour placer les peintures et les vernis à portée de main. Rangez le nécessaire pour créer des motifs et les articles de nettoyage prêts à l'usage dans une boîte, un tiroir ou les compartiments d'une petite table roulante. Versez le nettoyant pour aérographe dans un vaporisateur.

Du côté du plan de travail qui vous convient le mieux, préparez un espace qui vous servira à nettoyer l'aérographe. Il est préférable de placer l'ensemble des accessoires pour l'aérographe sur une petite table roulante séparée. Vous pouvez aussi utiliser votre table de travail en choisissant un tiroir qui se trouve à une hauteur confortable lorsque vous êtes assis. Tirez le tiroir pour en recouvrir l'intérieur avec une serviette-éponge ou en papier, et placez-y la boîte en plastique ou le bocal dans lequel vous nettoierez l'aérographe. Si vous utilisez une boîte, un bol ou un bocal sans couvercle, placez une matière absorbante dessous pour empêcher qu'un excès de liquide ne fasse osciller la base du récipient et n'en renverse le contenu partout. Placez tous les articles de nettoyage dans le tiroir ouvert (brosses, vaporisateur de nettoyant, etc.). Évitez de nettoyer l'aérographe dans la corbeille à papier, attitude peu professionnelle qui révèle un manque d'hygiène. Avant de vous exercer sur du papier absorbant, versez dans l'aérographe quelques gouttes de nettoyant que vous pulvériserez dans votre poste de nettoyage, afin d'humidifier l'intérieur de l'appareil et de faciliter le mouvement de la peinture. Pour vous familiariser avec le fonctionnement de votre aérographe, commencez par effectuer des pulvérisations à 5-8 cm de la surface du papier. En général, la première chose que l'on constate, quand on pulvérise la peinture correctement, c'est qu'on ne la voit pas quitter l'aérographe ; elle semble apparaître comme par magie sur le papier.

Maniez l'aérographe en déplaçant tout le bras d'avant en arrière, en diagonale ou d'un côté à l'autre, afin de couvrir toute la surface souhaitée. Pour obtenir une répartition et une intensité égales, ne variez pas la distance entre l'aérographe et la surface ; gardez le poignet droit et détendu, ne le fléchissez pas. Si vous n'arrivez pas à maintenir le poignet droit, tenez-le avec l'autre main et entraînez-vous à bouger tout le bras. Au bout de quelque temps, vous exécuterez des mouvements corrects avec aisance.

Exercez-vous à aligner des points de même densité. Vous aurez appris à viser correctement quand les points apparaîtront là où vous le désirez. L'étape suivante consiste à s'entraîner à peindre des lignes. Pour faire des lignes nettes, la buse doit être très près du papier. Plus vous éloignerez l'aérographe du papier, plus la ligne sera large et irrégulière.

Après avoir expérimenté les points et les lignes, tracez un quadrillage sur le papier et placez un point dans chaque case. Vous êtes maintenant prêt à travailler la technique que l'on utilise pour projeter des teintes sur les ongles.

La distance entre l'ongle et l'aérographe varie selon le modèle de l'appareil. En général, on le tient entre 5 et 8 cm de la surface de l'ongle. Sur le papier, colorez uniformément un carré en déplaçant lentement le bras de droite à gauche, plusieurs fois vers la même zone, afin de supprimer les irrégularités. Si vous obtenez des traînées ou des lignes sur le papier, et un carré de couleur constitué de parties hétérogènes, soit vous tenez l'aérographe trop près du papier, soit vous libérez trop de peinture à chaque fois. Exercez-vous jusqu'à ce que le résultat soit uniforme, sans traînées (Fig. 16.26).

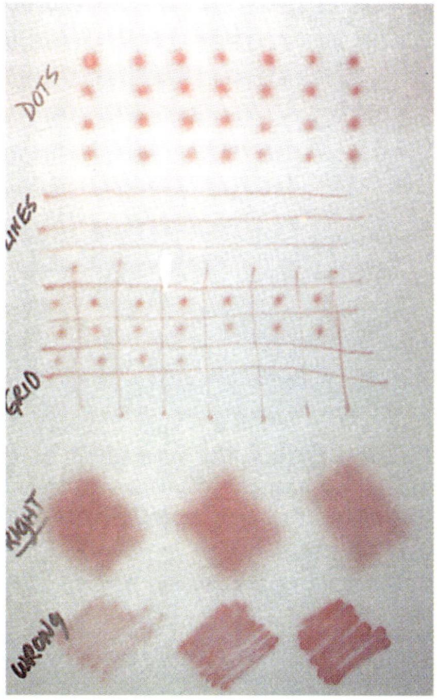

16.26. S'exercer à obtenir des motifs uniformes.

Ensuite, vous pouvez commencer à vous entraîner sur les capsules. Placez-les sur la surface de travail en les espaçant de 5 à 8 cm. Recouvrez-les légèrement avec la couleur utilisée dans l'aérographe. Plusieurs passages seront nécessaires pour obtenir la teinte choisie. La plupart des débutants sont impatients car ils veulent voir la couleur au premier passage. Si vous êtes trop près de la capsule ou si vous laissez passer trop de peinture à chaque fois, des gouttelettes apparaîtront et la peinture commencera à couler de l'ongle. (Sur la fig. 16.27, la peinture a été vaporisée trop vite ou trop près sur la première capsule. L'aspect sec de la capsule de droite résulte d'une technique correcte.) La couleur appliquée doit sembler terne, avec un aspect poudreux. Si la peinture brille ou prend la forme de gouttelettes, essuyez la capsule et recommencez. La meilleure façon d'appliquer la peinture à l'aérographe consiste à travailler sur cinq capsules en même temps, comme s'il s'agissait de la main d'un client. Appliquez une fine couche de peinture sur chaque capsule. En général, il suffit de passer trois fois l'appareil du haut vers le bas de la capsule pour la couvrir d'une légère couche de peinture. Passez à la capsule suivante et répétez l'opération jusqu'à ce que vous ayez appliqué une couche sur chacune. Recommencez sur la première capsule et répétez l'opération jusqu'à ce que vous ayez obtenu la teinte désirée. Lorsque vous réussirez à projeter la même teinte sur les cinq capsules, vous serez prêt à vous exercer à faire des effets de dégradé ou la « french manucure ».

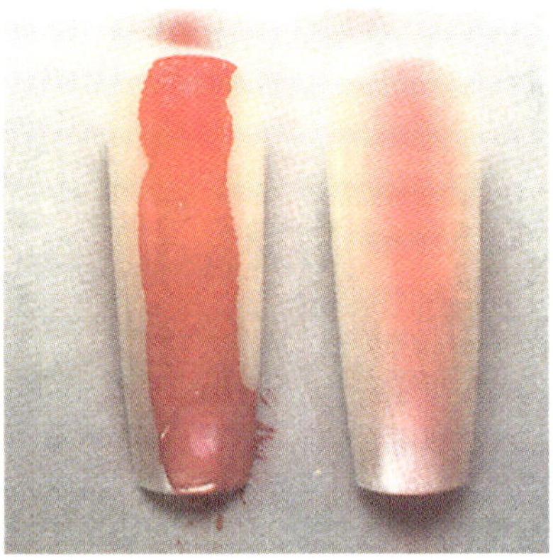

16.27. La capsule de gauche montre ce qui arrive lorsqu'on tient l'aérographe trop près de la capsule ou qu'on projette trop de peinture sur la surface. La peinture forme des goutelettes et coule de l'ongle. La capsule de droite illustre la bonne technique, qui consiste à superposer plusieurs couches légères afin d'obtenir la teinte souhaitée.

TRAVAILLER DIRECTEMENT SUR LES ONGLES DES CLIENTS

Si vous ajoutez l'aérographie à vos services, vous ne serez pas obligé de vous exercer sur des personnes, mais il faudra maîtriser cette technique sur des capsules avant de la pratiquer sur des proches (amis ou parents), puis sur les clients, lorsque vous aurez développé assez d'aisance pour tenir correctement la main sur laquelle vous travaillez, et pour nettoyer les éventuels débordements.

1 Préparez les ongles du client. Avant de travailler à l'aérographe, demandez-lui de payer, de mettre son manteau et de prendre dans ses poches ou dans son sac les objets dont il aura besoin après le service.

2 Demandez au client de se nettoyer les mains et les ongles avec une brosse, pour éliminer tous les résidus (poussières ou huiles) des soins précédents. Essuyez bien les ongles et les cuticules, en vérifiant qu'il ne reste plus de gouttelettes d'eau ni de traces d'huile, afin de faciliter l'application de la peinture à l'aérographe.

3 Appliquez la (les) base(s) sur les ongles. N'oubliez pas d'en mettre sur les côtés et le bord libre des ongles.

4 Projetez la peinture sur les ongles du client comme précédemment sur les capsules. Tenez la main du client dans la vôtre de façon à entourer chaque doigt sur lequel vous projetez la peinture. L'excès de peinture doit retomber sur votre main et pas sur les autres ongles du client. Placez votre pouce sur le doigt, juste au-dessus de la cuticule, afin de recueillir l'essentiel du surplus de peinture et de réduire le temps de nettoyage des doigts du client (Fig. 16.28). Utilisez la même technique

pour les ongles des pieds. Pour faire partir la peinture, il suffira de vous laver les mains avec le produit destiné à cet usage quand vous effectuerez la procédure d'hygiène avant de recevoir le client suivant.

5 Appliquez un vernis fixateur, à l'aide d'un pinceau que vous maintiendrez parallèlement à l'ongle, en guidant le liquide vers le bas de l'ongle (Fig. 16.29). N'utilisez pas la pointe du pinceau, afin de ne pas former d'éraflures ni de traînées. Placez suffisamment de fixateur sur le pinceau, sinon le manque d'humidité des poils risque aussi d'abîmer la peinture. Appliquez le fixateur sur les dix ongles. Vérifiez que vous avez recouvert toute la peinture, y compris dans les coins et sur le bord libre.

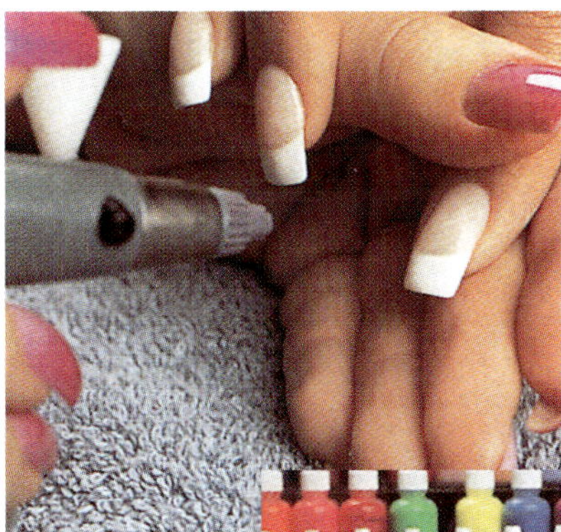

16.28. Tenir la main du client de façon à la protéger d'un excès de peinture, afin de réduire le temps de nettoyage.

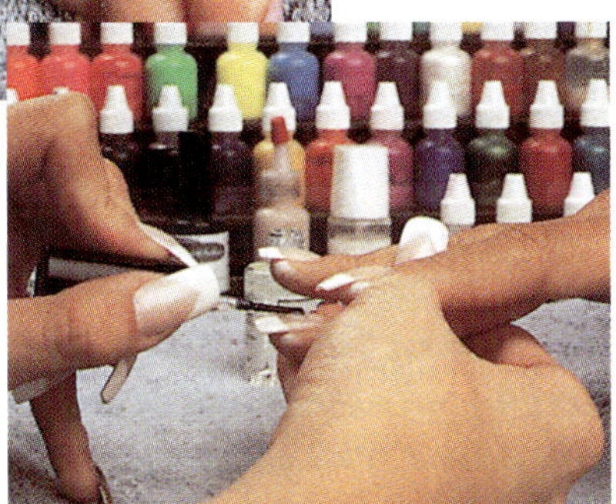

16.29. Maintenir le pinceau du vernis parallèlement à l'ongle pour guider le liquide vers le bas de l'ongle.

6 Si une partie de la peinture n'est pas fixée, elle partira à l'eau. Laissez sécher le fixateur entre deux et trois minutes. Nettoyez l'aérographe et rangez-le.

7 Appliquez une ou deux couches de vernis protecteur transparent pour harmoniser la couleur, lui donner plus d'éclat et la protéger, sans oublier d'en mettre sur les côtés et le bord libre des ongles. En même temps, informez le client des opérations nécessaires à l'entretien de ses ongles chez lui. Laissez sécher ses ongles pendant dix minutes.

8 Nettoyez les doigts ou les orteils en suivant les instructions du fabricant. Effectuez cette opération sur la table de manucurie, le poste de « beauté des pieds », ou, avec des produits spéciaux pour nettoyer les traces de peinture laissées sur la peau, au-dessus d'un lavabo. Demandez au client de s'essuyer la peau des mains ou des pieds en la tapotant avec une serviette, mais en évitant d'appuyer sur les ongles pendant encore dix minutes. Avec un bâtonnet d'oranger ou un instrument garni de ouate et imbibé de dissolvant, retirez la peinture que le fixateur ou le vernis protecteur a maintenue sur la peau (Fig. 16.30).

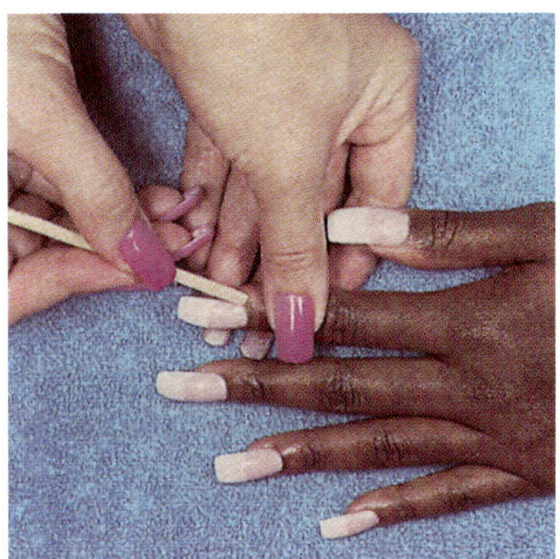

16.30. Retirer la peinture collée sur la peau.

9 Il est possible d'appliquer un accélérateur de séchage. Préférez les produits en spray à ceux que l'on applique au pinceau, pour plus d'hygiène et moins de risques d'abîmer la peinture sur les ongles. En général, la surface de la peinture sèche en dix minutes. La peinture est complètement sèche une demi-heure après l'application du vernis protecteur transparent.

10 Les ongles colorés à l'aérographe durent plus longtemps que ceux recouverts d'un vernis classique. Comme la couche est plus fine, elle a tendance à mieux résister. Si vous n'obtenez pas ces résultats, essayez d'autres marques ou combinaisons de produits (peintures et vernis pour aérographe) pour une durabilité maximale. Suivez les instructions du fabricant.

11 En général, le dissolvant classique (avec acétone pour plus de rapidité) permet d'effacer les teintes projetées sur les ongles, sauf indication contraire du fabricant.

Les artistes qui colorent les ongles à l'aérographe n'appliquent pas toujours les mêmes procédures pour nettoyer la peau des clients. Certains retirent la peinture sur la peau après avoir laissé sécher le fixateur. D'autres donnent aux clients un petit flacon de produit qui leur permettra de le faire chez eux, une fois la peinture sèche. Testez les différentes procédures pour trouver celle qui vous convient le mieux.

Pour proposer ce type de service à chaque client, votre matériel doit être prêt à l'emploi à tout moment. Si vous le laissez dans une boîte qui prend la poussière, vous ne pourrez pas vous en servir dès que l'occasion se présentera, et vous n'aurez généralement pas le temps de l'installer. Placez-le sur une petite table roulante près de vous ou sur la table de manucurie ou le poste de « beauté des pieds », de façon à pouvoir l'utiliser immédiatement, une fois le compresseur branché ou mis en marche.

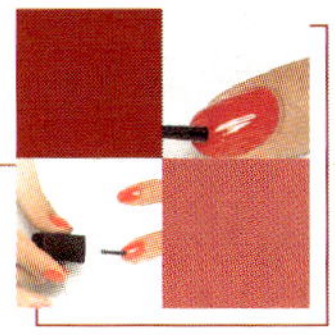

Les dégradés à deux couleurs

La coloration des ongles avec des tons en dégradé fait partie des réalisations les plus fréquentes à l'aérographe. Le résultat obtenu plaît beaucoup aux clients, à condition de choisir des couleurs qui répondent à leurs attentes. Les femmes au style classique préfèrent souvent des nuances subtiles et douces d'une même couleur, alors que les plus extraverties aiment les couleurs vives qui contrastent fortement. Il est normal de demander un supplément de prix pour effectuer ce type de service. Cette technique permet aussi de créer un fond sur lequel réaliser des dessins avec des pochoirs.

1 Appliquez la base sur l'ongle. Si l'ongle à couvrir est d'un ton foncé qui risque d'influer sur la couleur choisie, ou si vous utilisez une peinture transparente, appliquez une base cristalline, spéciale ou blanche (Fig. 16.31).

2 Versez à l'intérieur de l'aérographe quelques gouttes de produit nettoyant, et pulvérisez tout le liquide dans le récipient réservé à cet usage. Introduisez la peinture dans l'appareil, et projetez-la d'abord sur la surface à côté des ongles pour vérifier que tout fonctionne bien. Avec des peintures nacrées, l'aérographe peut se boucher plus facilement. (N'en utilisez pas avant de maîtriser la technique avec les peintures opaques et transparentes !). Appliquez une couche sèche et uniforme, en passant plusieurs fois l'aérographe en diagonale d'un côté à l'autre des deux tiers supérieurs de l'ongle, sans oublier de déplacer tout le bras. Si vous travaillez sur plus d'un ongle, appliquez cette couche légère et sèche en diagonale sur tous les ongles. Avec la peinture nacrée, vous devrez sûrement davantage éloigner la main de l'ongle et libérer un peu plus de peinture pour obtenir une projection uniforme. La pratique vous permettra d'affiner votre technique. Appliquez plus de couches de peinture sur la zone des cuticules, et moins au centre de l'ongle de façon à adoucir le ton sur cette partie pour pouvoir fondre la deuxième couleur (Fig. 16.32).

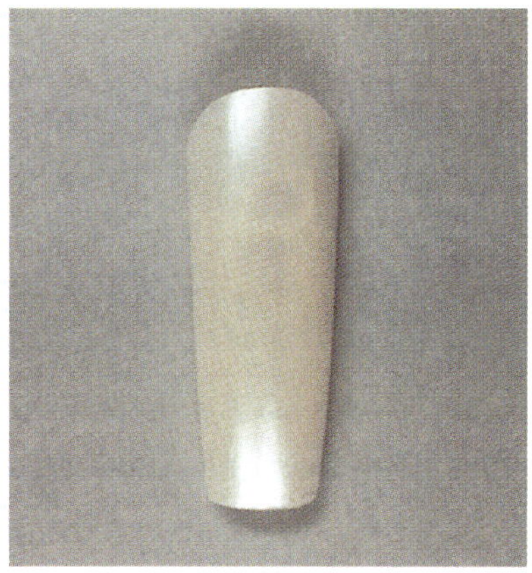

16.31. Appliquer la base.

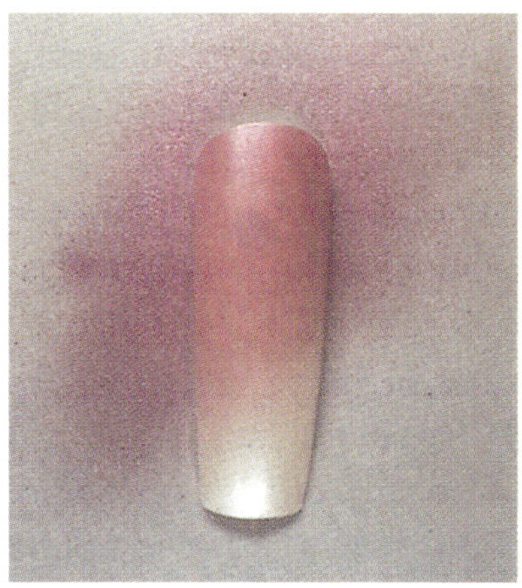

16.32. Adoucir le ton sur une partie pour pouvoir fondre la deuxième couleur.

3 Continuez à appliquer des couches légères et sèches en diagonale jusqu'à ce que vous obteniez la couleur ou l'opacité désirée sur la zone des cuticules, avec un affaiblissement progressif de la couleur vers le centre de l'ongle (Fig. 16.33).

4 Nettoyez l'aérographe et choisissez avec le client une couleur de transition qui contraste. Commencez à projeter la deuxième couleur en bas de la capsule, et continuez jusqu'aux deux tiers de l'ongle.
Appliquez plus de couches (passez davantage l'aérographe) au-dessus du bord libre ou du bout de la capsule, qu'au centre de l'ongle. Dans la zone où les couleurs choisies se mélangent, vous commencerez à voir une couleur de transition se former (Fig. 16.34).

5 Continuez à appliquer une couche sèche et uniforme en passant l'aérographe en diagonale d'un côté à l'autre des deux tiers inférieurs de l'ongle jusqu'à ce que vous obteniez la couleur désirée au niveau du bord libre. Si une couleur de transition apparaît, contrôlez la quantité de couleur sur l'ongle en fonction de l'étendue de la zone où les deux couleurs se mélangent (Fig. 16.35). Quand vous travaillez sur le client, n'oubliez pas que le dégradé doit être le même sur les deux mains. De nombreux professionnels préfèrent travailler du coin externe de l'ongle (du côté de l'annulaire) vers le coin interne de la cuticule (du côté du pouce), mais chaque artiste peut développer son propre style.

6 Après avoir peint tous les ongles, appliquez le fixateur et laissez sécher pendant trois minutes. Quand vous en avez terminé avec l'aérographe, nettoyez-le. Appliquez le vernis protecteur transparent pour une meilleure résistance. Informez le client sur la façon d'entretenir la couleur de ses ongles chez lui.

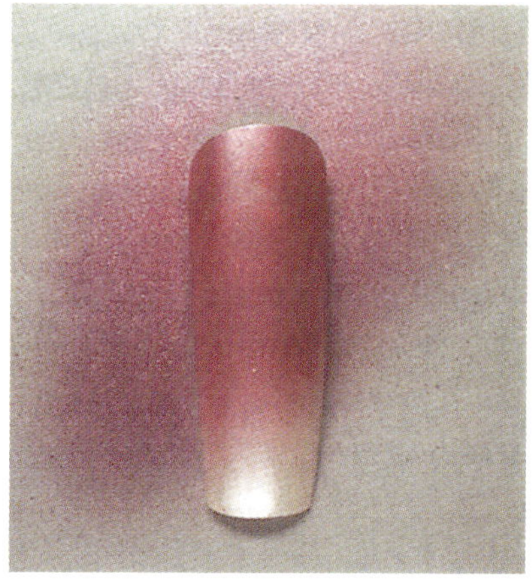

16.33. Continuer à appliquer la peinture jusqu'à obtenir la teinte désirée.

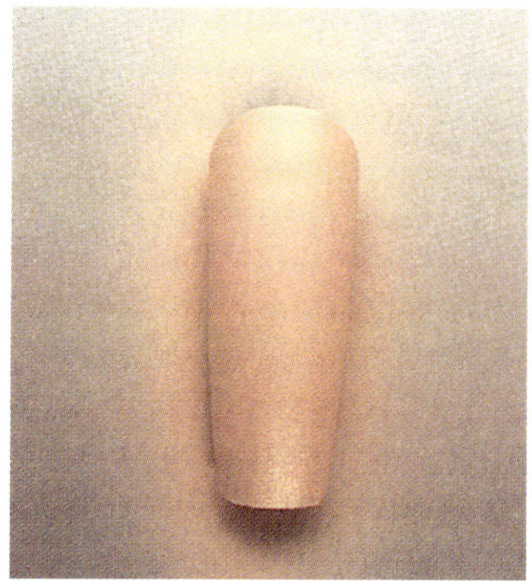

16.34. Projetter la deuxième couleur du bas de la capsule jusqu'aux deux tiers de l'ongle.

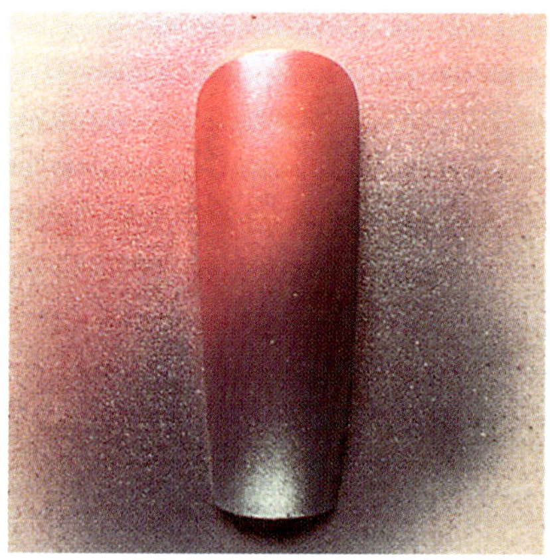

16.35. Continuer à appliquer une couche sèche et régulière en passant l'aérographe en diagonale d'un côté à l'autre des deux tiers inférieurs de l'ongle.

Le dégradé à deux couleurs fait partie des services à l'aérographe qui connaissent le plus de succès, grâce à la finesse du passage entre les deux couleurs, sans démarcation. La fig. 16.36 montre différentes possibilités. La capsule de gauche représente un mélange subtil qu'apprécient les femmes BCBG. Il s'agit d'un ongle cognac sur le bord libre duquel on a projeté de la poudre d'or pour donner un effet de chatoiement. L'ongle du centre, dont la couleur passe du rouge nacré (cuticule) au rose, est un peu plus original. La capsule de droite, qui illustre la procédure décrite dans cette section, est destinée aux femmes audacieuses qui souhaitent qu'on remarque leurs ongles !

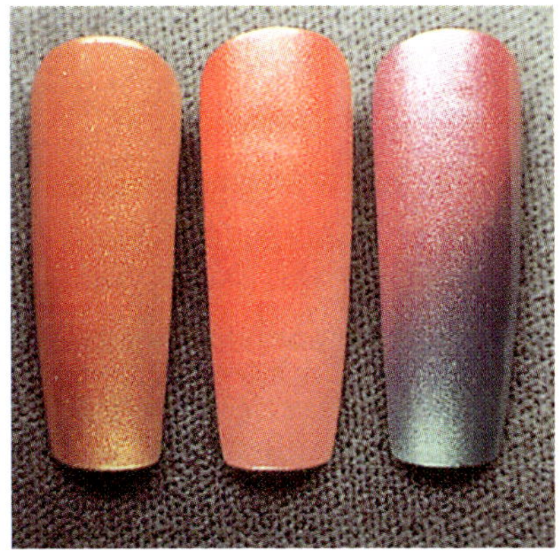

16.36. Trois exemples de dégradés.

La « french manucure »

La french manucure est la raison pour laquelle la plupart des spécialistes de l'ongle apprennent à se servir d'un aérographe. Cet appareil permet un travail plus facile et plus rapide, pour une finition incomparablement plus belle qu'avec un vernis. L'application d'une couleur neutre donne un résultat net et fin qui se marie harmonieusement avec tous les vêtements. Chaque professionnel utilise la technique d'aérographe qu'il préfère pour réaliser la french manucure, c'est-à-dire blanchir le bout de l'ongle et teinter légèrement de rose le reste. Il existe trois méthodes couramment employées pour colorer en blanc l'extrémité de l'ongle. Les étapes suivantes expliquent comment procéder. Si le client le désire, il est possible d'ajouter des lunules blanches (pour un petit supplément de prix).

1 Appliquez une base transparente sur les ongles. (Si vous le souhaitez, utilisez un vernis de french manucure pour obtenir la couleur du lit de l'ongle, laissez-le sécher suffisamment longtemps et passez directement à l'étape 4). Vous pouvez employer une base cristalline pour neutraliser la couleur du bout de l'ongle (Fig. 16.37).

2 Choisissez la couleur de french manucure pour l'aérographe. Projetez-la légèrement sur l'ongle. Pour opacifier, repassez l'appareil

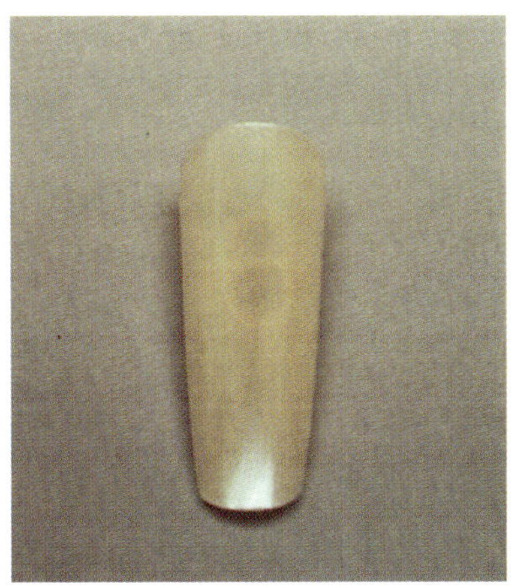

16.37. Appliquer la base.

plusieurs fois jusqu'à ce que vous obteniez la couleur ou l'opacité désirée. Si le client demande une couleur transparente, projetez la couleur opaque légèrement. La plupart des couleurs pour peindre à l'aérographe peuvent être rendues légèrement transparentes en leur ajoutant quelques gouttes d'eau distillée.

3 Option : donnez un effet chatoyant à la peinture french manucure en projetant un reflet doré uniformément sur le beige french (Fig. 16.38).

4 Pour appliquer le blanc sur le bout de l'ongle, couvrez la couleur du lit de l'ongle avec un pochoir arrondi. Il s'agit d'une excellente méthode pour créer un bord libre légèrement arrondi.
• Découpez un morceau de papier de façon à en arrondir le bord, ou utilisez un des nombreux pochoirs prédécoupés disponibles dans le commerce.
• Maintenez le pochoir le plus près possible de l'ongle, afin d'exposer l'extrémité de l'ongle à peindre. Gardez-le parallèle à l'ongle pour éviter de rayer la peinture précédemment appliquée.

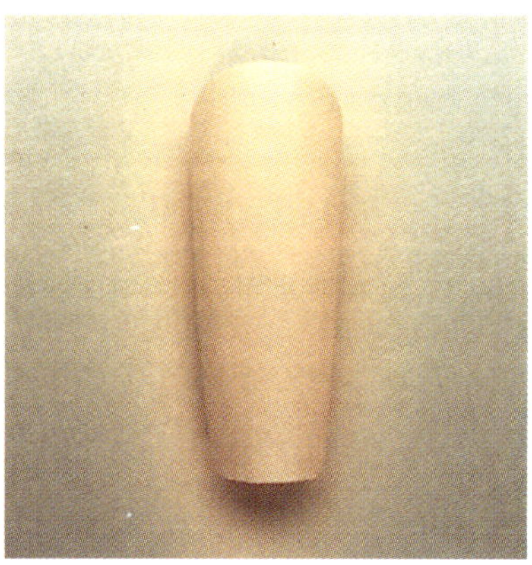

16.38. Donner un effet chatoyant à la french manucure en projetant un reflet doré.

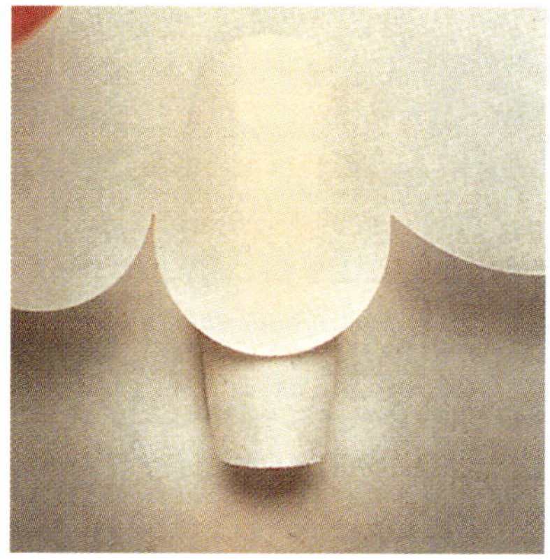

16.39. Projeter de la peinture au-dessus du pochoir.

• Une fois le pochoir aligné, projetez la peinture blanche sur le bout de l'ongle. Travaillez lentement pour éviter d'obtenir une couche humide et de faire couler la peinture. (Si le pochoir est en plastique, faites attention au bord. La peinture risque de s'accumuler et de couler sur l'ongle. Sans déplacer le pochoir, séchez-le avec l'air de l'aérographe, parce qu'il est difficile d'aligner le pochoir exactement dans la même position.)
• Quand vous travaillez avec des pochoirs, projetez la peinture puis de l'air sur le bout de l'ongle et le pochoir pour les sécher. Répétez l'opération jusqu'à ce que vous obteniez la couleur désirée sur le bout de l'ongle (Fig. 16.39).

5 Si vous travaillez sur des ongles très arrondis, vous devrez peut-être faire des retouches. Avec le pochoir, roulez le doigt sur le côté et alignez soigneusement le pochoir avec l'extrémité déjà peinte en blanc. Pulvérisez la peinture sur les côtés de l'ongle pour uniformiser et terminer le bout blanc.

6 Option : ajouter une lunule avec un pochoir permet de donner à l'ongle une apparence plus naturelle. Projetez la peinture sur la lunule de façon à obtenir une teinte un peu plus claire que celle du bout de l'ongle (Fig. 16.40).

7 Après avoir terminé tous les ongles, appliquez le fixateur sur la peinture, laissez sécher pendant trois minutes et appliquez le vernis protecteur pour augmenter la résistance de la peinture.

8 Cette procédure s'effectue facilement sur les orteils. Utilisez la méthode que vous préférez pour appliquer la french manucure sur les orteils (Fig. 16.41).

9 Après avoir laissé sécher le fixateur et le vernis protecteur, nettoyez les orteils avec le produit destiné à cet effet (Fig. 16.42).

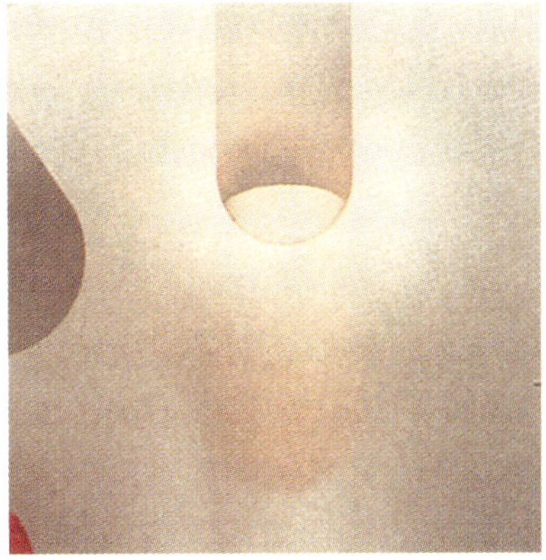

16.40. Ajouter une lunule avec un pochoir.

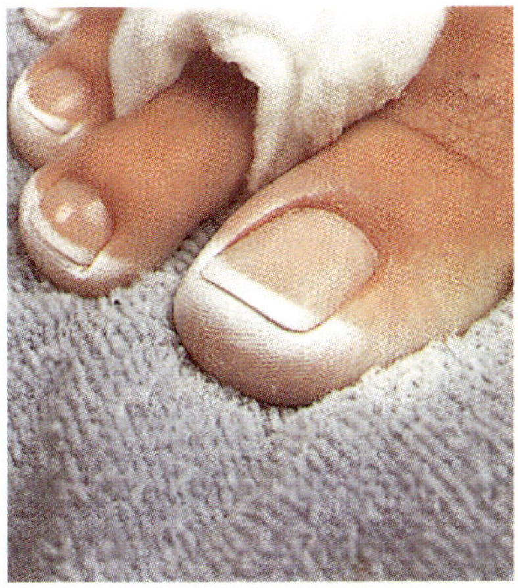

16.41. Appliquer la french manucure sur les orteils.

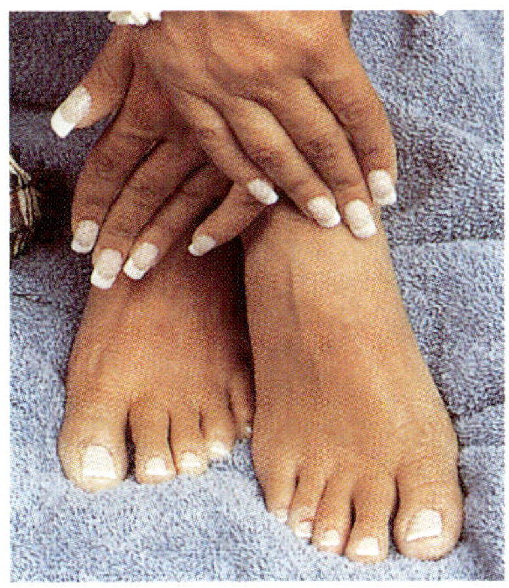

16.42. French manucure terminée sur les orteils.

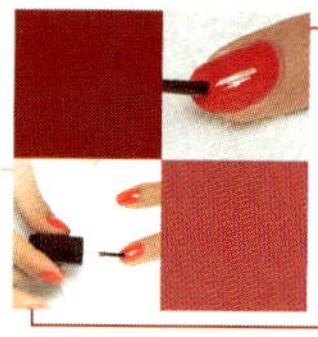

La touche artistique

Même si un certain nombre de clients se passionnent pour l'art sur les ongles, cela ne doit pas vous empêcher d'attiser l'intérêt des autres. Pour y parvenir, le secret consiste à proposer au bon moment le bon motif au bon client. Les femmes plus classiques, généralement indifférentes à ce type de service, pourront apprécier un motif géométrique discret, ou deux rectangles de couleur neutre dans des tons similaires. D'autres, apparemment insensibles à cette forme d'art, auront du mal à résister à une petite flamme sur l'auriculaire à l'approche de Halloween, ou à un cupidon sur l'index pour célébrer la saint Valentin.

Questions de révision

1. Pourquoi est-il conseillé d'apprendre les techniques pour décorer les ongles ?
2. Que permet d'obtenir la technique qui consiste à pulvériser avec l'aérographe au moins deux couleurs sur l'ongle ?
3. Quelles sont les différences entre la french manucure à l'aérographe et la french manucure traditionnelle ?
4. Décrivez les parties de l'aérographe et leur fonctionnement pour libérer la peinture.
5. Décrivez le type d'aérographe qu'il est préférable d'utiliser pour peindre les ongles.
6. Quelle source d'air choisit-on le plus souvent pour peindre les ongles à l'aérographe ?
7. Quelle pression utilise-t-on le plus souvent pour peindre les ongles à l'aérographe ?
8. Décrivez la procédure pour réaliser la french manucure à l'aérographe.

PARTIE 5

L'ASPECT COMMERCIAL

CHAPITRE XVII

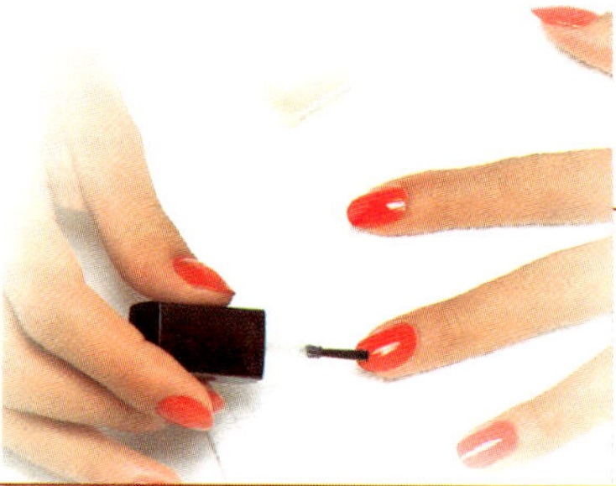

La vente

Objectifs d'apprentissage

Après avoir étudié ce chapitre, vous devriez pouvoir :

1 Donner la liste des principales étapes de la vente.
2 Décrire la différence entre les caractéristiques et les bienfaits des produits.
3 Expliquer comment utiliser les caractéristiques des produits pour en connaître les bienfaits.
4 Donner la liste des questions à se poser pour déterminer les besoins et les attentes du client.
5 Expliquer comment vendre en travaillant.
6 Décrire les étapes à suivre pour clore la vente.

Introduction

Pour réussir dans le métier de prothésiste ongulaire, il faut aussi savoir bien vendre. C'est à vous de conseiller des soins aux clients et de leur vendre les produits dont ils auront besoin pour entretenir leurs ongles entre les séances au salon. Vous y parviendrez si vous atteignez un objectif de vente fondamental : répondre aux besoins des clients.

Dans ce chapitre, nous décrivons les cinq étapes principales qui permettent de vendre les produits et les soins adaptés aux besoins des clients :

1. Connaître les produits et les soins.
2. Connaître les besoins et les attentes du client.
3. Présenter les produits et les soins.
4. Répondre correctement aux questions et aux objections du client.
5. Clore la vente.

Connaître les produits et les soins

Dans le salon d'ongle, les produits et les soins sont étroitement liés. Pour traiter les ongles d'un client, on choisit les produits qui conviennent le mieux à cette personne, puis on les utilise pour effectuer les soins qui répondent à ses besoins et à ses attentes.

Ensuite, on vend au client les produits nécessaires à l'entretien de ses ongles entre les visites au salon.

Il existe deux façons de connaître les produits et les soins. La première consiste à apprendre leurs caractéristiques, et la deuxième à apprendre les bienfaits qu'ils procurent.

CARACTÉRISTIQUES

Une *caractéristique* d'un produit ou d'un service est une information précise qui le décrit. Lisez les étiquettes, les notices d'emploi et les brochures des fabricants pour apprendre les caractéristiques des produits pour les ongles. Cherchez des informations comme les ingrédients qu'ils contiennent, les précautions d'emploi, le mode d'application et l'entretien. Les caractéristiques des services comprennent les procédures, la durée et le prix des soins, les produits chimiques utilisés, les effets sur les ongles, et la fréquence de l'entretien.

Les ongles américains façonnés avec du gel sur des capsules, résistants et légers, offrent un grand choix de couleurs. La technique du gel U.V. dure environ 30 minutes. Le gel U.V., matière mo-

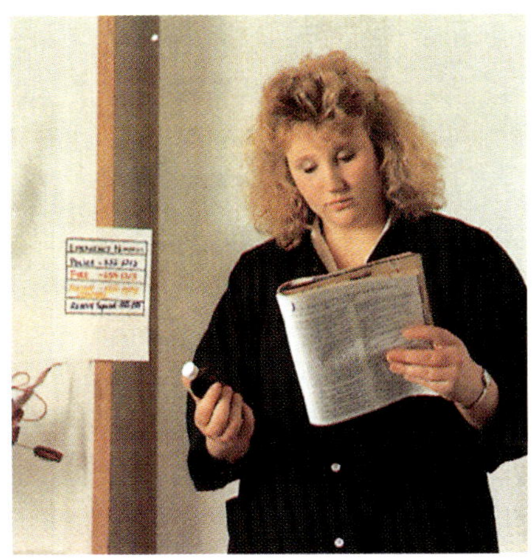

18.1. Lire des informations sur les produits pour les ongles.

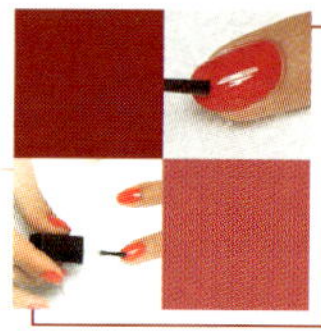

nomère acrylique, durcit sous une lampe U.V., n'abîme pas les ongles en bonne santé, et demande un entretien toutes les deux ou trois semaines (Fig. 18.1).

BIENFAITS

Les soins ou les produits procurent des bienfaits au client lorsqu'ils répondent à ses besoins et à ses attentes. Le façonnage avec du gel sur des capsules permet d'obtenir des ongles longs, superbes et colorés. Cette technique fait gagner du temps et économiser de l'argent. En effet, ces ongles, résistants et agréables à porter, ont toujours l'air fraîchement vernis, et ils ne demandent qu'un entretien toutes les deux ou trois semaines, au lieu d'une fois par semaine.

Vous serez un bon vendeur lorsque vous utiliserez les caractéristiques des produits et des soins pour procurer des bienfaits aux clients en fonction de leurs besoins et de leurs attentes.

Connaître les besoins et les attentes du client

Il est important de connaître les besoins des clients pour leur proposer des produits et des services en conséquence. Ces besoins peuvent être déterminés lors de la consultation du client (voir chapitre IX).
Lorsque vous examinez le client et discutez avec lui, posez-vous les questions suivantes :

1 **Le client a-t-il des problèmes particuliers aux ongles ?** Si c'est le cas, il aura besoin de soins adaptés. S'il se ronge les ongles ou si ses ongles sont cassants et fragiles, conseillez-lui des soins destinés à les renforcer ou à les recouvrir.

2 **Quel est le style de vie du client ?** Le style de vie du client déterminera le type de soins dont il aura besoin. Une femme d'affaires souhaitera probablement des ongles soignés, courts et vernis d'une couleur claire et classique. Une vendeuse de bijoux ou de produits de beauté préférera porter des ongles longs en acrylique. Une jardinière ou une pianiste demandera sûrement des ongles courts d'aspect naturel. Une couturière ne pourra pas avoir les ongles longs, mais elle désirera peut-être les vernir avec la couleur la plus en vogue. Veillez à donner aux clients des soins et des produits en rapport avec leurs activités et leur image (Fig. 18.2).

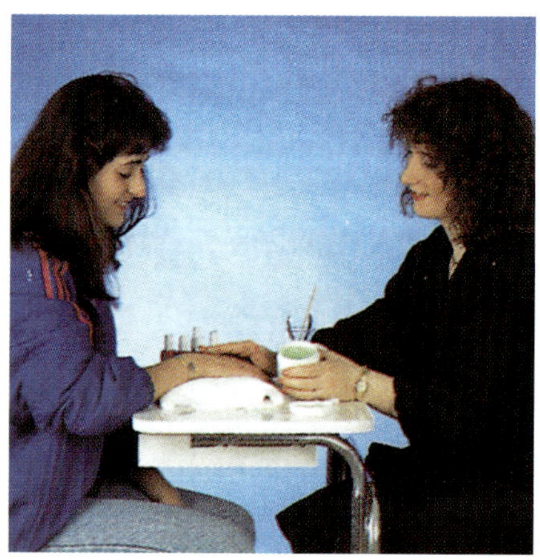

18.2. Discuter avec le client de son style de vie pour déterminer les soins ou les produits les mieux adaptés.

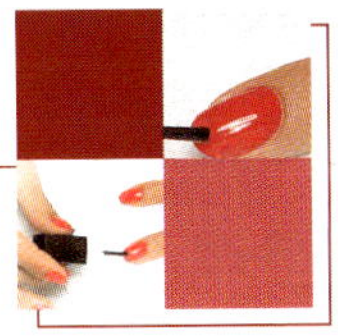

Le « look » des ongles n'est pas le seul facteur à prendre en considération. Il faut aussi savoir si le client pourra les porter sans problème. Si un client dont les mains sont souvent dans l'eau vous demande de lui poser des pansements en lin, avertissez-le que ce type de recouvrement retient l'eau et favorise le développement de champignons. Proposez-lui des soins plus appropriés, comme les ongles acryliques ou à base de gel.

3 **Le client se prépare-t-il pour une occasion spéciale ?** Une femme invitée à un mariage souhaitera peut-être avoir les ongles de la même couleur que la robe qu'elle portera à cette occasion. Avant un entretien d'embauche, on préfère généralement avoir des ongles d'aspect naturel, mais impeccables. Si une cliente se déguise en sorcière pour Halloween, elle vous demandera peut-être de lui poser des ongles acryliques très longs et de les vernir en noir.

Présenter les produits et les soins

Il existe deux très bonnes techniques de vente. La première consiste à conseiller des produits et des soins au client pendant que vous vous occupez de lui, et la deuxième à afficher une liste des soins et à exposer les produits de manière attrayante près du poste de travail.

VENDRE PENDANT LE TRAVAIL

Pendant que vous donnez des soins aux clients, parlez-leur de ce que vous faites et des produits que vous employez. Si les clients peuvent effectuer une des procédures chez eux, comme le limage des ongles ou les retouches de vernis, proposez-leur un type de lime et de vernis à acheter et expliquez-leur comment les utiliser.

Pendant les soins, informez le client des autres services que vous dispensez (caractéristiques, bienfaits et prix). Quand vous façonnez des ongles acryliques, comparez cette technique avec d'autres (pansements de lin ou gel). Il se peut que vos clients soient tentés d'essayer d'autres soins par la suite.

AFFICHER LA LISTE DE VOS SERVICES

Affichez une liste de vos services dans un endroit bien en vue près de votre table. Cette liste doit attirer le regard et indiquer clairement tous les soins que vous proposez, ainsi que le prix de chacun. Vous pouvez inclure d'autres renseignements utiles, comme la durée, les caractéristiques et les bienfaits de chaque service.

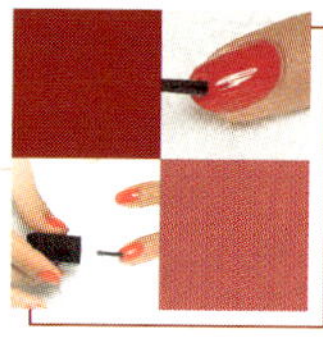

EXPOSER LES PRODUITS

Exposez les produits en vente dans le salon d'une manière attrayante en les plaçant juste devant les clients pendant les soins (Fig. 18.3). Disposez des prospectus sur les promotions près des clients afin qu'ils puissent en ramener chez eux. Si possible, offrez des échantillons aux clients et incitez-les à les essayer.

Ne laissez pas passer l'occasion de vendre un vernis, un fixateur, la crème pour les mains, un dissolvant, une l'huile pour les cuticules, et d'autres produits dont les clients auront besoin pour entretenir leurs ongles entre les visites au salon.

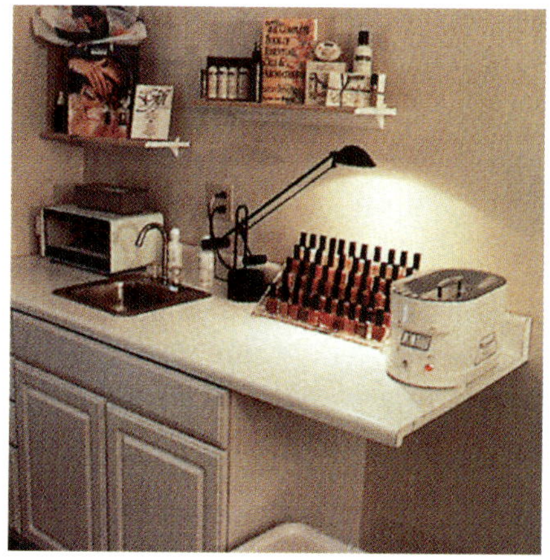

18.3. Poste de manucure avec les produits en vente dans le salon.

Répondre aux questions et aux objections

Soyez prêt à répondre aux questions ou aux objections des clients sur les produits et les soins (Fig. 18.4).

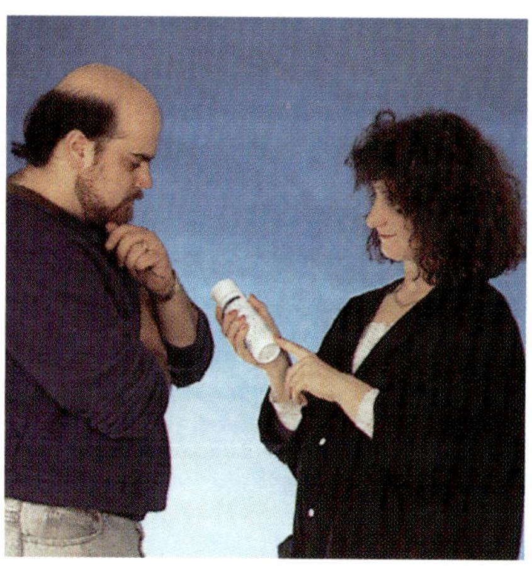

18.4. Soyez prêt à répondre aux questions d'un client sur les produits.

QUESTIONS

Les clients souhaitent parfois connaître les couleurs de vernis les plus inhabituelles, les techniques et les matériaux utilisés pour décorer les ongles, ou la durée des soins. Ils peuvent vous interroger sur les avantages et les inconvénients d'un service ou sur les façons de traiter des ongles cassants. Informez-les le plus possible sur les produits et les soins que vous proposez, mais n'ayez pas peur de dire que vous ne savez pas et que vous allez vous renseigner quand vous ne pouvez répondre à leurs questions.

OBJECTIONS

Ne craignez pas les objections d'un client au sujet d'un produit ou d'un service. Si le client émet des objections pour des raisons de prix, de durée, de résultat ou d'entretien fréquent, répondez-lui honnêtement et aimablement, en démontrant que les avantages du produit ou du service en question pèsent davantage que les inconvénients. Si les arguments du client sont fondés, proposez-lui une alternative qui répondra mieux à ses besoins.

Conclure la vente

Quand un client décide d'acheter un produit ou un service, la vente est conclue. Pour conclure une vente, il convient de suivre trois étapes principales : vente suggestive, encaissement et autre rendez-vous.

VENTE SUGGESTIVE

La vente suggestive consiste à conseiller au client d'acheter un produit ou un service. Pour y parvenir, proposez-lui des produits et des soins qui répondent à ses besoins et à ses attentes. Après les soins, essayez de lui vendre les produits nécessaires à l'entretien de ses ongles jusqu'au rendez-vous suivant.
Vous pouvez suggérer au client un autre service avant de partir. Par exemple, si ses mains sont rêches, proposez-lui un bain de paraffine pour les assouplir.

ENCAISSEMENT

Lorsque le client a choisi ce qu'il va acheter, vous pouvez conclure la vente en disant : « Voulez-vous que j'emballe ce produit ? » ou « Payez-vous en espèces ou par carte ? ».

FIXER UN AUTRE RENDEZ-VOUS

Avant que le client quitte le salon, fixez-lui un autre rendez-vous pour entretenir les soins que vous venez de lui donner ou pour en effectuer d'autres. Donnez-lui une carte de visite sur laquelle vous aurez inscrit la date et l'heure du rendez-vous suivant. Prendre les rendez-vous à l'avance vous aidera à fidéliser et à satisfaire votre clientèle.

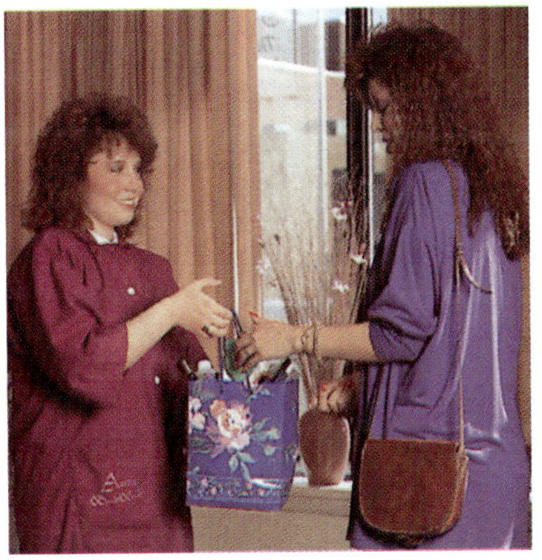

18.5. Quand un client décide d'acheter un produit ou un service, la vente est conclue.

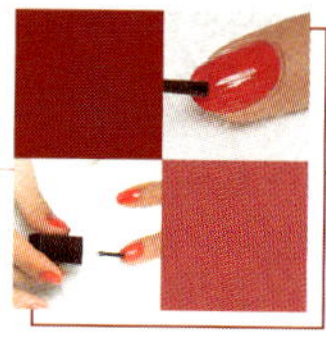

Vendre des kits de soins

Avant les vacances, il est normal de proposer des coffrets contenant plusieurs produits, mais pourquoi ne pas en créer tout au long de l'année ? Il s'agit d'une très bonne façon de faire de la publicité, et les clients apprécient d'avoir tous les produits de base chez eux. Commencez par créer des trousses qui permettront aux clients d'effectuer à domicile les soins les plus demandés au salon, comme la french manucure, la beauté des mains ou des pieds. Ensuite, anticipez tous les besoins des clients entre les visites au salon, en leur vendant des trousses contenant les articles nécessaires à l'entretien de chaque type spécifique de soins.

Questions de révision

1. Quelles sont les cinq étapes principales de la vente ?
2. Décrivez la différence entre les caractéristiques et les bienfaits des produits.
3. Choisissez un type de soins que vous avez appris dans ce livre. Décrivez-en deux caractéristiques et deux bienfaits.
4. Quelles sont les trois questions qu'il faut se poser pour déterminer les besoins et les attentes du client ?
5. Expliquez comment vendre pendant le travail.
6. Donnez la liste des trois étapes pour clore la vente, et décrivez-les.

ANNEXES

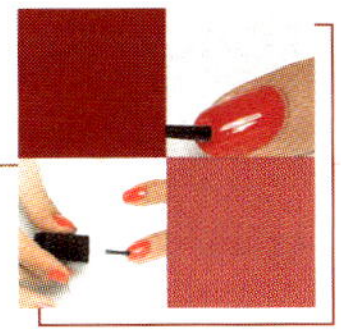

Réponses aux questions de révision

Chapitre I

1 Définissez la conduite professionnelle.

La conduite professionnelle qualifie la manière de se comporter au travail avec les clients, l'employeur et les collègues.

2 Donnez dix exemples de conduite professionnelle envers les clients.

Les exemples de conduite professionnelle envers les clients sont les suivants : 1) être ponctuel ; 2) être prêt ; 3) planifier la journée ; 4) fixer les rendez-vous avec méthode ; 5) informer les clients des changements d'horaire ; 6) être courtois ; 7) effectuer tous les soins de bon cœur et avec professionnalisme ; 8) communiquer avec les clients ; 9) ne jamais se plaindre à un client, ni se disputer avec lui ; 10) faire preuve de bon sens ; 11) ne jamais mâcher de chewing-gum, fumer ni manger en présence des clients (10 réponses suffisent).

3 Expliquez pourquoi un salon risque de perdre des clients si les employés ne se comportent pas de manière professionnelle.

Si des employés ne se conduisent pas avec professionnalisme, un salon risque de perdre des clients, parce que ces derniers s'attendent à être bien traités, et ils se sentiront mal à l'aise si vous êtes en retard, ou si vous semblez mal organisé ou indifférent. Ne faites jamais ressentir à un client que son rendez-vous vous dérange. Mâcher du chewing-gum, fumer ou manger en présence des clients risque de les agacer. Fumer à proximité de produits chimiques peut aussi être dangereux.

4 Donnez dix exemples de conduite professionnelle envers l'employeur et les collègues.

Les exemples de conduite professionnelle envers l'employeur et les collègues sont les suivants : 1) vouloir apprendre ; 2) communiquer ; 3) valoriser le travail des autres ; 4) respecter les opinions des collègues ; 5) prendre des initiatives ; 6) faire preuve de bon sens ; 7) oublier ses problèmes personnels ; 8) ne jamais emprunter d'argent à l'employeur, ni aux collègues ; 9) faire la promotion du salon ; 10) améliorer sa technique de vente.

5 Définissez l'éthique professionnelle.

L'éthique professionnelle définit l'ensemble des règles de conduite qui nous permettent de distinguer le bien du mal dans les relations entre clients, employeur et collègues, et dont les valeurs fondamentales sont l'honnêteté, l'impartialité, la politesse et le respect pour les opinions et le droit d'autrui.

6 Donnez sept exemples d'éthique professionnelle envers les clients.

Les exemples d'éthique professionnelle envers les clients sont les suivants : 1) conseiller des services qui répondent à leurs besoins ; 2) tenir parole et assumer tous ses engagements ; 3) traiter tous les clients équitablement ; 4) suivre les règles d'hygiène et de sécurité en vigueur ; 5) faire preuve de loyauté ; 6) ne pas critiquer les autres ; 7) ne pas abandonner les clients.

7 Donnez cinq exemples d'éthique professionnelle envers l'employeur et les collègues.

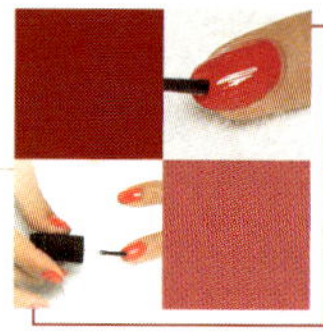

Les exemples d'éthique professionnelle envers l'employeur et les collègues sont les suivants : 1) être honnête ; 2) tenir ses engagements ; 3) respecter les talents de l'employeur et des collègues ; 4) ne pas aviver une critique contre un collègue ; 5) ne jamais raconter de ragots ni lancer de rumeurs entre collègues.

8 Définissez l'apparence professionnelle.
Un spécialiste de l'ongle doit être propre et détendu, avoir l'haleine fraîche et une bonne hygiène dentaire, porter des vêtements propres et adaptés pour travailler au salon et prendre soin de ses cheveux, de sa peau et de ses ongles.

9 Expliquez pourquoi un salon risque de perdre des clients si des employés ont une apparence peu professionnelle.
Pour travailler dans les métiers de la beauté, il faut une présentation irréprochable. Les clients s'attendent à ce que vous soyez impeccable et d'un commerce agréable. Vous devez être propre et sentir bon, afin qu'ils prennent plaisir à s'asseoir en face de vous et ne refusent pas de se laisser toucher par vous lorsque vous leur donnez des soins.

Chapitre II

1 Que sont les bactéries ? À quoi ressemblent-elles ?
Les bactéries sont des organismes microscopiques qui vivent presque partout. Elles peuvent être rondes, groupées en chaînettes ou spiralées.

2 Toutes les bactéries sont-elles dangereuses ? Justifiez votre réponse avec des exemples.
Non. Au moins 70 % des bactéries ne sont pas pathogènes (ne provoquent pas de maladie). De nombreuses bactéries facilitent la digestion de la nourriture et produisent de l'oxygène.

3 Quels sont les trois groupes principaux de bactéries pathogènes ? Décrivez-les.
Les trois groupes principaux de bactéries pathogènes sont les coques (ou cocci), les bacilles et les spirilles. Les coques se développent en grappes, en chaînettes ou par deux ; les bacilles, microbes les plus communs, sont en forme de bâtonnet ; les spirilles sont spiralés.

4 Pourquoi les bactéries peuvent-elles se reproduire si rapidement ?
Une fois arrivée à maturité, une bactérie se divise en deux cellules identiques qui se développent et se divisent à leur tour presque immédiatement.

5 Donnez des exemples d'infections courantes causées par des virus.
L'hépatite, la varicelle, la grippe, la rougeole, les oreillons et le rhume sont les exemples les plus courants.

6 Les services donnés au salon favorisent-ils la transmission du virus du Sida ?
Le risque de transmettre le HIV au salon est quasiment nul !

7 Décrivez l'aspect d'une infection bactérienne sur la plaque de l'ongle.
Une infection bactérienne forme souvent une tache vert jaune entre la plaque de l'ongle et un recouvrement.

8 Les moisissures poussent-elles sur ou sous la plaque de l'ongle ?
Les moisissures n'infectent pas les ongles des mains.

9 Qu'est-ce que l'immunité ? Citez trois types d'immunité.
L'immunité est la propriété du corps à résister à des maladies et à détruire des micro-

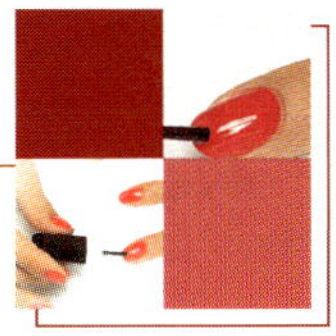

organismes dangereux qui ont pénétré dans l'organisme. Elle peut être naturelle, ou acquise (spontanée ou provoquée)

10 Citez cinq sources fréquentes d'infection dans le salon.
a. Équipement et instruments de manucurie contaminés.
b. Les ongles, les mains et les pieds des clients.
c. La bouche, le nez et les yeux des clients et des employés.
d. Les plaies ouvertes des clients ou des employés.
e. Tous les objets du salon.

Chapitre III

1 Quelle est la différence entre la désinfection et l'hygiène ?
L'hygiène, premier niveau de décontamination, permet de réduire considérablement le nombre d'agents pathogènes sur une surface. La désinfection, niveau de décontamination bien supérieur, détruit tous les agents pathogènes, excepté les spores bactériennes.

2 La désinfection est presque identique à ____________, excepté qu'elle ne permet pas de tuer les spores bactériennes.
La stérilisation.

3 Qu'est-ce qu'un antiseptique ?
Un antiseptique est une substance qui réduit le nombre d'agents pathogènes dans une coupure (le système immunitaire détruit ceux qui restent).

4 Quel est le meilleur type de désinfectant à utiliser dans un salon ?
Les désinfectants utilisés dans les hôpitaux conviennent très bien dans les instituts de beauté. Autorisés par le code de la santé publique, ils ont subi des tests destinés à vérifier qu'ils respectent l'environnement.

5 Quels sont les deux types de désinfectants le plus souvent employés ?
Les désinfectants à base d'ammonium quaternaire (quats) et ceux à base de composés phénoliques.

6 Une fois les instruments correctement désinfectés, il faut les ranger dans un endroit où ils ne seront pas ____________.
Contaminés.

7 Que faut-il utiliser pour retirer les instruments des récipients de désinfection ?
Des gants en caoutchouc ou des pinces.

8 Définissez l'hygiène universelle avec vos propres mots.
L'hygiène universelle définit l'ensemble des règles à respecter pour nettoyer et désinfecter le salon et les instruments. Il ne faut pas en oublier !

Chapitre IV

1 Donnez cinq signes avant-coureurs de la surexposition chimique ?
Éruptions et autres irritations cutanées, vertiges, insomnies, nez qui coule, maux de gorge, larmoiement, fourmis dans les orteils, fatigue, irritabilité, apathie, troubles respiratoires.

2 Citez quatre choses simples et peu coûteuses à faire pour réduire les vapeurs dans le salon.
a. Bien refermer tous les produits après usage.
b. Couvrir le godet en verre ou utiliser une bouteille à pompe pour limiter les vapeurs dans l'air.

c. Éviter les bombes aérosol. Elles créent des gouttelettes plus fines et sont difficiles à maîtriser.
d. Vider souvent la poubelle, l'une des sources de vapeurs les plus importantes.

3 **Définissez la zone de respiration.**
La zone de respiration, sphère invisible d'environ la taille d'un ballon de plage, se trouve juste devant la bouche.

4 **Décrivez le fonctionnement d'un système de ventilation locale. Pourquoi est-il préférable d'utiliser ce type de système ?**
Un système de ventilation locale extrait les vapeurs et les poussières à la source par un conduit, un tuyau ou un tube d'échappement. Un ventilateur spécial, relié au tube d'échappement, aspire les contaminants de la zone de respiration pour les évacuer du local. Ces systèmes sont efficaces, contrairement aux épurateurs et autres systèmes qui brassent l'air du salon sans le renouveler.

5 **Quelle est la meilleure façon, et la moins onéreuse, de prévenir l'inhalation excessive de poussières ?**
Utiliser des masques antipoussière. Ils filtrent l'air que vous respirez.

6 **Pourquoi faut-il stocker les produits à l'abri des sources de chaleur ?**
Trop de chaleur détruit les produits et certains sont plus inflammables que l'essence.

7 **Pourquoi faut-il interdire de fumer dans le salon ?**
De nombreux produits du salon sont plus inflammables que l'essence.

8 **Qu'est-ce que le syndrome CTD ? Expliquez-en les causes.**
Le syndrome CTD qualifie les problèmes de santé dus à des mouvements répétitifs qui peuvent abîmer des nerfs sensibles comme ceux des mains.

9 **Donnez sept symptômes du syndrome CTD.**
Algie, engourdissement, douleur suraiguë, courbatures, picotements, faiblesse et gonflement.

Chapitre V

1 **La plaque de l'ongle est surtout formée de protéines constituées de composés chimiques appelés ______________________ ______________.**
Acides aminés.

2 **Définissez les molécules.**
Une molécule correspond à la forme la plus simple d'organisation chimique.

3 **Que sont les catalyseurs et pourquoi sont-ils importants dans la chimie de l'ongle ?**
Les catalyseurs, substances qui accélèrent la vitesse des réactions chimiques, permettent de faire durcir bien plus rapidement les produits de façonnage de l'ongle.

4 **Un ______________ est une substance qui en dissout une autre appelée __________.**
Solvant, soluté.

5 **Vrai ou faux ? Les primers peuvent ronger la plaque de l'ongle. Expliquez votre réponse.**
Faux, aucun produit de façonnage ne dissout ni ne ronge la plaque de l'ongle. Un limage excessif et l'emploi d'abrasifs trop durs décapent la plaque de l'ongle et l'amincissent.

6 **Définissez les monomères.**
Les monomères sont des molécules individuelles qui s'unissent pour former le polymère.

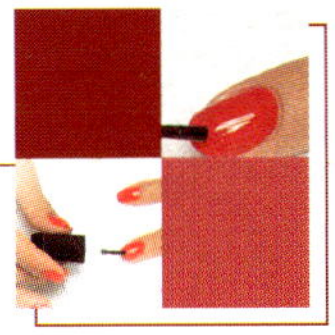

7 **Quelles sont les deux différences principales entre les irritations et les réactions allergiques ?**
Les réactions allergiques empirent à chaque exposition, contrairement aux irritations. De plus, les irritations sont temporaires, alors que les réactions allergiques durent toute la vie.

8 **Quelles sont les six choses à éviter ou à faire pour vous assurer que les clients ne souffrent jamais d'allergies aux produits ?**
a. Ne jamais égaliser la surface de l'ongle américain avec davantage de liquide monomère.
b. Ne jamais réutiliser de liquide monomère pour « fignoler » le bord libre, les côtés de l'ongle, ou la zone des cuticules.
c. Ne jamais toucher la peau avec tout liquide, gel ou colle à base de monomères.
d. Ne jamais toucher les poils du pinceau avec les doigts.
e. Ne jamais créer ses propres mélanges.
f. Toujours suivre les instructions à la lettre !

9. **Seul un contact ____________________ et ______________ avec la peau peut rendre un client allergique aux produits.**
Prolongé, répété.

Chapitre VI

1 **Pourquoi une connaissance de l'anatomie et de la physiologie aide-t-elle à devenir un meilleur spécialiste de l'ongle ?**
La connaissance de l'anatomie et de la physiologie représente un bagage scientifique qui permet de choisir et d'adapter plus facilement les soins à dispenser en fonction de l'état des ongles ou de la peau des clients, afin d'obtenir les meilleurs résultats.

2 **À quoi servent les cellules du corps humain ?**
Les cellules, unités fondamentales de tout organisme vivant, dirigent tous les processus vitaux. Elles se reproduisent pour permettre au corps de remplacer des tissus usés ou blessés.

3 **Qu'est-ce que le métabolisme cellulaire ?**
Le métabolisme, processus chimique complexe, fournit aux cellules du corps les nutriments et les éléments nécessaires à l'exécution de leurs nombreuses fonctions.

4 **Citez les cinq types de tissus corporels et expliquez la fonction de chacun.**
Les cinq types de tissus corporels sont les suivants : 1) le tissu conjonctif, qui soutient, protège et unit les tissus corporels ; 2) le tissu musculaire, qui contracte et déplace différentes parties du corps ; 3) le tissu nerveux, qui transporte des messages depuis et vers le cerveau, et qui coordonne toutes les fonctions corporelles ; 4) le tissu épithélial, membrane protectrice qui recouvre les surfaces corporelles ; 5) le tissu liquide, qui transporte les nutriments, les déchets et les hormones à l'aide du sang et de la lymphe.

5 **Quels sont les cinq organes du corps les plus importants ? Expliquez la fonction de chacun.**
Les cinq organes du corps les plus importants sont : 1) le cerveau, qui contrôle le corps ; 2) les poumons, qui alimentent le sang en oxygène ; 3) le foie, qui élimine les produits toxiques de la digestion ; 4) les reins, qui excrètent l'eau et d'autres déchets ; 5) l'estomac et les intestins, qui digèrent la nourriture ; 6) le cœur, qui fait circuler le sang (5 réponses suffisent).

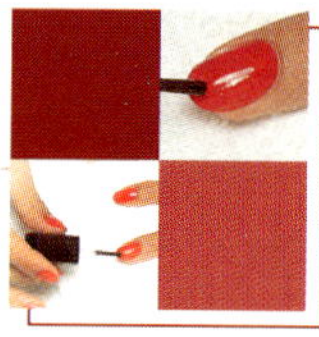

6 Citez les dix systèmes ou appareils qui constituent le corps humain. Quel est la fonction de chacun ?
Le corps humain est composé de dix systèmes : 1) le système tégumentaire, qui joue le rôle de barrière de protection et contient des récepteurs sensoriels ; 2) le système squelettique, qui sert de soutien, de moyen de locomotion et de protection ; 3) le système musculaire, qui engendre tous les mouvements du corps ; 4) le système nerveux, qui contrôle et coordonne les fonctions de tous les autres systèmes du corps ; 5) le système circulatoire, qui fournit du sang dans tout le corps ; 6) le système endocrinien, qui sécrète des hormones dans le sang ; 7) le système excréteur, qui élimine les déchets du corps ; 8) l'appareil respiratoire, qui apporte de l'oxygène dans le corps ; 9) l'appareil digestif, qui transforme les aliments en substances utilisables par les cellules du corps ; 10) le système reproducteur, qui permet de se reproduire.

7 Quelles sont les quatre façons de stimuler les muscles ?
Les muscles sont stimulés par : 1) le massage ; 2) le courant électrique ; 3) les rayons lumineux ; 4) les rayons de chaleur ; 5) la chaleur humide ; 6) l'influx nerveux ; 7) les substances chimiques (4 réponses suffisent).

8 Quels sont les quatre régions musculaires que le massage stimule ?
Les quatre régions musculaires que le massage stimule sont : 1) l'épaule et le bras ; 2) l'avant-bras ; 3) la main ; 4) la jambe et le pied.

9 Quelles sont les trois divisions du système nerveux ? Quelle est la fonction de chacune ?
Les trois parties du système nerveux et leurs fonctions sont : 1) le système nerveux central, qui contrôle les actions des cinq sens ; 2) le système nerveux périphérique, qui transmet des messages en direction et en provenance du système nerveux central ; 3) le système nerveux autonome, qui régule les activités des muscles lisses, des glandes, des vaisseaux sanguins et du cœur.

10 Quelles sont les fonctions principales du sang ?
Les fonctions principales du sang sont : transporter l'eau, l'oxygène, les nutriments et les sécrétions vers les cellules ; évacuer le dioxyde de carbone et les déchets du métabolisme ; favoriser le maintien d'une température du corps constante ; contribuer à protéger le corps des bactéries pathogènes et des germes infectieux ; et coaguler, ce qui prévient les saignements.

Chapitre VII

1 Quelles sont les trois parties qui constituent l'ongle ?
Les trois parties de l'ongle sont : 1) la plaque (corps) ; 2) la racine ; 3) le bord libre.

2 Qu'est-ce qu'une affection de l'ongle ?
Une affection de l'ongle est un trouble provoqué par une blessure à l'ongle, une maladie, ou un dysfonctionnement de l'organisme.

3 Quelle est la règle d'or pour traiter les affections de l'ongle ?
La règle d'or consiste à ne pas s'occuper de l'ongle d'un client et à lui conseiller de consulter un médecin si l'ongle (ou la peau) est infecté(e), enflammé(e), entaillé(e) ou enflé(e)

4 Citez cinq affections de l'ongle qu'un prothésiste ongulaire peut traiter.
Les affections qu'un prothésiste ongulaire peut traiter sont : 1) les envies ; 2) la chromony-

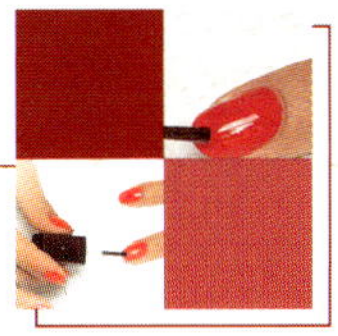

chie ; 3) l'onychomalicie ; 4) les cannelures ; 5) la leuconychie ; 6) l'onychatrophie, atrophie de l'ongle ; 7) l'onychauxis, hypertrophie de l'ongle ; 8) l'onychophagie ; 9) l'onychorrhexis ; 10) le ptérygion (5 réponses suffisent).

5 Citez cinq affections de l'ongle qu'un prothésiste ongulaire ne peut pas traiter.
Les affections qu'un prothésiste ongulaire ne peut pas traiter sont : 1) les champignons ; 2) l'onyxis ; 3) l'onychogrypose ; 4) l'onycholyse ; 5) l'onychoptose ; 6) la paronychie ; 7) le granulome pyogène (5 réponses suffisent).

Chapitre VIII

1 Quelles sont les caractéristiques d'une peau saine ?
Une peau saine est légèrement moite et acide, douce, souple et élastique. Son grain est fin et elle n'a pas de boutons ni de maladies.

2 Quelles sont les cinq fonctions de la peau ?
Les fonctions de la peau sont : 1) protection ; 2) prévention de perte de fluides ; 3) réponse aux stimuli externes ; 4) régulation de la température ; 5) sécrétion ; 6) excrétion ; 7) absorption ; 8) respiration (5 réponses suffisent).

3 Décrivez l'épiderme et le derme
L'épiderme, couche superficielle de la peau, contient de nombreuses petites terminaisons nerveuses, mais pas de vaisseaux sanguins. Le derme, couche profonde de la peau, contient des vaisseaux sanguins, des vaisseaux lymphatiques, des nerfs, des glandes sudoripares et des glandes sébacées, dans un réseau élastique composé de collagène.

4 Comment la peau est-elle nourrie ?
La peau est nourrie par le sang et la lymphe.

5 Quelles sont les fonctions des glandes sudoripares ?
Les fonctions des glandes sudoripares sont de réguler la température corporelle et d'éliminer des déchets de l'organisme par la transpiration.

6 Citez cinq types de lésions.
Les types de lésions sont : 1) bulle ; 2) escarre ; 3) kyste cutané ; 4) excoriation ; 5) fissure ; 6) macule ; 7) papule ; 8) pustule ; 9) squames ; 10) cicatrices ; 11) tubercule ; 12) tumeur ; 13) nodules ; 14) ulcère ; 15) vésicule ; 16) éruptions passagères (5 réponses suffisent).

7 Quelles sont les caractéristiques de l'eczéma et du psoriasis ?
L'eczéma est caractérisé par des démangeaisons, des sensations de brûlure, des vésicules suintantes et la formation de croûtes et squames. Le psoriasis est une inflammation chronique avec des taches rouges recouvertes de squames abondantes, blanchâtres et sèches.

Chapitre IX

1 Quel est l'objectif de la consultation du client ?
L'objectif de la consultation du client consiste à l'interroger sur son état de santé général, la santé de ses ongles et de sa peau, et son style de vie, afin de choisir le service qui lui convient le mieux.

2 Quelles sont les caractéristiques d'ongles sains ?
Des ongles en bonne santé ne sont pas enflammés, infectés, enflés ni entaillés.

3 Dans quels cas faut-il conseiller à un client de consulter un médecin ?

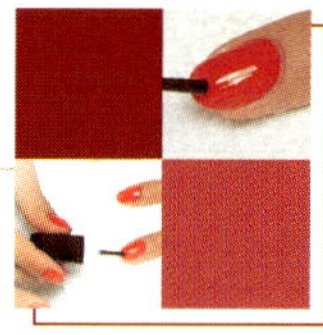

Si vous repérez une infection, une inflammation, un gonflement ou une entaille de la peau, conseillez au client d'aller chez un médecin.

Chapitre X

1 Pour donner une manucure, vous avez besoin d'équipement, d'instruments, de fournitures et de produits cosmétiques. Donnez trois exemples dans chacune de ces catégories.

Équipement : 1) table de manucurie avec lampe articulée ; 2) fauteuil pour le client et chaise ou tabouret pour l'employé ; 3) bol à manucurie ; 4) bocal de désinfection ; 5) coussinet pour le client ; 6) boîtier pour lingettes de désinfection ; 7) plateau à manucurie ; 8) sèche-ongles électrique (3 exemples suffisent).

Instruments : 1) bâtonnet d'oranger ; 2) repoussoir en métal ; 3) lime métallique ; 4) lime émeri ; 5) pince à envies (3 exemples suffisent).

Fournitures : 1) serviettes jetables ou serviettes-éponges ; 2) coton hydrophile ; 3) spatule en plastique ; 4) sacs en plastique ; 5) alun en poudre, ou poudre styptique (3 exemples suffisent).

Produits cosmétiques : 1) dissolvant ; 2) crème pour les cuticules ; 3) huile pour les cuticules ; 4) gel émollient ; 5) décolorant pour ongles ; 6) produit pour blanchir les ongles ; 7) produits de polissage à sec ; 8) vernis à ongles ; 9) base pour ongles ; 10) durcisseur ; 11) fixateur ; 12) activateur de séchage ; 13) crème ou lotion pour les mains (3 exemples suffisent).

2 Donnez deux raisons pour lesquelles la table de manucurie doit être propre et correctement équipée.

Voici deux raisons pour lesquelles la table de manucurie doit être propre et correctement équipée : 1) tout ce dont vous avez besoin pendant les soins doit être à portée de main ; 2) une table bien rangée permet de travailler avec plus d'assurance et de mettre le client en confiance.

3 Décrivez les quatre formes de base que l'on peut donner à l'ongle.

Les quatre formes de base pour l'ongle sont : 1) rectangulaire ou carrée ; 2) ronde ; 3) ovale ; 4) pointue.

4 Quelles sont les six étapes à suivre avant la manucurie simple ?

Les six étapes à suivre avant une manucurie simple sont : 1) effectuer la procédure d'hygiène requise ; 2) préparer la table de manucurie ; 3) saluer le client ; 4) demander au client de se laver les mains avec un savon antibactérien ; 5) consulter le client ; 6) commencer à travailler sur la main que le client utilise le moins.

5 Décrivez brièvement la procédure de la manucurie simple.

La procédure de manucurie simple comporte les étapes suivantes : 1) enlever le vernis ; 2) donner une forme à l'ongle ; 3) ramollir les cuticules ; 4) nettoyer les ongles ; 5) sécher la main ; 6) appliquer le gel émollient ; 7) assouplir les cuticules ; 8) couper l'excès de cuticule ; 9) nettoyer sous le bord libre ; 10) répéter les étapes 4 à 9 sur l'autre main ; 11) blanchir les ongles (facultatif) ; 12) polir avec un polissoir chamois (facultatif) ; 13) appliquer l'huile pour les cuticules ; 14) biseauter les ongles ; 15) appliquer la lotion pour les mains et masser la main et l'avant-bras ; 16) enlever les traces d'huile ; 17) choisir une couleur ; 18) appliquer le vernis.

6 Citez les cinq types d'application de vernis.

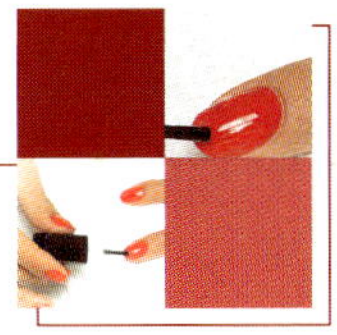

Les cinq possibilités de vernir les ongles sont : 1) couverture complète ; 2) bord libre exclu ; 3) extrémité de l'ongle exclue ; 4) lunule exclue ; 5) marge sur les côtés.

7 Quelles sont les cinq étapes à suivre après une manucurie simple ?
Les cinq étapes à suivre après une manucurie simple sont : 1) fixer un autre rendez-vous ; 2) vendre des produits ; 3) ranger la table ; 4) jeter le matériel usagé ; 5) désinfecter la table et les instruments.

8 Quelles sont les quatre étapes de la french manucure ?
Les quatre étapes de la french manucure sont : 1) appliquer la base ; 2) appliquer le vernis blanc ; 3) appliquer un vernis blanc rosé, naturel ou pêche ; 4) appliquer le fixateur.

9 Quels sont les trois bienfaits de la manucurie revitalisante avec bain d'huile chaud ? À quelle fréquence doit-on la donner aux clients ?
La manucurie revitalisante avec bain d'huile chaud permet : 1) de régénérer les ongles cassants et abîmés ; 2) d'hydrater les cuticules sèches ; 3) d'adoucir la peau et d'hydrater les mains et les ongles. On la recommande une fois par semaine.

10 Quel type d'application de vernis est inclus dans la manucurie des ongles masculins ?
Dans l'ensemble, la manucurie des ongles masculins est identique à celle des ongles féminins, excepté que l'on n'utilise pas de vernis de couleur, mais un vernis transparent.

11 Citez cinq techniques de massage des mains et cinq techniques de massage des avant-bras.
Les cinq techniques de massage des mains sont : 1) assouplissement du poignet ; 2) assouplissement des doigts ; 3) effleurage de la paume de la main ; 4) effleurage du poignet ; 5) effleurage de la face externe des doigts. Les cinq techniques de massage des avant-bras sont : 1) étaler la crème ou la lotion ; 2) effleurage de l'avant-bras ; 3) friction de l'avant-bras ; 4) pétrissage de l'avant-bras ; 5) rotation du coude (friction).

12 Quelles sont les deux règles de sécurité à observer pour le massage des mains et des avant-bras ?
Les deux règles de sécurité à observer pour le massage des mains et des avant-bras sont : 1) éviter d'exercer une forte pression sur les articulations d'un client qui souffre d'arthrite ; 2) ne pas masser un client qui fait de l'hypertension, souffre du cœur, ou a eu une attaque.

Chapitre XI

1 Citez cinq articles de « beauté des pieds ».
Les articles de « beauté des pieds » sont les suivants : 1) station de travail ; 2) tabouret de « beauté des pieds » et repose-pieds ; 3) fauteuil pour le client ; 4) bassines pour les pieds ; 5) écarteurs pour les orteils ; 6) lime pour les pieds ; 7) coupe-ongles pour les pieds ou pince à ongles durs ; 8) spray antiseptique et antifongique pour les pieds ; 9) savon antibactérien ; 10) lotion pour les pieds ; 11) poudre pour les pieds ; 12) chaussons de « beauté des pieds » (5 réponses suffisent).

2 Donnez la liste des sept étapes à suivre avant une « beauté des pieds ».
Les étapes à suivre avant une « beauté des pieds » sont : 1) effectuer la procédure d'hygiène qui précède le service ; 2) installer la station de travail ; 3) placer une serviette-éponge sur le sol devant le fauteuil du client, et une

autre sur le tabouret pour sécher les pieds ; 4) installer le matériel couramment utilisé pour la manucurie ; 5) remplir les deux bassines d'eau chaude, verser du savon antibactérien dans l'une et un antiseptique dans l'autre ; 6) saluer le client ; 7) consulter le client.

3 Décrivez brièvement la procédure de « beauté des pieds ».
Les étapes de la procédure de « beauté des pieds » sont les suivantes : 1) enlever les chaussures et les chaussettes ; 2) vaporiser les pieds ; 3) faire tremper les pieds ; 4) rincer les pieds ; 5) sécher les pieds ; 6) enlever le vernis ; 7) couper les ongles ; 8) insérer les écarteurs d'orteils ; 9) limer les ongles ; 10) râper les peaux mortes et les callosités avec la lime pour les pieds ; 11) rincer le pied ; 12) répéter les étapes 7 à 11 sur l'autre pied ; 13) brosser les ongles ; 14) appliquer le gel émollient ; 15) repousser les cuticules ; 16) brosser le pied ; 17) appliquer la lotion ; 18) masser le pied ; 19) répéter les étapes 13 à 19 sur l'autre pied ; 20) éliminer les traces de lotion ; 21) appliquer le vernis ; 22) poudrer les pieds.

4 Décrivez la technique de limage des ongles des pieds.
Pour limer les ongles des pieds, on lime droit, à longs coups de lime émeri, en arrondissant légèrement les coins de façon à ce qu'ils épousent la forme des orteils. On ne lime pas dans les coins. Le côté fin de la lime émeri sert à faire disparaître les petites aspérités.

5 Donnez la liste des six étapes à suivre après une « beauté des pieds ».
Les six étapes à suivre après une « beauté des pieds » sont : 1) fixer un autre rendez-vous ; 2) conseiller le client sur la façon d'entretenir la beauté de ses pieds ; 3) vendre des produits ; 4) nettoyer la zone de travail ; 5) jeter les fournitures usagées ; 6) désinfecter la table et les instruments.

6 Citez six techniques de massage des pieds.
Les techniques de massage des pieds sont : 1) assouplissement des articulations du pied ; 2) effleurage du dessus du pied ; 3) effleurage du talon (dessous du pied) ; 4) effleurage des orteils ; 5) assouplissement des orteils ; 6) friction avec le pouce ; 7) pétrissage des métatarsiens ; 8) friction avec le poing ; 9) effleurage de la cambrure ; 10) tapotement.

CHAPITRE XII

1 Donnez la liste des quatre articles, en plus de ceux qui se trouvent normalement sur la table de manucurie, dont vous aurez besoin pour poser des capsules.
Les quatre articles, en plus de ceux qui se trouvent normalement sur la table de manucurie, dont vous aurez besoin pour poser des capsules, sont : 1) abrasif ; 2) bloc de polissage ; 3) colle pour ongles ; 4) capsules.

2 Donnez deux exemples de matières utilisées dans la fabrication des capsules ?
Les capsules sont en plastique, en nylon ou en acétate (2 exemples suffisent).

3 Quelle portion de la plaque de l'ongle naturel doit être recouverte par la capsule ?
Les capsules ne doivent jamais recouvrir plus de la moitié de la plaque de l'ongle naturel.

4 Quel type de pose de capsules répond à un besoin occasionnel ? Pourquoi ?
Le port de capsules sans recouvrement (pansement, gel ou résine acrylique) est plus adapté à des situations occasionnelles parce que les capsules sans recouvrement sont très fragiles.

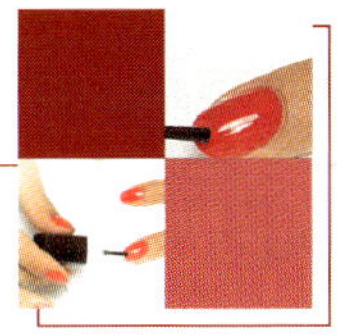

5 Décrivez brièvement la procédure de pose des capsules.

1) retirer l'ancien vernis ; 2) repousser les cuticules ; 3) dépolir les ongles ; 4) choisir les capsules ; 5) appliquer l'antiseptique ; 6) appliquer la colle ; 7) poser les capsules ; 8) appliquer une petite goutte de colle pour raccorder ; 9) couper les capsules ; 10) niveler les capsules ; 11) polir les capsules ; 12) limer les capsules ; 13) procéder au service désiré.

6 En quoi consiste l'entretien des capsules ?

L'entretien des capsules consiste à effectuer une manucure une à deux fois par semaine pour recoller et repolir les capsules. On utilise un dissolvant sans acétone parce que l'acétone dissout les capsules.

7 Décrivez la procédure d'enlèvement des capsules.

La procédure d'enlèvement des capsules comporte les étapes suivantes : 1) effectuer la procédure qui précède la pose des capsules ; 2) faire tremper les ongles ; 3) enlever les capsules ; 4) polir les ongles ; 5) traiter la cuticule et la peau autour ; 6) effectuer les soins désirés ; 7) effectuer la procédure qui suit la pose de capsules si le client ne reçoit plus de soins.

CHAPITRE XIII

1 Donnez la liste des quatre sortes de pansements.

Les quatre sortes de pansements sont : 1) les pansements de soie ; 2) les pansements de lin ; 3) les pansements de fibre de verre ; 4) les pansements de papier.

2 Expliquez les bienfaits des pansements de soie, de lin, de fibre de verre et de papier.

Les bienfaits des pansements de soie, de lin, de fibre de verre et de papier sont les suivants : 1) les pansements de soie sont solides, légers et lisses une fois appliqués sur les ongles ; 2) le lin, tissu plus épais que la soie ou la fibre de verre, permet de créer des pansements solides et qui durent longtemps ; 3) le tissage lâche de la fibre de verre facilite la pénétration de la colle et offre une très grande résistance ; 4) les pansements de papier sont provisoires.

3 Décrivez la procédure à suivre pour appliquer les pansements de tissu.

La procédure d'application des pansements de tissu est la suivante : 1) retirer l'ancien vernis ; 2) nettoyer les ongles ; 3) repousser les cuticules ; 4) dépolir les ongles ; 5) appliquer l'antiseptique ; 6) appliquer la colle ; 7) découper le tissu ; 8) appliquer la colle ; 9) appliquer le pansement ; 10) couper le tissu ; 11) appliquer la colle sur le pansement ; 12) appliquer l'activateur de séchage ; 13) appliquer une deuxième couche de colle ; 14) appliquer une deuxième couche d'activateur de séchage ; 15) limer les ongles ; 16) lustrer les ongles ; 17) enlever les traces d'huile ; 18) appliquer le vernis.

4 Expliquez comment utiliser un pansement de tissu pour combler une fissure.

Pour combler une fissure de l'ongle, on peut appliquer un petit morceau de tissu que l'on découpe de façon à ce qu'il la recouvre complètement.

5 Décrivez comment retirer les pansements de tissu et ce qu'il faut éviter.

La procédure d'enlèvement des pansements de tissu comporte les étapes suivantes : 1) effectuer la procédure qui précède la pose de pansements ; 2) faire tremper les ongles ; 3) enlever les pansements ramollis ; 4) polir les ongles ; 5) traiter les cuticules. Il faut veiller

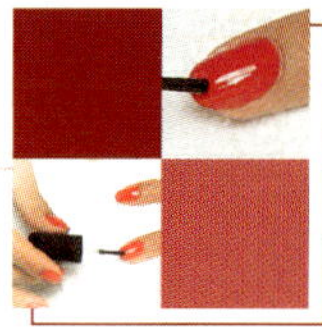

à ne pas endommager la plaque de l'ongle en retirant les pansements de tissu.

6 Expliquez l'utilisation des pansements de papier et pourquoi on ne les conseille pas pour des ongles très longs.

Les pansements de papier sont utilisés pour renforcer les ongles temporairement, à l'exception des ongles très longs qui nécessitent des pansements plus solides.

7 Donnez la liste du matériel utilisé pour poser des pansements de papier.

Le matériel utilisé pour poser des pansements de papier est le suivant : papier de soie, colle (résine liquide) avec pinceau et agent uniformisant.

8 Expliquez brièvement la procédure d'application des pansements de papier.

La procédure d'application des pansements de papier est la suivante : 1) effectuer la procédure qui précède la pose de pansements ; 2) retirer l'ancien vernis ; 3) nettoyer les ongles ; 4) repousser les cuticules ; 5) dépolir les ongles ; 6) appliquer l'antiseptique ; 7) déchirer le papier de soie ; 8) appliquer la colle sur le papier ; 9) poser le papier ; 10) lisser le pansement ; 11) couper l'excès de papier ; 12) appliquer la colle sous le bord libre ; 13) lisser le pansement ; 14) affiner l'ongle ; 15) appliquer la colle ; 16) appliquer l'agent uniformisant ; 17) appliquer le vernis ; 18) effectuer la procédure qui suit la pose de pansements.

9 Définissez le pansement liquide et expliquez son utilisation.

Le pansement liquide est un vernis qui contient de toutes petites fibres destinées à renforcer et préserver l'ongle naturel à mesure qu'il pousse. On l'applique sur l'ongle en donnant des coups de pinceau dans plusieurs directions afin de créer une structure qui, une fois dure, protégera l'ongle.

CHAPITRE XIV

1 Donnez la liste des articles nécessaires à la pose d'ongles acryliques.

Les articles nécessaires à la pose d'ongles acryliques sont : liquide acrylique, poudre acrylique, primer, abrasif, petits récipients pour le liquide et la poudre acryliques, formes, pinceau en poils de martre, lunettes de protection, gants en plastique, et masque de protection (facultatif).

2 Décrivez brièvement la chimie des ongles acryliques.

Trois éléments principaux jouent un rôle dans le processus d'application des résines acryliques. Le liquide acrylique est un exemple de monomère, c'est-à-dire qu'il est constitué de petites molécules séparées les unes des autres. Un polymère, composé de molécules unies en longues chaînes, forme généralement une substance dure, comme celle des ongles acryliques terminés. Un catalyseur est un élément qui accélère le durcissement. La poudre acrylique utilisée associe un polymère réduit en poudre et un catalyseur. Le processus de formation de l'ongle s'appelle polymérisation.

3 Décrivez la procédure de pose d'ongles acryliques sur des formes.

La procédure de pose d'ongles acryliques sur des formes est la suivante : 1) effectuer la procédure qui précède l'application d'ongles acryliques ; 2) retirer le vernis ; 3) nettoyer les ongles ; 4) repousser les cuticules ; 5) dépolir les ongles ; 6) appliquer l'antiseptique ; 7) placer la forme ; 8) appliquer le primer ; 9) préparer le liquide et la poudre acryliques ;

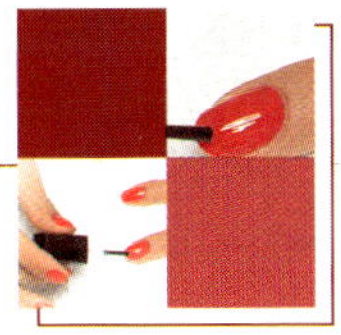

10) tremper le pinceau dans le liquide acrylique ; 11) former une boule de résine ; 12) placer la boule de résine sur le bord libre ; 13) façonner le bord libre ; 14) placer une deuxième boule de résine ; 15) modeler la deuxième boule de résine ; 16) appliquer des petites boules de résine ; 17) appliquer la résine acrylique sur les autres ongles ; 18) enlever les formes ; 19) limer les ongles ; 20) polir les ongles ; 21) appliquer l'huile pour les cuticules ; 22) appliquer la crème pour les mains et masser la main et l'avant-bras ; 23) nettoyer les ongles ; 24) appliquer le vernis.

4 Décrivez les règles de sécurité à observer pour appliquer le primer.

Les règles de sécurité à observer pour appliquer le primer sont les suivantes : ne jamais utiliser de primer sans mettre des gants en plastique et des lunettes de protection ; proposer au client de porter une paire de lunettes de protection ; vérifier régulièrement le primer pour s'assurer qu'il n'est pas contaminé par des bactéries.

5 Décrivez la procédure de pose d'ongles acryliques sur des capsules.

La procédure de pose d'ongles acryliques sur des capsules est la suivante : 1) effectuer la procédure qui précède l'application d'ongles acryliques ; 2) retirer le vernis ; 3) nettoyer les ongles ; 4) repousser les cuticules ; 5) dépolir les ongles ; 6) appliquer l'antiseptique ; 7) poser les capsules ; 8) appliquer le primer ; 9) préparer le liquide et la poudre acryliques ; 10) tremper le pinceau dans le liquide ; 11) former une boule de résine ; 12) placer la boule de résine sur le bord libre ; 13) façonner le bord libre ; 14) placer la deuxième boule de résine ; 15) modeler la deuxième boule de résine ; 16) appliquer des petites boules de résine ; 17) limer les ongles ; 18) polir les ongles ; 19) appliquer l'huile pour les cuticules ; 20) appliquer la crème pour les mains et masser la main et l'avant-bras ; 21) nettoyer les ongles ; 22) appliquer le vernis ; 23) effectuer la procédure à suivre après avoir terminé les ongles acryliques.

6 Quelle différence existe-t-il entre la procédure de pose d'ongles acryliques sur des ongles rongés et les autres procédures d'ongles acryliques ?

La procédure de pose d'ongles acryliques sur des ongles rongés nécessite de créer une partie de la plaque de l'ongle avant d'appliquer la forme.

7 Décrivez les deux types principaux d'entretien des ongles acryliques.

Il existe deux types principaux d'entretien des ongles acryliques : le comblage de l'ongle et la réparation des fissures. Le comblage sert à maintenir l'aspect naturel et régulier des ongles à mesure qu'ils repoussent. La réparation d'un ongle acrylique fissuré consiste à combler la fissure en ajoutant un peu de résine, ce qui permet de renforcer le reste de l'ongle.

8 Décrivez la procédure d'enlèvement des ongles acryliques.

La procédure d'enlèvement des ongles acryliques est la suivante : 1) remplir le bol d'acétone ; 2) faire tremper le bout des doigts ; 3) enlever la résine avec un bâtonnet d'oranger ; 4) polir les ongles ; 5) traiter les cuticules.

9 Expliquez les différences entre l'application de produits acryliques inodores et celle de produits acryliques classiques.

Les produits acryliques sans odeur ne sentent pas aussi fort que les produits acryliques traditionnels. Ils sont plus humides et demandent moins de travail de façonnage. Quand les ongles sont secs, la surface présente un résidu visqueux et gommeux à limer en fin de travail.

CHAPITRE XV

1 Décrivez les deux types principaux de gels.
Les deux types principaux de gels sont : 1) les gels U.V., qui durcissent lorsqu'ils sont exposés à une source de lumière spéciale, U.V. ou halogène ; 2) les gels sans U.V., que l'on fait durcir en les recouvrant d'un activateur de séchage (avec un spray ou un pinceau), ou en les faisant tremper dans de l'eau.

2 Donnez la liste du matériel nécessaire à l'application de gel U.V.
Le matériel nécessaire à l'application de gel U.V. comprend les articles suivants : gel U.V., lampe U.V., pinceau, formes, primer (si le fabricant en recommande l'emploi), bloc de polissage, capsules et colle.

3 Décrivez la procédure à suivre et les précautions à prendre pour appliquer le gel U.V.
La procédure d'application du gel U.V. est la suivante : 1) retirer le vernis ; 2) nettoyer les ongles ; 3) repousser les cuticules ; 4) dépolir les ongles ; 5) appliquer l'antiseptique ; 6) poser des capsules (si le client le souhaite) ; 7) appliquer le primer (si le fabricant de gel le préconise) ; 8) appliquer le gel ; 9) faire catalyser le gel ; 10) répéter les étapes 8 et 9 sur l'autre main ; 11) appliquer une deuxième couche de gel sur la première main ; 12) faire catalyser le gel ; 13) répéter les étapes 11 et 12 sur l'autre main ; 14) répéter les étapes 11 à 13 ; 15) nettoyer les ongles ; 16) appliquer l'huile pour les cuticules ; 17) appliquer la lotion pour les mains et masser la main et l'avant-bras ; 18) nettoyer les ongles ; 19) appliquer le vernis. Les précautions à prendre sont les suivantes : ne pas utiliser de lampes U.V. dont l'écran de protection est insuffisant, parce qu'elles peuvent abîmer les yeux et la peau.

4 Décrivez la procédure à suivre et les précautions à prendre pour appliquer le gel U.V. sur des formes.
La procédure d'application du gel U.V. sur des formes est la suivante : 1) effectuer la procédure qui précède l'application de gel ; 2) appliquer les formes ; 3) appliquer le gel sur l'ongle naturel ; 4) faire catalyser le gel ; 5) créer le bord libre ; 6) faire catalyser le gel ; 7) appliquer le gel sur tout l'ongle ; 8) faire catalyser le gel ; 9) enlever les formes ; 10) façonner le bord libre ; 11) appliquer le gel sur tout l'ongle sans la forme ; 12) faire catalyser le gel ; 13) enlever le résidu ; 14) appliquer l'huile pour les cuticules ; 15) appliquer la crème pour les mains et masser la main et l'avant-bras ; 16) nettoyer les ongles ; 17) appliquer le vernis ; 18) effectuer la procédure qui suit l'application de gel.

5 Décrivez l'application de gel sans U.V.
La procédure d'application du gel sans U.V. est la suivante : 1) effectuer la procédure qui précède l'application de gel ; 2) retirer le vernis ; 3) nettoyer les ongles ; 4) repousser les cuticules ; 5) dépolir les ongles ; 6) appliquer l'antiseptique ; 7) poser des capsules (si le client le souhaite) ; 8) appliquer le gel ; 9) faire catalyser le gel avec un activateur ou de l'eau ; 10) répéter les étapes 8 et 9 sur l'autre main ; 11) si nécessaire, appliquer une deuxième couche de gel et faire catalyser ; 12) limer les ongles ; 13) polir les ongles ; 14) appliquer l'huile pour les cuticules ; 15) appliquer la crème pour les mains et masser la main et l'avant-bras ; 16) nettoyer les ongles ;

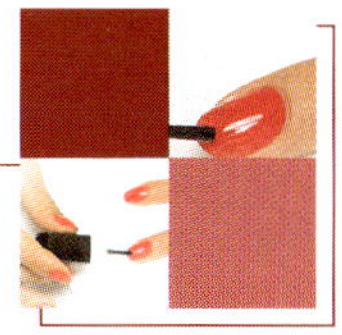

17) appliquer le vernis ; 18) effectuer la procédure qui suit l'application de gel.

CHAPITRE XVI

1 Pourquoi est-il conseillé d'apprendre les techniques pour décorer les ongles ?

Décorer les ongles représente un des aspects créatifs du métier de prothésiste ongulaire. Les techniques employées permettent d'utiliser les ongles comme support pour peindre de petits tableaux, créer des motifs et appliquer des petits bijoux, des morceaux de feuilles d'or, des bandes adhésives, etc.

2 Que permet d'obtenir la technique qui consiste à pulvériser avec l'aérographe au moins deux couleurs sur l'ongle ?

Cette technique permet d'obtenir des dégradés.

3 Quelles sont les différences entre la french manucure à l'aérographe et la french manucure traditionnelle ?

Utilisé pour la french manucure, l'aérographe permet une application très fine qui laisse le bout de l'ongle blanc sans aucune bosse ni irrégularité, avec une forme parfaite à chaque fois.

4 Décrivez les parties de l'aérographe et leur fonctionnement pour libérer la peinture.

Chaque aérographe dispose d'une petite pièce en forme de cône, appelée buse, dans laquelle s'emboîte une aiguille pointue. Si l'aiguille est parfaitement ajustée dans la buse, aucune peinture n'est libérée tant qu'on appuie sur le levier. Quand on tire le levier vers l'arrière, l'aiguille recule et l'aérographe commence à libérer la peinture. Plus l'aiguille recule, plus le débit de peinture augmente.

5 Décrivez le type d'aérographe qu'il est préférable d'utiliser pour peindre les ongles.

Il est préférable de choisir un aérographe conçu pour les petites quantités de peinture, alimenté par gravité (la peinture descend par son propre poids dans l'appareil) et qui mélange la peinture et l'air à l'intérieur (mélange interne). En général, ce type d'aérographe est équipé d'un godet (réservoir) dans lequel on verse les gouttes de peinture.

6 Quelle source d'air choisit-on le plus souvent pour peindre les ongles à l'aérographe ?

La plupart des professionnels de l'ongle choisissent un petit compresseur comme source d'air.

7 Quelle pression utilise-t-on le plus souvent pour peindre les ongles à l'aérographe ?

La plupart des spécialistes de l'ongle travaillent à une pression comprise entre 1,7 et 2,4 kg/cm^2 ou atmosphères.

8 Décrivez la procédure pour réaliser la french manucure à l'aérographe.

La procédure pour réaliser la french manucure à l'aérographe est la suivante : 1) appliquer une base transparente sur les ongles ; 2) choisir la couleur french manucure pour l'aérographe et la projeter légèrement sur l'ongle ; 3) option : donner un effet chatoyant à la peinture french manucure en projetant un reflet doré uniformément sur le beige french ; 4) appliquer le blanc sur le bout de l'ongle avec un pochoir ; 5) avec le pochoir, rouler le doigt sur le côté et aligner soigneusement le pochoir avec l'extrémité déjà peinte en blanc ; 6) option : projeter la peinture sur la lunule de façon à obtenir une teinte un peu plus claire que celle du bout de l'ongle ; 7) appliquer le fixateur sur la pein-

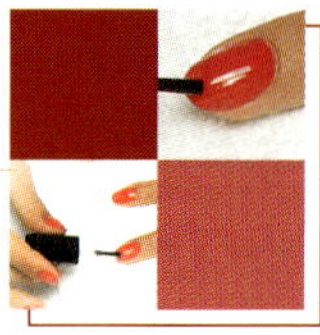

ture, laisser sécher pendant trois minutes et appliquer le vernis protecteur pour augmenter la résistance de la peinture.

CHAPITRE XVII

1 Quelles sont les cinq étapes principales de la vente ?
Les cinq étapes principales de la vente sont les suivantes : 1) connaître les produits et les soins ; 2) connaître les besoins et les attentes du client ; 3) présenter les produits et les soins ; 4) répondre correctement aux questions et aux objections du client ; 5) clore la vente.

2 Décrivez la différence entre les caractéristiques et les bienfaits des produits.
Une caractéristique d'un produit (ou d'un service) est une information précise qui le décrit. Les soins ou les produits procurent des bienfaits au client lorsqu'ils répondent à ses besoins et à ses attentes.

3 Choisissez un type de soins que vous avez appris dans ce livre. Décrivez-en deux caractéristiques et deux bienfaits.
Le façonnage avec du gel de couleur sur des capsules permet d'obtenir des ongles légers et colorés. Cette technique, qui donne des ongles longs et superbes, fait gagner du temps et économiser de l'argent.

4 Quelles sont les trois questions qu'il faut se poser pour déterminer les besoins et les attentes du client ?
Les trois questions qu'il faut se poser pour déterminer les besoins et les attentes du client sont les suivantes : 1) Le client a-t-il des problèmes particuliers aux ongles ? 2) Quel est le style de vie du client ? 3) Le client se prépare-t-il pour une occasion spéciale ?

5 Expliquez comment vendre pendant le travail.
Une bonne technique de vente consiste à afficher une liste des soins et des produits, et à parler au client des procédures et des produits que vous employez.

6 Donnez la liste des trois étapes pour clore la vente, et décrivez-les.
Les trois étapes pour conclure la vente sont les suivantes : 1) vente suggestive : conseiller au client d'acheter un produit ou un service ; 2) encaissement : demander au client s'il souhaite que vous emballiez un produit ou comment il règle ; 3) fixer un autre rendez-vous pour entretenir les soins que vous venez de lui donner.

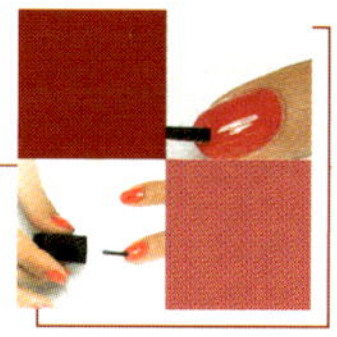

Glossaire/Index

Note : les mots imprimés en gras renvoient à des définitions.

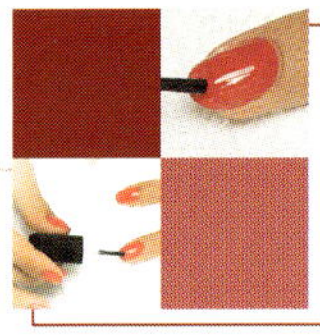

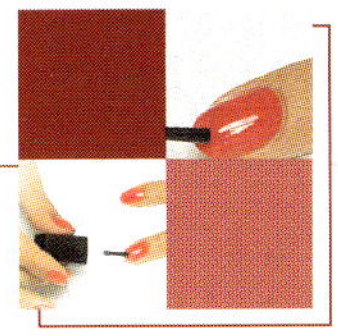

Couche réticulaire : couche du derme qui contient des cellules adipeuses, des vaisseaux sanguins, des vaisseaux lymphatiques, des glandes sudoripares, des glandes sébacées, des follicules pileux et les muscles arrecteurs des poils, 96

Court extenseur des orteils, 72

Cubitus : le plus gros des deux os de l'avant-bras, situé du côté du petit doigt, 66

Cuticule
- crème/huile, 118
- gel émollient, 118

Cytoplasme : situé à l'extérieur du noyau cellulaire, il contient les substances nutritives nécessaires au développement, à la reproduction et à la réparation de la cellule, 61

Décolorant pour ongles, 118

Décontamination : action d'éliminer les contaminants, y compris les agents pathogènes, des instruments ou d'autres surfaces, 25

Dégradés à deux couleurs, 215-17

Deltoïde : gros muscle épais et triangulaire, qui couvre l'épaule et permet de lever et de tourner le bras, 70

Dendrites : appendices cellulaires qui reçoivent les messages des autres neurones, 73

Dermatophytose de la main : maladie très contagieuse provoquée par un champignon, 101

Derme : couche profonde de la peau, 96

Dermite : inflammation de la peau, 55

Dermite allergique : inflammation de la peau qui résulte d'une intolérance à l'ingrédient d'un produit, 56

Dermite d'irritation : irritation cutanée résultant du contact d'une substance avec la peau, 56, 57-58

Dermite de contact : maladie de peau due au contact de la peau avec certaines substances, 55

Désinfectants : produits utilisés pour détruire les germes pathogènes sur les instruments et autres surfaces non vivantes, 28
- emploi de _, 28-29
- récipients de désinfection, 28
- sécurité, 33
- types de _, 29-30

Désinfectants à base d'ammonium quaternaire (quats), 29

Désinfection, 27-30
- bocal, 113-114

Diaphragme : muscle qui constitue la frontière entre la cage thoracique et la cavité abdominale ; contrôle la respiration, 80

Digestion : ensemble des transformations que subissent les aliments avant d'être assimilés, 81

Dioxyde de carbone : gaz rejeté lors de l'expiration, 80

Diplocoque : bactérie sphérique formée de deux éléments groupés ; entraîne la pneumonie, 16

Doigts : prolongements qui terminent la main de l'homme, composés de deux phalanges au niveau du pouce, et de trois phalanges aux autres doigts, 67

Durcisseur à base de fibres de nylon, 119

Durcisseur protéiné, 119

Durillon (cal) : épaississement arrondi, légèrement saillant, de l'épiderme, qui se développe à des endroits soumis à des pressions ou des frottements répétés (mains et pieds), 102

Eau de Javel
- comme désinfectant, 29-30

Eczéma : affection cutanée chronique, durable, d'origine inconnue, 100-101

Énergie
- chimie et _, 54-55

Envies, 86

Enzymes : substances responsables de la décomposition chimique des aliments, 81

Enzymes digestives : substances chimiques qui transforment certains types d'aliments en une forme assimilable par le corps, 81

Épiderme : couche superficielle de la peau, 96

Équilibre homéostatique : stabilisation des différentes constantes physiologiques dans l'organisme ; équilibre entre les réactions de dégradation, qui dégagent de l'énergie, et celles d'assimilation, qui en consomment, 63

Équipement, 113-14

Éruptions passagères : souvent dues à des piqûres d'insectes ou à des réactions allergiques (urticaire), elles s'accompagnent de démangeaisons, 99

Escarre : amas de sérum et de pus mélangé avec les peaux mortes de l'épiderme, 99

Estomac : partie du tube digestif, 64

Éthique
- envers les clients, 10-11
- envers les collègues, 11

Excoriation : écorchure superficielle causée par un coup de griffe ou d'ongle, ou le frottement d'un instrument tranchant, 99

Extenseur : tend le poignet, la main et les doigts pour former une ligne droite, 71

Extrémité : partie mobile d'un muscle, 69

Fémur : os de la cuisse, os le plus long et le plus lourd de l'organisme, 67

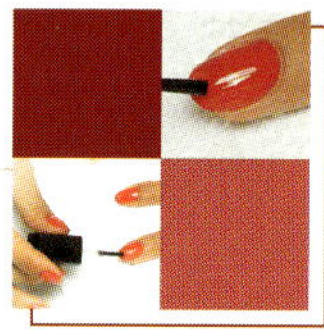

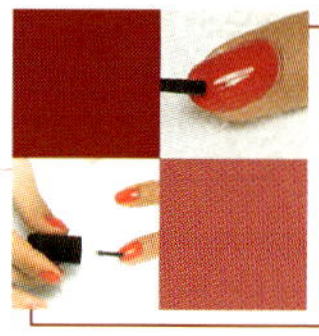

30,00